Docteur P. PUECH

PROFESSEUR AGRÉGÉ A LA FACULTÉ DE MÉDECINE
DE MONTPELLIER

MÉMOIRES ET LEÇONS

D'OBSTÉTRIQUE

MONTPELLIER

COULET ET FILS, ÉDITEURS

LIBRAIRES DE L'UNIVERSITÉ

5, GRAND'RUE, 5

1905

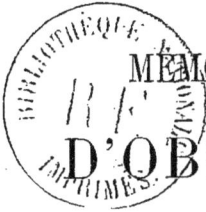

MÉMOIRES ET LEÇONS
D'OBSTÉTRIQUE

DU MÊME AUTEUR

Des abouchements congénitaux du rectum à la vulve et au vagin. — Paris, 1890. O. Doin, éditeur.

Comptes rendus de la Clinique obstétricale de Montpellier pendant les années 1891-92, 1892-93, 1893-94. — Montpellier, 1895.

Résultats du traitement chirurgical du cancer des ovaires (en collaboration avec M. le professeur Estor). — *Revue de gynécologie et de chirurgie abdominale.* — 1900.

Guide de thérapeutique obstétricale. — Montpellier et Paris, 1903. Coulet et Masson. éditeurs.

Des fibromes de l'ovaire. — *Gazette des Hôpitaux*, 1905.

MÉMOIRES ET LEÇONS

D'OBSTÉTRIQUE

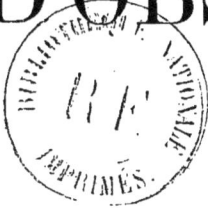

PAR

Le Dr P. PUECH

PROFESSEUR AGRÉGÉ A LA FACULTÉ DE MÉDECINE

DE MONTPELLIER

MONTPELLIER

COULET ET FILS, ÉDITEURS

LIBRAIRES DE L'UNIVERSITÉ

5, Grand'Rue, 5

—

1905

MÉMOIRES ET LEÇONS

D'OBSTÉTRIQUE

I

DE LA GROSSESSE ANGULAIRE[1]

Dans ces dernières années, Vineberg[2], P. Bar[3], Braun[4] ont attiré l'attention des accoucheurs sur une déformation particulière de l'utérus au début de la grossesse, qui présente, au point de vue pratique, un réel intérêt. Cette manière d'être de l'utérus gravide peut, en effet, donner lieu à des erreurs de diagnostic susceptibles d'entraîner des conséquences parfois graves ; elle n'est pas, d'autre part, sans influer sur la marche même de la grossesse.

A l'anomalie à laquelle nous faisons allusion, Wasilieff[5] a donné le nom de « grossesse angulaire ». Sans discuter ici le bien fondé de cette dénomination, nous l'avons adoptée, ne fût-ce qu'en manière d'abréviation.

---

[1] *Gazette des Hôpitaux*, 1er décembre 1904.
[2] Wineberg. — *New-York obstet. Society*, 1895.
[3] P. Bar. — Soc. d'obstétrique de Paris, 5 juillet 1900, 20 mars 1902, 19 nov. 1903.
[4] Braun. — *Wiener klin. Wochens.*, 1899, p. 243.
[5] Wasilieff. — Soc. d'obstét. de Paris, 17 déc. 1903.

Tout d'abord en quoi consiste cette forme anormale de l'utérus gravide ? Si le plus souvent le développement de l'utérus se fait d'une façon uniforme dès le début de la grossesse, il arrive parfois que l'ampliation porte surtout, sinon exclusivement, sur l'une des cornes et sur l'un des bords de l'organe. Par suite de cette expansion unilatérale, l'utérus, suivant la pittoresque comparaison de Bonnaire [1], se trouve défiguré comme l'est le visage d'un individu porteur d'une fluxion dentaire. On dirait qu'à l'utérus est annexée une tumeur.

La portion de l'organe formant tumeur et celle qui a échappé à l'ampliation fournissent à la main qui les explore des sensations différentes : tandis que le corps de l'utérus a conservé sa consistance ferme habituelle, la corne qui est le siège de l'hypertrophie contraste par sa mollesse. De plus, cette corne distendue jouit d'une mobilité relative, comme s'il existait entre elle et le reste de l'utérus une zone où le ramollissement est plus prononcé, analogue à celle qui se produit entre le corps et le col au niveau de l'isthme, et dont Hegar a montré l'importance dans le diagnostic de la grossesse à ses débuts. Dans quelques cas, on trouve un sillon de séparation plus ou moins net entre la corne hypertrophiée et le reste de l'utérus.

Pour terminer cette description, disons que la distension se fait indistinctement sur l'une ou sur l'autre corne utérine. : c'est ainsi que sur 15 observations, parmi lesquelles 4 personnelles, je relève que l'hypertrophie siégeait 8 fois à gauche, et 7 fois à droite.

La *cause* de cette déformation de l'utérus gravide a été diversement interprétée. Pour Vineberg, il faudrait

---

[1] Bonnaire. — De la valeur de l'exploration du corps de l'utérus dans le diagnostic précoce de la grossesse, *L'Obstétrique*, sept. 1903, p. 341.

accuser la métrite, qui gêne le développement de l'utérus.
— Bar, et, après lui, Braun l'attribuent à la greffe de
l'œuf dans une des cornes utérines, tout près de l'orifice
de la trompe : l'œuf, en se développant, détermine dans
les premiers temps de la grossesse un accroissement plus
rapide de la région sur laquelle il s'insère, en même
temps que des modifications de consistance plus marquées
en ce point que dans les autres parties de l'utérus. Je me
rallie complètement, pour ma part, à cette manière de
voir : dans un cas où mon maître, le professeur Grynfeltt, et moi avions cru jusqu'à quatre mois et demi à une
grossesse ectopique, j'ai pu, en effet, reconnaître par
l'exploration de l'utérus après l'accouchement, arrivé à
terme, que le placenta se trouvait dans la corne dilatée
au début de la gestation [1].

Ceci dit, voyons quelle est l'*évolution* de la grossesse
en pareil cas.

Habituellement — et l'observation à laquelle je viens
de faire allusion en témoigne — la grossesse angulaire
ne donne lieu à aucun incident notable, et évolue jusqu'à terme, pour se terminer par un accouchement normal. Aussi bien, l'irrégularité de forme de l'utérus ne
constitue qu'un phénomène passager, qui disparaît avec
les progrès de la gestation. C'est au début de la grossesse
qu'elle se produit ; et au deuxième mois qu'elle est le plus
nettement appréciable. Il est rare qu'elle persiste au delà
du quatrième mois. — Voici, en effet, comment les choses
se passent : après avoir au début distendu la corne utérine sur laquelle il se greffe, l'œuf, continuant à s'accroître, gagne peu à peu le milieu de l'utérus, où il

[1] Cette observation a été communiquée à la Soc. de méd. et de chir.
de Montpellier, séance du 19 avril 1893.

trouve pour son développement des conditions bien plus
favorables ; la portion d'utérus qui n'avait point, ou n'a-
vait que peu jusque-là, participé à l'ampliation se distend
et se ramollit au fur et à mesure que l'œuf grandit ; finalement l'utérus se développe comme dans une grossesse
normale, c'est-à-dire présente une distension et une consistance uniformes.

Mais la grossesse angulaire n'évolue pas toujours
d'aussi heureuse façon. La greffe et le développement de
l'œuf dans une corne utérine peuvent entraîner un certain nombre d'accidents.

P. Bar a insisté sur les risques d'avortement. Chez une
dame secondipare et toujours bien portante que j'ai vue
à plusieurs reprises avec mon excellent confrère, le docteur Gazel (de Gigean), il se produisit, un mois et demi
après la dernière apparition des règles, sans cause appréciable et sans douleur, une perte rouge, à laquelle
succédèrent de petits écoulements sanguins que le repos
n'arrivait pas à faire disparaître. Lorsque je l'examinai
pour la première fois, un mois après le début de la perte,
j'eus à discuter les diagnostics d'« avortement incomplet
avec infection et annexite gauche », de « grossesse ectopique » et de « grossesse utérine avec distension de la
corne gauche ». Ce ne fut que lors d'un second
examen que j'écartai définitivement la grossesse extra-
utérine pour me rallier au diagnostic de grossesse
angulaire. Bien que la malade ait observé rigoureusement le repos au lit, sa grossesse se termina à
quatre mois et demi par un avortement, qu'en l'absence
de toute autre cause je n'hésite pas à rattacher à l'insertion de l'œuf près de l'*ostium tubæ*. — De cette
greffe de l'œuf dans une corne utérine, je vois encore
une preuve dans la manière d'être du placenta, lequel
présentait deux parties distinctes : l'une épaisse, char-

nue ; l'autre amincie, aplatie « en limande », et rappelant l'aspect d'une portion de placenta insérée sur le segment inférieur [1].

Au niveau des cornes utérines, en effet, comme au niveau du segment inférieur, la muqueuse utérine est pauvre, peu épaisse, et partant, constitue un mauvais terrain pour le développement du placenta. La défectuosité du terrain peut expliquer la mort de l'œuf, et consécutivement l'interruption précoce de la grossesse. — Il y aurait encore une autre raison de l'avortement dans les cas de grossesse angulaire. Ainsi que le remarque Bayer, dans un travail récent paru dans le *Beitrage zur Geburtskunde und Gynækologie*, il existe de grandes analogies entre l'œuf inséré dans une corne utérine sur l'orifice tubaire et le placenta prævia : comme pour le placenta inséré au voisinage de l'orifice interne, lorsque l'œuf se greffe dans un des angles tubaires de l'utérus, on peut voir se produire, par suite de l'effacement de cet angle, un décollement placentaire, qui, lorsqu'il a atteint un certain degré, fait de l'œuf un corps étranger, dont l'utérus se débarrasse à un moment. Il me paraît logique de rattacher à ce mécanisme et la série des petites hémorragies présentées par ma malade et l'avortement qui a terminé sa grossesse.

La greffe de l'œuf au niveau de l'angle tubaire exposerait encore à la rupture utérine au cours de la grossesse (P. Bar), et, au moment de la délivrance, à l'enchatonnement du placenta. L'amincissement de la corne consécutif à son ampliation excessive explique le premier de ces deux accidents ; le second est en rapport avec la

[1] Cette observation, communiquée à la Société des sciences médicales de Montpellier, a été publiée dans le *Montpellier méd.*, 21 fév., 1904, p. 203.

disposition des fibres musculaires au niveau des angles de l'utérus. Il me suffira de mentionner ces deux conséquences possibles de la grossesse angulaire, sur l'importance et la gravité desquelles il n'est point nécessaire d'insister.

De même, je signalerai la production du placenta bordé (Schwab [1]) qui offre un intérêt pratique beaucoup moindre. Sa genèse dans la grossesse angulaire se comprend aisément si l'on se rappelle que la cause du placenta marginé réside, non dans la présence d'hémorragies au pourtour du chorion basal, mais dans l'insertion de l'œuf soit sur une caduque malade, soit sur une caduque peu épaisse, peu riche (Bar), ce qui est le cas, nous l'avons vu, pour la muqueuse qui tapisse les cornes utérines au voisinage de l'orifice de la trompe.

En dehors des accidents qu'elle peut déterminer, la grossesse angulaire ne se manifeste par aucun *phénomène* subjectif qui lui soit propre.

Bien plus, l'hypertrophie unilatérale de l'utérus aux premiers temps de la grossesse peut exister, sans que rien dans l'état de la femme sollicite spécialement le médecin à pratiquer l'exploration qui permet de reconnaître les caractères offerts par l'organe gestateur ainsi modifié. Ceux-ci sont rencontrés par hasard, à l'occasion d'un examen ayant pour but de rechercher au niveau de l'utérus les signes d'une grossesse commençante. — On conçoit qu'en ces conditions nombre de cas de grossesse angulaire restent ignorés, et combien dès lors il devient difficile d'établir la fréquence de cette anomalie.

Lorsqu'ils existent, les phénomènes subjectifs sont : la douleur et les écoulements sanguins, que l'on rencontre soit simultanément, soit isolément.

[1] Schwab. — *Bull. de la Soc. d'obst. de Paris*, 19 nov. 1903, p. 447.

Les caractères de la douleur sont très variables. La douleur se fait sentir dans la région du bas-ventre correspondant à la corne utérine hypertrophiée ; mais elle peut aussi occuper tout l'abdomen, et, comme je l'ai vu chez une de mes malades, irradier jusque dans le membre inférieur.

D'ordinaire peu intenses, les douleurs se produisent parfois sous forme de crises plus ou moins violentes : la malade de Mortagne [1] fut prise de « douleurs comparables à celles qu'elle éprouve d'ordinaire au moment des règles », lesquelles l'obligeaient à garder le lit pendant un jour ou deux. Brindeau [2] rapporte un cas où, en même temps que des vomissements verdâtres, il existait des douleurs extrêmement vives dans l'abdomen, au point que l'on diagnostiqua une rupture de la trompe gravide. Chez une cliente du docteur Peaudecerf (de Narbonne), que j'ai eu à examiner au second et au troisième mois de sa grossesse, il y eut à trois reprises des douleurs abdominales comparées par la malade aux douleurs de l'accouchement, qui nécessitèrent le repos au lit et l'emploi de lavements laudanisés. J'ai suivi de très près, avec mon confrère et ami le docteur Héran, une jeune dame, primipare, qui fut prise brusquement pendant la nuit, au deuxième mois de sa grossesse, de douleurs très vives dans la fosse iliaque et le pli de l'aine droits correspondant à la corne hypertrophiée ; ces douleurs aiguës firent place à des douleurs moins violentes, mais qui se prolongèrent tout un mois, pendant lequel la malade dut garder le lit et la chambre ; ce fut seulement après le troisième mois, en même temps que la déformation utérine commençait à se corriger, que nous pûmes

---

[1] Mortagne. — *Bull. de la Soc. d'obst. de Paris*, 1903, p. 441.
[2] Brindeau. — *Bulletin de la Soc. d'obst. de Paris*, 1903, p. 447.

permettre quelques sorties. — Dans quelques cas, la douleur a coïncidé avec la production de l'écoulement sanguin (Mortagne).

L'hémorragie, hormis le cas d'avortement, est peu abondante : elle peut se traduire seulement par quelques taches de sang, comme c'était le cas de la malade que j'ai vue avec le docteur Héran ; d'autres fois, la quantité de sang perdue arrive à égaler celle des règles ordinaires. — L'écoulement est constitué par du sang pur, par du sang mélangé de quelques caillots noirâtres et de quelques débris membraneux (Brindeau), par de l'eau rousse (Wasilieff).—Cette perte est d'ordinaire unique et sa durée généralement courte. Toutefois, dans la seconde de mes observations, à laquelle j'ai déjà fait allusion, à la première perte sanguine succéda un petit écoulement, qui disparaissait quelques jours pour se reproduire ensuite, et qui continua ainsi jusqu'au moment où l'avortement se produisit.

Nombreuses sont les erreurs de *diagnostic* auxquelles peut donner lieu la grossesse angulaire. Je mentionnerai simplement les confusions possibles avec le fibrome utérin, — la corne vide et dure donnant l'impression d'un corps fibreux (Bar), — les tumeurs des ovaires et des trompes, les lésions inflammatoires des annexes, pour m'arrêter plus longuement sur celle qu'il est le plus malaisé d'éviter : la confusion avec la grossesse extra-utérine.

Comme dans la gestation ectopique, on trouve, en effet, par l'interrogatoire, tous les symptômes subjectifs d'une grossesse ; et d'autre part, par l'exploration directe, les signes objectifs d'une tumeur flanquant l'utérus à la façon d'une salpingite kystique. Quand, en outre, l'anamnèse et l'examen révèlent l'existence de douleurs spontanées ou réveillées par la pression, d'écoulements sanguins accompagnés ou non de l'expulsion de débris de muqueuse, de phénomènes généraux tels que vomissements, petitesse et rapidité du pouls, tendances aux syncopes, la croyance à la grossesse extra-utérine devient encore plus légitime : Brindeau a dans ces conditions pratiqué une laparotomie, convaincu qu'il avait affaire à une rupture de la trompe gravide ; de même Wasilieff, après avoir porté le diagnostic de grossesse tubaire avec hémorragie interne. Dans notre premier cas, nous avions conclu fermement à la grossesse extra-utérine ; et si dans les trois autres nous avons abandonné ce diagnostic pour nous rallier à celui de grossesse utérine angulaire, ce n'a été qu'avec une certaine réserve et après une observation attentive.

Mais bien que difficile dans certains cas, le diagnostic entre la grossesse angulaire et la grossesse extra-utérine n'est pas néanmoins toujours impossible. Sans doute, la grossesse ectopique peut évoluer sans se révéler par aucun symptôme avant la rupture ; et, d'autre part, la grossesse utérine avec développement anormal d'une corne peut s'accompagner de douleurs et de pertes de sang. Cependant l'évolution silencieuse n'est qu'assez rarement le fait de la gestation extra-utérine : aussi songera-t-on plutôt à cette dernière lorsqu'on aura relevé dans l'histoire de la malade l'existence de phénomènes douloureux, la production d'écoulements sanguins, l'expulsion d'un ou de plusieurs fragments de caduque.

C'est sur les signes fournis par l'exploration de la tumeur que repose surtout le diagnostic différentiel. Au cas de grossesse tubaire, le sac fœtal est trouvé d'ordinaire en arrière de l'utérus, abaissé vers le Douglas ; dans l'hypertrophie unilatérale de l'utérus gravide, la tumeur est plus élevée, et franchement latérale par rapport à la partie vide

du corps utérin. Le kyste fœtal jouit d'une certaine indépendance vis-à-vis de l'utérus, ou, s'il paraît faire corps
avec lui, il existe souvent un sillon de séparation ; le
sillon est peu marqué ou manque, et partant, la délimita-
tion est moins nette entre la masse formée par la corne
gravide et le reste de l'utérus. Enfin, tandis que dans
la grossesse ectopique le ligament rond est en dedans de
la tumeur, dans la grossesse angulaire, le ligament est
situé à son côté externe. — Ces caractères distinctifs,
fournis par l'exploration directe, apparaîtront d'autant
plus nettement que l'œuf ectopique est greffé dans un
point plus éloigné de l'utérus.

Ils manquent, au contraire, dans les cas de grossesse
interstitielle, dont le diagnostic avec la grossesse angulaire doit être considéré comme à peu près impossible.
Les symptômes, en effet, peuvent être les mêmes dans
les deux cas : dans les deux cas, il y a ramollissement d'un
angle utérin ; la masse gravide fait corps avec l'utérus ;
le ligament rond occupe la même situation par rapport à
la tumeur.

Aussi bien, ce n'est pas seulement au point de vue du
diagnostic que la distinction entre la grossesse interstitielle et la grossesse intra-utérine avec développement
anormal d'une corne offre des difficultés : leur évolution
ne serait pas non plus sans présenter certaines analogies.
Si, à l'inverse de ce qui a lieu pour la grossesse angulaire, la rupture constitue la fin habituelle de la grossesse interstitielle, la terminaison intra-utérine de
cette variété de grossesse ectopique est notée dans quelques observations. A dire vrai, leur lecture est loin d'entraîner la conviction : mis à part les faits rapportés par
Maschka, Braxton Hicks, Bandl, Spiegelberg, Galabin
et Rasch, susceptibles de discussion, les observations de
Munde, de Graham, de Cortiguerra, de Grün, de Spencer

T. Smith, de Mac Burney, de Janvrin, de Garrigues[1]...,
données comme des exemples de grossesse interstitielle
à évolution utérine, me paraissent, quant à moi, constituer
des cas très nets de grossesse utérine avec développement
anormal d'une corne.

Le *traitement* de la grossesse angulaire ne prête à
aucune considération particulière.

Pendant les trois ou quatre premiers mois, c'est-à-dire
jusqu'au moment où l'utérus est devenu tout à fait normal, on devra s'attacher à prévenir l'avortement. En
particulier, lorsqu'il y a de la douleur et des écoulements
sanguins, le repos au lit, l'emploi des utéro-sédatifs, tels
que les opiacés, le viburnum prunifolium, se trouvent
tout naturellement indiqués. A ces moyens on ajouterait
des injections vaginales, tièdes et antiseptiques, si les
écoulements présentaient, comme chez une de nos
malades, un peu d'odeur.

Point n'est besoin de dire que le repos absolu serait
également recommandé dans les cas où l'on hésite entre
une grossesse angulaire et une grossesse extra-utérine,
et où, en l'absence d'accidents, on est en droit de chercher dans l'évolution ultérieure les éléments propres à
éclairer un diagnostic tout d'abord incertain.

En résumé, deux points dans l'histoire de la grossesse
angulaire méritent surtout d'attirer l'attention du praticien :

1° C'est d'abord l'erreur de diagnostic avec la grossesse extra-utérine à laquelle elle peut donner lieu. Il

---

[1] Voir Mercier. *Les ruptures spontanées de l'utérus gravide dans
leurs rapports avec les grossesses interstitielles*, Th. de Paris, 1898,
n° 320.

faudra donc songer à la grossesse angulaire, toutes les fois que l'on se trouve en présence d'une femme chez laquelle l'anamnèse et l'examen direct font croire à une gestation ectopique.

2° C'est ensuite le danger d'avortement auquel expose la greffe de l'œuf dans une corne utérine. Je suis, pour ma part, très disposé à rapporter à cette cause un certain nombre d'avortements du troisième et du quatrième mois, qui ne peuvent par ailleurs s'expliquer.

DES RAPPORTS DE LA GROSSESSE

AVEC LES MALADIES INTERCURRENTES [1]

Outre les maladies qui lui sont propres, la femme enceinte peut être atteinte par les diverses affections qui se rencontrent en dehors de l'état puerpéral.

A l'étude des rapports de la grossesse avec les maladies intercurrentes ou préexistantes est consacrée cette leçon.

Sous six chefs nous rangerons les divers points qu'elle comporte : 1° La grossesse empêche-t-elle ou favorise-t-elle l'éclosion des affections qui s'observent en dehors de l'état puerpéral ? 2° La grossesse modifie-t-elle l'évolution des maladies intercurrentes ? 3° A leur tour les maladies intercurrentes exercent-elles une action sur la marche et la terminaison de la grossesse ? 4° Quelles sont pour le fœtus les conséquences de la maladie maternelle? 5° La production de complications septiques au cours du *post-partum* s'observe-t-elle plus fréquemment ? 6° Du fait de la grossesse, la thérapeutique des maladies intercurrentes subit-elle quelque modification ? Telles sont les questions que nous avons à nous poser, et que l'examen des faits va nous permettre de résoudre.

I

La grossesse empêche-t-elle ou favorise-t-elle l'éclosion des maladies qui s'observent en dehors d'elle ? — Avec un optimisme absolument injustifiable, Sacombe [2]

[1] *Nouveau Montpellier Médical*, t. X. 1900.
[2] Eléments de la Science des Accouchements. Paris, 1801.

déclare que la grossesse constitue « un certificat de vie pour neuf mois que la nature donne à la femme enceinte». Rien de moins exact que cette assertion. Comme toutes les autres, la femme enceinte n'est point à l'abri des affections, bénignes ou graves, qui frappent l'espèce humaine.

On a parlé cependant d'immunité chez la femme grosse. C'est ainsi que Niemeyer, Rokitansky admettaient une sorte d'immunité pendant la durée de la gestation à l'égard de la fièvre typhoïde; c'est ainsi qu'on avait cru que la grossesse préservait les femmes de la fièvre paludéenne; et que les anciens auteurs, Cullen, Bordeu, Dugès, croyaient que la grossesse s'opposait au développement de la phtisie pulmonaire.

N'existe-t-il pas, tout au moins, une immunité relative? Gusserow, Zuelzer, Martinet, se sont efforcés de démontrer par des chiffres que la fièvre typhoïde était moins fréquente chez la femme grosse que chez la femme gravide. — Burdel semble admettre une immunité relative des femmes enceintes à l'endroit de la fièvre paludéenne. De même, Griesinger, Retter, Haussmann, déclarent que les femmes grosses sont moins prédisposées que d'autres aux fièvres intermittentes. — A certains aussi la rougeole a paru plus rare pendant la puerpéralité.

L'observation plus attentive des faits ne permet pas malheureusement d'accepter cette action immunisante de la grossesse à l'égard des maladies qui peuvent se produire en dehors d'elle.

Si elle ne garantit pas de la maladie, la grossesse ne crée pas chez la femme une tendance plus grande à la contracter.

En ce qui concerne le choléra, Bouchut[1] a montré que

---

[1] Bouchut. — *Gazette médicale de Paris*, 1849.

la grossesse n'a aucune influence sur son apparition.—
Mendel[1] conteste qu'il y ait une relation de causalité
entre la fièvre intermittente et la grossesse, comme Grenser semblait l'admettre.—Dans les études récentes consacrées par Vinay, par Queirel, par Bar et Boullé[2] aux rapports de la grippe et de la puerpéralité, il n'est point mentionné que les femmes grosses ou accouchées aient été
atteintes dans une proportion plus forte que le reste de
la population. — La variole, la scarlatine, la rougeole,
la fièvre typhoïde, la pneumonie, la pleurésie ne s'observent pas plus communément chez les femmes enceintes
que chez celles qui ne le sont pas. Nous venons de voir
qu'on a été même jusqu'à soutenir la rareté relative au
cours de la grossesse de quelques-unes de ces affections.

C'est donc par la négative que nous devons répondre
à la question que nous avons eu à examiner en premier
lieu : la grossesse empêche-t-elle ou favorise-t-elle la
production des affections qui se rencontrent en dehors de
l'état puerpéral ?

Cependant la grossesse, si elle ne peut être regardée
comme cause prédisposante, joue parfois le rôle de cause
occasionnelle en favorisant le réveil d'affections existant
à l'état latent.

Bonfils[3] a réuni, dans sa thèse, neuf cas dans lesquels
des femmes, ayant présenté antérieurement des accès de
fièvre intermittente, furent reprises des manifestations
de l'infection malarienne pendant qu'elles étaient en état
de gestation. J'ai moi-même observé une jeune femme

---

[1] Mendel. — *Monatsch, f. Geburtsk*, 1868.

[2] Vinay. — *Lyon Médical* 1892, n°° 8 et 9. Queirel ; *Annales de gynécologie*, 1895, tom. 44, p. 127. Bar et Boullé ; *l'Obstétrique* 1898, tom. 3.

[3] Bonfils. — Thèse de Paris, 1885.

chez laquelle les accès de fièvre contractés au cours d'une première grossesse et disparus après l'accouchement, grâce à un traitement énergique par la quinine, se montrèrent deux ans plus tard à l'occasion d'une seconde grossesse, alors que dans l'intervalle rien n'était venu déceler l'existence de l'infection paludéenne ; il fallut encore recourir à la quinine : depuis cette époque (1895), il n'y a plus eu ni accès de fièvre, ni aussi de nouvelle grossesse.

La tuberculose nous fournit encore un exemple de l'influence de la grossesse sur le réveil des affections latentes. J'ai assisté dernièrement dans ses couches une dame dont l'état pulmonaire avait, onze ans auparavant, inspiré des réserves à un ancien maître de notre Ecole, clinicien de haute valeur : dix jours à peine après son accouchement, se déclarait une pleurésie de nature tuberculeuse. — Etudiant les rapports de la grossesse avec la phtisie pulmonaire, Lebert[1] déclare que, si chez les jeunes filles la tuberculose existe à l'état latent, elle éclate le plus souvent après le mariage, par le fait de la grossesse, comme après les couches. — Iresco[2], qui reproduit dans sa thèse les opinions du professeur Verneuil, a montré que la grossesse pouvait rappeler à l'activité d'anciennes ostéo-arthrites tuberculeuses qui semblaient guéries, ou encore déterminer chez des sujets prédisposés l'apparition de tumeurs blanches.

Que de fois une maladie de cœur, restée jusque-là ignorée, s'est manifestée à l'occasion d'une grossesse !

Mathews Duncan[3] a signalé ces formes intermittentes

---

[1] Lebert. — *Archiv. f. Gynæcol.*, 1872. Bd. IV.

[2] Iresco. — *De l'influence de la grossesse et de l'accouchement sur les ostéo-arthrites*. Thèse de Paris, 1883.

[3] M. Duncan. — *Transac. of the obst. Soc. of London*, 1882, vol. XXIII.

du diabète, dans lesquelles la glycosurie, disparue pour un temps, se reproduit à chacune des grossesses.

II

La grossesse exerce-t-elle une influence sur les mala-dies intercurrentes? — Pendant la grossesse, toute maladie intercurrente peut se présenter avec les diverses modalités qu'on lui rencontre en dehors de la gestation. Par là il faut entendre que l'on observe, au cours comme en dehors de la grossesse, des formes bénignes et des formes graves : des varioles discrètes et des varioles confluentes, des fièvres typhoïdes évoluant simplement et des fièvres typhoïdes s'accompagnant de complications redoutables.

En thèse générale, cependant, nous pouvons établir que la grossesse aggrave le pronostic des maladies intercurrentes.

Tous les auteurs sont unanimes à reconnaître la gravité de la *variole* chez la femme enceinte : les formes confluentes et les formes hémorragiques se présentent notamment avec une fréquence bien marquée, et bien souvent ont une terminaison fatale. Réunissant les cas publiés par divers observateurs, Vinay [1] compte, sur 79 cas de variole confluente, survenue au cours de la gestation, 65 cas de morts, et sur 21 cas de variole hémorragique, 21 morts !

Au dire de Pitres-Aubinais [2], la *fièvre paludéenne* simple se transformerait en fièvre pernicieuse pendant la grossesse, surtout si la femme reste exposée au miasme palu-

---

[1] Vinay. — *Traité des maladies de la grossesse*, 1894, pag. 669.

[2] Pitres-Aubinais.—*Journal de la Soc. acad. de la Loire-Inférieure*, 1850, tom. XXVI.

déen. Burdel[1] a relaté deux cas de névrose cardiaque de forme pernicieuse chez deux femmes arrivées près du terme de la grossesse : une de ces femmes succomba.

La *pneumonie*, au cours de la gestation, s'accompagne facilement, ainsi que l'avait remarqué Grisolle, d'une réaction fébrile plus marquée et surtout d'une dyspnée très accentuée, qui n'est point en rapport avec l'intensité et l'étendue des lésions pulmonaires. Ces phénomènes dyspnéiques, portés à un haut degré, je les ai observés chez une jeune femme atteinte au septième mois de sa grossesse d'une pneumonie, au cours de laquelle elle expulsa un enfant mort ; elle guérit, cependant, après avoir inspiré les plus vives inquiétudes.

Bien que les opinions aient varié sur ce point aux diverses époques, on admet aujourd'hui que toujours, ou presque toujours, la grossesse aggrave la *tuberculose pulmonaire* : celle-ci marche plus vite ; les hémoptysies deviennent plus fréquentes et prennent parfois le caractère foudroyant. Pour ma part, j'ai vu plusieurs exemples très nets de cette influence fâcheuse de la puerpéralité sur la phtisie ; j'ai notamment pratiqué l'opération césarienne *post-mortem* chez une femme enceinte de sept mois succombant à une tuberculose pulmonaire rapidement aggravée par une troisième grossesse. Ecoutons en quels termes un ancien et illustre maître de l'obstétrique, Mauriceau[2], exprime son opinion à ce sujet : « L'un des plus salutaires conseils que l'on pourrait donner aux femmes qui ont craché du sang dans le temps de leur grossesse serait de ne plus faire d'enfants à l'avenir, car leur poitrine devient toujours d'autant plus mauvaise qu'elles

---

[1] Burdel. — *Annales de Gynécologie*, tom. V, 1876, pag. 321.
[2] *Traité sur la Grossesse et l'accouchement des femmes et sur leurs maladies.*

ont plus d'enfants, et elles périssent assez ordinairement par quelque-renouvellement de fluxion qui s'y fait presque toujours dans le temps de leur grossesse ou peu de temps après être accouchées. »

C'est parce que bien souvent la grossesse constitue une cause d'aggravation pour les *maladies du cœur* que Peter a émis, à l'endroit des femmes ayant une affection cardiaque, sa formule, — trop absolue, comme toutes les formules : fille, pas de mariage; femme, pas de grossesse; mère, pas d'allaitement,

Chez une malade de John Villiams [1], atteinte de *diabète*, l'urine dans les premiers jours de la grossesse ne présentait qu'un léger précipité avec la liqueur de Fehling; analysée attentivement au cinquième mois, elle renfermait 39 grammes de sucre; au sixième mois, on trouvait 50 grammes; au septième mois, la quantité de sucre s'élevait à 64 grammes. Et non seulement, sous l'influence de la grossesse, la glycosurie augmente, mais les autres symptômes du diabète s'aggravent: l'amaigrissement devient plus rapide, la cachexie s'exagère, les complications sont rendues à la fois plus faciles et plus fréquentes.

Enfin, je rappellerai ce qui se passe pour les *lésions syphilitiques*, à l'égard desquelles la gestation, comme l'alcoolisme, agit à la façon d'un verre grossissant : le chancre est plus étendu, plus saillant, son induration est plus prononcée et sa durée plus longue; outre qu'elles sont plus abondantes, les papules muqueuses prennent facilement la forme bourgeonnante, végétante, hypertrophique et, plus qu'en toute autre circonstance, se montrent rebelles au traitement; de plus, l'état général chez les femmes grosses syphilitiques

---

[1] Cité par Vinay in *Traité des maladies de la grossesse*, p. 797.

est atteint dans une proportion que l'on n'est point habitué à rencontrer en dehors de la puerpéralité. En somme, comme Fournier l'a dit fort justement, la grossesse complique la vérole.

Aiguës ou chroniques, les maladies intercurrentes ou préexistantes subissent donc du fait de la grossesse une aggravation.

Reste maintenant à déterminer les raisons de cette influence fâcheuse de la grossesse.

Qu'on l'attribue à la déglobulisation du sang, à l'état d'anémie dont peut s'accompagner la grossesse ; qu'on incrimine avec Vinay « l'atteinte plus ou moins profonde que subit à la suite de la fécondation l'organisation nerveuse si impressionnable de la femme », il n'en reste pas moins établi que l'état puerpéral constitue une cause d'affaiblissement. Sur cet organisme moins capable dès lors de réagir et de se défendre, la maladie aura beaucoup plus de prise.

A cette influence débilitante de la grossesse sur l'état général, il faut ajouter l'action d'autres facteurs.

Songeons, d'une part, à la fréquence des troubles digestifs consécutifs à la fécondation, de l'autre à la nécessité pour une tuberculeuse d'une bonne et régulière alimentation, et nous comprendrons comment encore la grossesse facilite l'invasion et le développement du bacille de Kock.

L'aggravation de la pneumonie par la grossesse tient, entre autres causes, et au surmenage qu'impose au cœur la coexistence de la pneumonie et de la grossesse, et à la gêne mécanique apportée au jeu du diaphragme par l'utérus augmenté de volume.

Si les maladies du cœur revêtent un pronostic plus sévère, il faut en accuser les modifications apportées par la grossesse au système circulatoire : en raison de l'augmentation de la masse du sang, de l'adjonction d'une circulation supplémentaire, de la résistance plus grande que la circulation éprouve par l'ampleur moindre du thorax et la compression des grosses veines abdominales, le cœur se trouve soumis à un travail plus considérable.

L'hypertrophie et la ténacité des lésions syphilitiques s'expliquent par la vascularisation anormale de la zone génitale, qui constitue pour ces accidents une cause d'appel et d'entretien. La même action hypertrophiante de la grossesse s'observe pour le cancer du col, les corps fibreux de l'utérus, les végétations de la vulve et du vagin....

La grossesse aussi entraîne souvent des troubles fonctionnels ou des lésions anatomiques du côté des reins. Menacé ou déjà compromis, le rein sera plus facilement intéressé au cours des maladies infectieuses : or, nous savons combien la faillite de l'élimination rénale aggrave, en ces cas, le pronostic.

III

Les maladies intercurrentes exercent-elles une action sur la marche de la grossesse ? — A leur tour, les affections intercurrentes exercent une influence fâcheuse sur la grossesse, dont elles amènent souvent l'interruption : maladies aiguës et maladies chroniques sont, en effet, causes d'avortement et d'accouchement prématuré.

Mais si la grossesse est menacée par toutes les maladies qui se produisent durant son cours ou qui préexistaient à la fécondation, elle ne l'est point par toutes également ; d'autre part, son interruption n'est point toujours fatale. — Voyons donc quelles sont les circonstances qui peuvent faire redouter l'action néfaste des maladies intercurrentes.

Plus grave est le pronostic d'une maladie, plus grandes
sont les chances d'avortement et d'accouchement prématuré : l'interruption de la grossesse s'observe bien plus
fréquemment à la suite du choléra et de la fièvre typhoïde
qu'à la suite d'une grippe banale.

En ce qui concerne le choléra, le tableau dressé par
Vinay [1] nous montre que, sur 258 femmes, il y a eu 136
fois interruption de la grossesse; sur les 122 qui n'avor-
tèrent pas, la mort survint 75 fois avant que l'évacuation
de l'utérus ait eu le temps de se produire ; en somme,
sur 258 cas, 47 fois seulement la grossesse continua
après la guérison.

Pour la fièvre typhoïde, Vinay admet la proportion de
65 % interruptions de la grossesse.

A en croire Jacquemier [2], les épidémies de grippe qui
frappent les femmes grosses n'apporteraient guère de
troubles au cours de la gestation. Cependant Vinay [3]
sur 22 cas de grippe chez des femmes enceintes compte
6 accouchements prématurés, et Queirel [4] 11 sur 34 cas.
De leur côté, Bar et Boullé [5] déclarent n'avoir pas constaté d'action abortive manifeste de la grippe.

Il faut aussi tenir compte de la forme même de l'affection intercurrente : suivant qu'il s'agira d'une forme
maligne, la grossesse courra plus ou moins de risques.
— Rien de plus instructif à cet égard que ce qui se passe
pour la variole : sur 75 cas de varioloïde, on trouve 19
avortements, soit 25 %; sur 60 cas de variole discrète,
19 également, soit 31 %; dans la forme confluente de la
variole, cette proportion d'avortements s'élève brusque-

---

[1] Vinay; *loc. cit.* pag. 713.
[2] Jacquemier. — *Avortement,* in *Dictionnaire de Dechambre.*
[3] Vinay. — *Lyon médical,* 1892, n⁰ˢ 8 et 9.
[4] Queirel. — *Annales de Gynécologie,* tom. XLIV, 1895, pag. 129.
[5] Bar et Boullé. — *L'obstétrique,* tom. III, 1898, pag. 212.

ment à 75 °/₀ (60 sur 79 cas); et à 100 °/₀ dans la forme
hémorragique (21 sur 21 cas [1]).

C'est exceptionnellement que les formes légères du
paludisme amènent l'interruption de la grossesse : la plupart des cas d'avortement et d'accouchement prématuré
sont dus aux accès pernicieux, ou, comme le signale
Bonfils [2] et comme moi-même j'en ai publié un exemple [3],
à la cachexie palustre.

De deux femmes atteintes de diabète observées par
Tarnier [4], l'une, qui n'avait que peu de sucre, accoucha
à terme d'un enfant bien portant et ne présenta aucun
accident; l'autre, qui rendait 50 gram. de sucre par litre
d'urine, fit au sixième mois de sa grossesse un accouchement prématuré et mourut 48 heures après.

L'interruption de la grossesse se produit dans les
maladies du cœur, quand les lésions sont insuffisamment
compensées.

Cause commune d'avortements et d'accouchements
prématurés, la syphilis est surtout dangereuse, alors que
l'infection est de date récente, que les accidents secondaires sont en pleine évolution, que la thérapeutique et
le temps n'en ont point encore atténué la virulence.

Par quel mécanisme les affections intercurrentes déter-
minent-elles l'interruption de la grossesse? Etant donné
leur diversité de nature, nous pouvons prévoir des modes
d'action différents.

Pour les maladies fébriles, l'élévation de température
a été, jusqu'en ces derniers temps, la cause la plus

[1] Voir Vinay. — *Traité des maladies de la grossesse*, 1894, pag. 669.
[2] Bonfils. — Thèse de Paris, 1885.
[3] P. Puech. — Compte rendu de la Clinique obstétricale. *Nouv. Montp.
médic.*, tom. IV, 1895.
[4] Tarnier et Budin. — *Traité d'accouchements*, tom. II, pag. 149.

communément invoquée. Sur la foi des recherches de
Kaminski et des expériences de Max Runge, on a admis
que l'hyperthermie amenait l'avortement et l'accouchement prématuré, en déterminant la mort du fœtus et en
provoquant le réveil de la contraction utérine. Mais les
expériences ultérieures de Naunyn, celles de Doléris et
Doré, loin de confirmer les conclusions précédentes, ont
montré que l'élévation thermique seule n'entraînait
jamais de conséquences fâcheuses tant au point de vue
de la vitalité du fœtus que de la marche de la grossesse.

L'interruption de la grossesse doit être rapportée à
l'infection, dont l'hyperthermie n'est qu'un effet : bien
mieux qu'à cette dernière, « il est plus conforme aux
notions actuelles, comme le dit Vinay, d'attribuer les
contractions du muscle utérin à l'action, soit sur le muscle utérin, soit sur son appareil nerveux, des toxines
élaborées par les agents infectieux ». Que si les chances
d'avortement et d'accouchement prématuré — indé-
pendamment des facilités plus ou moins grandes de réagir
propres à chaque utérus — sont, d'une manière générale,
proportionnelles à l'intensité de la fièvre, c'est que
l'hyperpyrexie est elle-même proportionnelle à la gravité
de l'infection, c'est-à-dire à l'abondance et à l'activité
plus grandes des agents pathogènes.

L'interruption de la grossesse peut aussi, dans quelques cas, être rapportée aux modifications que le sang
subit dans sa composition. Par une expérience très simple,
Brown-Séquard a démontré l'action excitante exercée
sur le muscle utérin, comme sur tous les muscles de la
vie organique, par l'acide carbonique : en liant la trachée-
artère d'une lapine pleine, on voit, après huit à dix
secondes d'asphyxie commencée, les contractions de
l'utérus se produire ; enlève-t-on la ligature, les contractions cessent, pour reparaître dès qu'elle est appliquée

à nouveau. — Or il est telles affections, comme, par exemple, les maladies du cœur, quand elles s'accompagnent d'asystolie, comme la pneumonie quand l'étendue des lésions diminue le champ de l'hématose, dans lesquelles l'acide carbonique se trouve en excès dans le sang. Par l'arrivée au contact de l'utérus de ce sang surchargé d'acide carbonique s'expliqueraient le réveil des contractions et l'expulsion du fœtus qui en est la conséquence.

Certains états pathologiques ne vont pas sans déterminer du côté des annexes ovulaires, placenta et membranes, des altérations incompatibles avec le séjour du fœtus *in utero*. L'endométrite de la caduque, notamment, peut s'observer au cours des maladies infectieuses ou dyscrasiques. C'est ainsi que, chez les femmes atteintes de choléra, Slavjanski [1] a signalé l'existence d'une sorte d'endométrite hémorragique aiguë, se caractérisant par le ramollissement et l'épaississement de la muqueuse, qui présente, en outre, de place en place des extravasats sanguins de dimensions différentes. — La variole, la fièvre typhoïde s'accompagnent fréquemment d'hémorragie utérine. — Les lésions de la muqueuse utérine sont loin d'être rares chez les femmes ayant le diabète. — De petites hémorragies placentaires et la dégénérescence graisseuse de la caduque ont été observées chez les cardiaques.

Enfin le fœtus lui-même constitue un facteur, et un facteur important, de l'interruption de la grossesse. Ainsi que nous allons le voir, la maladie maternelle retentit souvent sur le produit de la conception, dont elle peut déterminer la mort. Devenus corps étrangers, embryons ou fœtus vont provoquer les contractions utérines,

---

[1] Slavjanski. — *Archiv. f. Gynak.*, 1872. Bd. IV.

qui aboutiront à l'avortement ou à l'accouchement prématuré.

IV

*Quelles sont pour le fœtus les conséquences de la
maladie maternelle?* — Connaissant les liens étroits qui
existent entre l'organisme maternel et l'organisme fœtal,
il est facile de prévoir que les affections qui atteignent la
mère feront aussi sentir leur influence sur l'enfant.

Cette action des maladies maternelles sur le fœtus se
traduit de diverses façons.

1° Dans une première catégorie rentrent les faits
nombreux, où, sans qu'il présente trace appréciable de
la maladie maternelle, le fœtus succombe ou naît vivant
mais en état de déchéance organique et avec un développement insuffisant. La mort et l'altération de la santé
de l'enfant sont ici les conséquences des modifications
dans les échanges vitaux entre la mère et le fœtus, qui
se trouvent ralentis ou altérés par l'affection maternelle.
C'est indirectement, peut-on dire, que cette dernière agit
sur le produit de la conception.

2 En d'autres cas, qui pour être plus rares n'en offrent
pas moins un très grand intérêt, la maladie maternelle
atteint directement le fœtus *in utero*. Chez l'enfant mort
ou expulsé vivant, l'on peut, en effet, trouver un état
pathologique analogue à celui de la mère. La preuve en
est fournie par d'incontestables exemples.

De femmes ayant contracté la variole au cours de la
grossesse sont nés des enfants couverts de pustules
varioliques. Une de ces observations de variole congénitale est célèbre : c'est celle du grand Mauriceau, qui
eut la variole avant de venir au monde. — On a vu aussi

l'enfant naître en puissance de variole et l'éruption ne se manifester que quelques jours après la naissance : tels les cas de Gubler, de Baker, de Budin.

Comme la variole, la vaccine, qui n'est, en somme, qu'une infection atténuée, peut se transmettre de la mère au fœtus : la preuve en est donnée par les nombreux insuccès de l'inoculation vaccinale chez les enfants provenant de femmes ayant subi la vaccination ou la revaccination au cours de leur grossesse.

La transmission de la scarlatine au fœtus, bien que rare, a été cependant notée par quelques observateurs : Ballantyne, cité par Ribemont-Dessaignes et Lepage, a publié un cas dans lequel un enfant, né à sept mois d'une mère scarlatineuse, présenta tous les signes de la scarlatine (angine, température, desquamation, etc.).

De même, le fœtus peut gagner la rougeole dans le sein maternel et présenter à sa naissance une éruption rubéolique très nette : dans l'observation de Montoux [1], il s'agissait de deux jumeaux expulsés prématurément au huitième mois au cours d'une rougeole ; l'un et l'autre furent trouvés porteurs d'une éruption de même nature que celle de la mère, et succombèrent vingt-quatre heures après leur naissance.

Les faits observés par Kaltenbach, par Runge, par Stratz, par Lebedjeff, établissent la transmission intra-utérine de l'érysipèle. Celui de Lebedjeff est particulièrement démonstratif : il a trait à une primipare de vingt-cinq ans qui fut atteinte, au septième mois de sa grossesse, d'un érysipèle des extrémités inférieures ; elle avorta et mit au monde un enfant qui ne vécut que dix minutes et qui présentait sur toute la surface du corps un érysipèle de la peau très manifeste ; au microscope, on

---

[1] Montoux. — *Medic. Standard Chicago*, août 1889.

trouva le chorion infiltré de cellules lymphatiques et le
tissu cellulaire graisseux envahi par le microcoque de
Fehleisen.

Que la fièvre typhoïde puisse atteindre le fœtus pendant la vie intra-utérine, la chose est démontrée et par
les nécropsies et par les examens bactériologiques. Charcellay [1], Manzini [2], Reher [3], ont rencontré à l'autopsie de
fœtus mis au monde par des mères typhoïdiques les
lésions intestinales propres à la dothienentérie. — D'autre
part, le bacille d'Eberth a été cultivé avec du sang fourni
par les différents organes de fœtus nés de mères ayant la
fièvre typhoïde par Eberth lui-même, par Frœnkel et
Kiderlen, par Giglio, par Widal, par Freund et Lewy,
par Etienne [4]. En outre, la méthode du séro-diagnostic
de Widal est venue, en ces derniers temps, confirmer la
réalité de la dothienentérie fœtale : c'est ainsi que Widal
et Sicard [5] ont constaté le pouvoir agglutinant du sang
chez de petits lapins provenant de femelles inoculées
avec du bacille d'Eberth ; et que Chambrelent [6] (de Bordeaux) a obtenu la séro-réaction avec le sang d'un enfant
né au huitième mois d'une typhoïsante.

Pitres-Aubinais a vu deux femmes atteintes de fièvre
paludéenne accoucher d'enfants ayant une grosse rate,
et qui, dans la suite, présentèrent des accès à type tierce
survenant aux mêmes heures que chez les mères. Playfair,
cité par Griesinger [7], signale la fréquence dans les con-

---

[1] Charcellay. — *Archives générales de Médecine*, 1841.

[2] Manzini, — *Académie de Médecine*, 1841, tom. II.

[3] Reher. — *Archiv. f. experim. pathol.* 1885.

[4] Voir Lop. — *Gazette des Hôpitaux*, 22 janvier 1898, n° 9, pag. 79.

[5] Widal et Sicard. — *Société de Biologie*, 1896.

[6] Chambrelent. — *Société d'Obstétrique et de Gynécologie de Bordeaux*, nov. 1896.

[7] Griesinger, — *Traité des maladies infectieuses*, 2ᵉ édition, Paris,
1877.

trées à malaria de l'hypertrophie de la rate chez les
nouveau-nés ; et Ducheck, à l'autopsie d'un fœtus mort
peu après sa naissance, a rencontré une tumeur splé-
nique pigmentée et du pigment dans le sang de la veine-
porte. — La transmission de l'intoxication malarique de
la mère aux enfants, se révélant chez ces derniers par des
accès de fièvre et autres accidents limnhémiques, a été
plusieurs fois constatée par Boudin[1].

La pneumonie et, d'une manière plus générale, l'infection pneumococcique peuvent également atteindre le
fœtus dans le sein maternel. L'autopsie de nouveau-nés
de mères pneumoniques a, dans quelques cas, montré
les lésions caractéristiques de l'inflammation du poumon.
En 1886, Strachan[2] publiait l'observation d'une femme
arrivée au huitième mois de sa grossesse, qui, le quatrième jour de sa pneumonie, mit au monde un enfant
vivant ; celui-ci succomba moins de vingt-quatre heures
après sa naissance avec les signes stéthoscopiques d'une
hépatisation pulmonaire, et à son autopsie on trouvait,
en effet, une hépatisation de tout le poumon gauche. —
Netter a relaté le cas d'un nouveau-né d'une mère pneu-
monique qui tomba malade deux jours après sa naissance et succomba dix jours après ; la recherche des
pneumocoques lui a fourni des résultats positifs. — Une
observation semblable a été rapportée par Thorner. —
Expérimentalement, la transmission par la mère au fœtus
des microorganismes de l'infection pneumococcique a été
obtenue par Netter, par Foa et Badone-Uffredozzi, par
Orthmann[3].

Bien que reposant sur un nombre d'observations encore

---

[1] Boudin. — *Traité des fièvres intermittentes.* Paris; 1842.
[2] Strachan. — *British medic. Journ.*, 1886, pag. 860.
[3] Wallich. — Pneumonie et grossesse. *Annales de Gynécologie*, 1889,
tom. XXXI, pag. 446.

peu considérable, l'infection tuberculeuse fœtale semble
cependant aujourd'hui un fait à peu près acquis. Les
constatations microscopiques, les recherches bactériologiques et expérimentales faites par Charrin, Barth,
Landouzy et Martin, Koubassof, Hoppe, Sabouraud,
Doléris et Bourges, Bar et Renon, Ausset dans l'espèce
humaine, celles dues à Csokor, à Malvoz et Brouvier
chez les animaux, établissent la possibilité, au cas de
tuberculose, de l'infection du fœtus par sa mère.

Je ne fais que mentionner la syphilis : sa transmission
de la mère à l'enfant est prouvée par de trop nombreuses
observations, pour que je m'arrête à en reproduire
quelques-unes.

3° La maladie de la mère peut encore avoir pour
résultat de conférer au fœtus une véritable immunité à
l'égard de l'affection qui a frappé la femme au cours de
la grossesse.

Cette immunité, dont la durée est plus ou moins
longue, s'observe notamment pour la variole. Desnos,
cité par Tarnier et Budin[1], a vu une femme qui eut vers
la fin de sa grossesse une variole grave et qui, pendant
la période de dessiccation, accoucha à terme d'un enfant
très bien portant, ne présentant aucune trace d'éruption.
La mère et l'enfant restèrent pendant un mois dans la
salle des varioleux; trois fois on essaya de vacciner l'enfant; ce fut toujours sans succès.

Ruetter[2] rapporte le cas suivant relatif à la rougeole :
une femme de 26 ans, mère de trois enfants, est dans le
neuvième mois d'une quatrième grossesse, quand ses
trois enfants ont successivement la rougeole. L'exan-

---

[1] Tarnier et Budin. — *Traité des Accouchements*, tom. II, pag. 16.
[2] Ruetter. — *Cent. f. Gynœkol.* 1890, n° 25, pag. 445.

thème se montra chez le premier atteint le 18 mars; chez les deux autres le 28 mars. Le 29 mars, la mère présenta des prodromes non douteux de rougeole et de l'hyperthermie; dans l'après-midi du 30, l'éruption caractéristique apparaissait à la face, et le même jour à 9 heures du soir le travail se déclarait, se terminant le lendemain matin à 3 heures par la naissance d'un enfant de 2,750 gram., venu au monde trois semaines avant le terme normal. Cet enfant ne présentait sur le corps aucune trace d'éruption rubéolique. Malgré le milieu, malgré le voisinage de sa mère, dont l'éruption évolua normalement, il échappa à l'infection rubéolique.

Ce qui se passe pour les enfants nés sains, ou en apparence sains, de femmes syphilitiques, nous est encore une preuve de cette sorte d'immunité que confère, en certains cas, au fœtus la maladie maternelle; ainsi que Profeta l'a nettement établi, ces enfants ne courent aucun danger soit par l'allaitement, soit par les baisers de leur mère, si transmissibles que soient en réalité les accidents dont cette dernière se trouve atteinte.

4° Il ne faut pas croire toutefois que fatalement toute affection de la mère compliquant la grossesse retentisse, d'une façon ou d'une autre, sur le produit de la conception. En dehors des éventualités que nous venons de passer en revue, il est, en effet, des cas où le fœtus naît à terme, vivant et avec un développement normal, ne présentant rien qui rappelle la maladie maternelle, n'ayant pas non plus acquis d'immunité.

Plus l'affection dont la mère est atteinte est bénigne, plus grandes sont les chances de voir le fœtus venir au monde absolument indemne. Que de grossesses ont été traversées par une grippe, une pleurésie, une rougeole, un érysipèle, une fièvre typhoïde légère, un accès de fièvre paludéenne, sans que le fœtus ait souffert de quelque manière !

Des femmes, ayant eu la variole au cours de leur grossesse, ont donné le jour à des enfants qui, non seulement ne présentaient aucune manifestation variolique, mais encore ont pu être vaccinés avec succès peu après leur naissance. — Parmi les conclusions qui terminent le travail sur la *Transmission de la vaccine de la mère à l'enfant*, présenté récemment par M. Bar à la Société d'Obstétrique de Paris [1], je relève la suivante : la vaccination des femmes enceintes avec du vaccin de virulence éprouvée, pratiquée même pendant les derniers mois de la grossesse, quels que soient le nombre et le succès des inoculations, n'assure pas d'une manière constante et certaine la transmission intra-utérine de l'immunité vaccinale de la mère à l'enfant. — Deux faits signalés, l'un par Bohn et l'autre par Gauthier [2], montrent que les enfants nés de femmes ayant eu la rougeole pendant leur grossesse peuvent plus tard contracter cette affection. — Une mère syphilitique ne donne pas forcément naissance à un enfant syphilitique ou réfractaire à la vérole : sur vingt femmes observées par Neumann [3], qui devinrent syphilitiques pendant la grossesse, cinq mirent au monde des enfants contaminés ; parmi les quinze autres, il y en eut une dont l'enfant présenta à l'âge de sept mois un chancre ombilical suivi d'accidents secondaires. Arning a vu de même un enfant infecté par le contact de sa mère peu après la naissance. Un cas à peu près semblable a été publié par Obtulovicz [4].

---

[1] Bar. — Société d'obstétrique de Paris, janvier 1900.

[2] Gauthier. — *Annales de Gynécologie*, tom. XI, 1879, pag. 330.

[3] Neumann. — *Wiener medic. Presse*, 1885, n°s 29 et 30.

[4] Voir Jullien. — *Traité des Maladies vénériennes*, 2e édit. 1886, pag. 1088.

Au nombre des faits démontrant la non-atteinte du fœtus « *in utero* », il en est d'extrêmement curieux : ce sont ceux dans lesquels une femme, enceinte de deux ou de plusieurs jumeaux, accouche d'un enfant porteur d'une affection analogue à celle dont elle a souffert pendant la grossesse, alors que l'autre enfant reste absolument indemne. La femme du chirurgien Osmont, dont Huc a rapporté l'histoire dans sa thèse, mit au monde deux enfants à la suite d'une variole grave ; le premier était mort, il avait le corps couvert de boutons de petite vérole et à la face des croûtes, qui n'étaient que les traces de ceux qui s'étaient abcédés les premiers ; aux extrémités inférieures, l'épiderme était enlevé. L'autre enfant, au contraire, naquit vivant, la surface du corps et la peau dans l'état naturel ; il était seulement fort amaigri et ne vécut que trois jours. — Kaltenbach a publié l'observation d'une femme qui, au cours d'une variole, accoucha de trois enfants vivants : deux étaient recouverts d'une éruption abondante, l'autre n'avait rien [1]. — D'une grossesse gémellaire chez une femme syphilitique, on a vu provenir un enfant sain et un enfant offrant les lésions les plus nettes de la syphilis congénitale.

Nous voici maintenant conduit à rechercher les causes de cette variabilité de l'action exercée sur le fœtus par les maladies maternelles. Et ici une question se pose : comment, lorsque le fœtus présente un état morbide analogue à celui de la mère, s'opère la transmission ?

La conception actuelle de la pathogénie des maladies infectieuses rend la réponse facile. Infections maternelles et infections fœtales sont le fait de micro-organismes : de la mère au fœtus l'infection se transmet par le

---

[1] Vinay. *Loco citato* ; pag. 672.

passage de ces micro-organismes du sang de la première dans le sang du second, au niveau du placenta.

Cette explication de la contamination du fœtus *in utero*, quelque naturelle qu'elle puisse aujourd'hui paraître, s'est heurtée tout d'abord contre des objections tirées de l'anatomie et de l'expérimentation. L'anatomie avait appris, en effet, qu'il n'existe pas de communication directe entre la circulation maternelle et la circulation fœtale, que les vaisseaux du fœtus forment un circuit complètement fermé plongeant dans le sang de la mère au niveau des lacs sanguins du placenta. — Sans parler des expériences un peu grossières pratiquées avec des poussières colorées ou du mercure liquide que l'on injectait dans l'artère hypogastrique de femelles pleines, les recherches de Brauell (1857) et celles de Davaine (1864) montraient, d'autre part, que la bactéridie charbonneuse ne se retrouvait pas dans le sang des embryons provenant d'animaux morts du charbon, et que l'inoculation de ce sang donnait toujours des résultats négatifs. Le placenta semblait donc constituer une barrière infranchissable pour les micro-organismes, tout comme pour les substances solides les plus finement pulvérisées.

Mais, si les travaux modernes sur la structure du placenta n'ont fait que sanctionner les notions antérieurement établies sur l'indépendance de la circulation maternelle et de la circulation fœtale, les recherches relatives au passage des microbes de la mère au fœtus n'ont point permis d'accepter complètement les conclusions auxquelles avaient conduit les expériences de Brauell et de Davaine.

En 1880, Arloing, Cornevin et Thomas démontrent que le microbe du charbon symptomatique passe de la mère au fœtus. — Semblable démonstration est donnée, deux ans plus tard, par MM. Chambrelent et Roux pour le micro-organisme du choléra des poules. — La même année, Strauss et Chamberland, à la suite d'expériences pratiquées sur des cobayes pleines, arrivent à cette conclusion que : le placenta n'est pas un filtre parfait, que notamment il ne constitue pas, comme on l'avait cru jusqu'alors, une barrière infranchissable pour le *bacillus anthracis* lui-même. — En 1886, c'est Netter qui inocule une femelle de cobaye pleine avec le produit d'une endocardite à pneumocoques et trouve cet organisme dans le placenta, ainsi que dans le sang du cœur et le suc de la rate chez deux embryons. — Le passage du bacille d'Eberth de la mère au fœtus est constaté par Chantemesse et Widal en France, par Neuhauss en Allemagne. — Chambrelent a fait les mêmes constatations à l'endroit du streptocoque, du staphylocoque et du *bacterium coli* [1].

Ainsi, les microbes pathogènes, qui circulent dans le sang maternel, peuvent franchir la barrière placentaire et atteindre le produit de la conception.

Mais ce passage des microorganismes de la mère au fœtus à travers le placenta ne s'opère pas fatalement. Les conditions suivant lesquelles il s'effectue ont été déterminées par les recherches de Koubassof, de Vyssokowitch, de Morisani et de Malvoz [2].

Il ne s'agirait point d'une simple filtration à travers le placenta intact, d'une sorte de diapédèse. Pour que les microorganismes pathogènes arrivent jusque dans le sang fœtal, il faut que le placenta présente des altérations des villosités choriales, une lésion, une effraction de ces villosités, mettant en communication directe la circulation maternelle et la circulation du fœtus.

---

[1] Voir : Varnier. De la transmission intra-placentaire des microbes pathogènes de la mère au fœtus; *Ann. de Gynécologie*, 1888, tom. 29, pag. 294. Vinay; *loc. cit.* Lop; *Gazette des hôpitaux*, 1898, n° 9, p. 74.

[2] Malvoz. *Annales de l'Institut Pasteur*, 1888.

En somme, et comme l'avaient établi Brauell et Davaine, le placenta resterait un filtre parfait pour tous les microbes, mais à la condition qu'il soit intact (Vyssokowitch).

Ces données expérimentales nous permettent de comprendre les particularités relatives à la contamination du fœtus, que la clinique nous a appris à connaître : pourquoi le fœtus peut présenter une infection analogue à celle de la mère ; pourquoi dans certains cas sa vie et sa santé sont compromises, alors que dans d'autres la maladie maternelle n'exerce sur lui aucune influence ; pourquoi de deux jumeaux renfermés dans le même utérus, si les circulations placentaires sont indépendantes, l'un pourra être atteint de la même maladie que la mère, tandis que l'autre en sera exempt. L'existence ou l'absence de lésions placentaires ouvrant aux microbes la porte de l'organisme fœtal nous en fournit l'explication.

Nous avons vu aussi que, comme compensation aux dangers qu'elle fait courir au produit de la conception, l'infection de la mère peut, dans quelques cas, donner à l'enfant une immunité plus ou moins complète. En effet, parmi les substances solubles élaborées par les microbes générateurs de la maladie maternelle, il en est qui possèdent des propriétés vaccinantes. Or, ces substances, mélangées aux matériaux amorphes et diffusibles qui servent à la nutrition du fœtus, peuvent, avec eux, traverser le placenta sans qu'il soit besoin d'une effraction préalable des villosités choriales, et rendre ainsi l'enfant réfractaire à l'infection maternelle : Brieger et Ehrlich, Tizzoni et Catani, expérimentant avec la diphtérie et le tétanos, ont démontré dans les humeurs des petits la présence des antitoxines immunisantes. — Cette transmission de l'immunité est, d'ailleurs, sujette à de nombreuses variations. Et nous sommes encore mal édifiés sur les lois qui les régissent [1].

Tout cela, bien entendu, ne s'applique qu'aux affections de nature microbienne. Lorsqu'il s'agit d'une maladie dyscrasique, tel le diabète, ou d'une maladie de cœur, il faut chercher ailleurs les raisons de l'action nocive par elles exercée sur le fœtus.

Le retentissement de l'affection de la mère sur le fœtus s'explique ici par les modifications subies par le sang dans sa composition, par les lésions de la caduque utérine, et particulièrement de la sérotine, entraînant des altérations du côté du placenta, — toutes circonstances troublant le fonctionnement régulier des échanges qui s'opèrent entre la mère et le fœtus. C'est indirectement, ainsi que nous l'avons dit, que la maladie maternelle influence l'organisme fœtal.

Au reste, ce mode d'action n'est point exclusif aux affections non microbiennes. Les maladies microbiennes, elles aussi, peuvent de même façon entraver le développement du produit de la conception : elles n'agissent pas toujours directement sur lui.

V

Les complications septiques des suites de couches sont-elles plus fréquentes ? — Une femme est atteinte de pneumonie, d'une variole, d'un érysipèle, d'une fièvre typhoïde, de syphilis. Elle accouche alors que la maladie est en pleine évolution. Que vont être les suites de cet accouchement ?

---

[1] Voir Marfan. Des sources de l'infection chez les nourrissons. *Presse médicale*, 1895, n° 1.

Il n'est pas possible, à l'heure actuelle, d'admettre que ces affections suffisent, à elles seules, pour déterminer la production d'accidents septiques.

Exception cependant doit être faite pour l'érysipèle. Il n'y a là d'ailleurs rien qui doive nous surprendre ; l'infection puerpérale, quelles que soient ses formes cliniques, est due presque toujours, sinon toujours, au streptocoque pyogène pénétrant dans l'organisme à la faveur de la plaie placentaire. Or, l'identité du streptocoque et du microbe de l'érysipèle décrit par Fehleisen, soupçonnée par Frankel, Hartmann, Winckel, a été démontrée par les recherches de Widal et de Chantemesse. Plus qu'aucune autre, une femme enceinte atteinte d'érysipèle se trouve donc exposée à des accidents puerpéraux de gravité plus ou moins grande.

Mais, si les diverses maladies microbiennes évoluant au cours du post-partum ne produisent pas la fièvre puerpérale, ne peuvent-elles pas, tout au moins, favoriser son éclosion ?

La septicémie puerpérale est notée parmi les complications présentées par les femmes avortant ou accouchant au cours d'une rougeole. — La constatation d'accidents septiques coïncidant avec la scarlatine a été faite assez souvent, pour que certains accoucheurs, et particulièrement les accoucheurs anglais, aient pu croire que cette fièvre éruptive était susceptible de provoquer directement la septicémie. — Labadie-Lagrave [1] attribue à la grippe les complications infectieuses du post-partum qu'il a relevées chez quelques-unes de ses malades. De même, Bar et Boullé [2] sont prêts à admettre que « dans quatre cas où

---

[1] Labadie-Lagrave ; la Grippe à la Maternité, *Médecine moderne*, 1892.

[2] Bar et Boullé ; Grippe et puerpéralité. *L'Obstétrique*, 1898, p. 214.

ils ont observé des phénomènes infectieux du côté de l'utérus, la grippe n'a peut-être pas été étrangère à leur éclosion ». — Winckel et, après lui, Mewis[1] ont signalé chez les accouchées syphilitiques une prédisposition spéciale aux inflammations péri-utérines.

Pour expliquer cette tendance plus grande à réaliser des accidents puerpéraux chez les femmes accouchant en état de maladie, on a invoqué l'augmentation de la réceptivité de l'organisme à l'égard de l'agent de la septicémie par le fait de l'affection préexistante. Comme le remarque Vinay, « le streptocoque vit et prolifère volontiers sur un terrain déjà infecté ; c'est un compagnon facile pour tous les germes pathogènes ».

Il semble bien, en effet, que toutes les accouchées ne sont pas égales devant l'infection ; qu'il y a une question de résistance individuelle, dont il faut tenir le plus grand compte pour expliquer non seulement les diverses formes d'infection puerpérale qui s'observent en clinique, mais aussi l'étiologie même de ces accidents. C'est ainsi que l'on doit redouter l'apparition d'accidents septicémiques chez les femmes affaiblies par des pertes de sang. — L'existence d'un état pathologique constituerait de même une condition favorable au développement des agents pathogènes de l'infection puerpérale.

Pour ma part, je croirais tout simplement que, si chez ces femmes l'infection est plus souvent notée, la raison tient à ce que, au milieu des manifestations plus ou moins graves de la maladie intercurrente, les soins que comportent l'accouchement et ses suites ont plus de chances d'être négligés. Legendre[2], qui a eu l'occasion d'ob-

---

[1] Mewis; *Zeitsch. f. Geburtsk. u. Gynœk.*, Bd. IV ; 1879.
[2] Legendre; *Société médicale des Hôpitaux*, déc. 1892.

server un certain nombre de femmes grosses atteintes
d'érysipèle et de scarlatine, conclut que les suites de
couches n'offrent point de phénomènes pathologiques,
si les précautions antiseptiques nécessaires ont été bien
prises.

Quelle que soit l'explication adoptée, le même enseignement pratique s'en dégage : chez une femme malade
accouchant ou avortant, les règles de l'antisepsie la plus
minutieuse doivent être observées autant et même plus
que chez une femme saine. Soignons l'affection dont
elle est atteinte, sans nous laisser absorber par cet unique souci ; ne négligeons aucun des moyens que nous
avons à notre disposition pour prévenir l'infection
menaçante.

VI

*Le traitement des maladies intercurrentes est-il
modifié par la grossesse?* — Pendant la grossesse, le
traitement des maladies intercurrentes reste le même ;
je veux dire que les diverses indications que comporte
le traitement seront remplies à l'aide des mêmes agents
et des mêmes moyens thérapeutiques que ceux employés
en dehors de la puerpéralité.

Pour ne prendre qu'un exemple : l'hygiène, le régime,
la médication d'une femme enceinte atteinte de fièvre
typhoïde, ne diffèrent en rien de l'hygiène, du régime et
de la médication d'une typhoïsante ordinaire. Ce n'est
point parce qu'il y a grossesse que l'on renoncera aux
bains froids, qui rendent des services si précieux dans
le traitement de la dothienentérie.

Nous devons cependant nous demander si, parmi les
agents de la matière médicale que l'on peut être conduit
à employer, il n'en est pas qui soient susceptibles de

provoquer le réveil de la contractilité utérine et, partant,
d'exercer une influence fàcheuse sur le fœtus, en amenant son expulsion prématurée.

C'est une opinion accréditée surtout auprès des gens
du monde, que certains remèdes suffisent à déterminer
l'accouchement ou l'avortement. Or, il faut savoir que
les substances réputées abortives n'ont pas, administrées
à doses thérapeutiques, l'action qu'on leur a pendant
longtemps attribuée, et que, de nos jours encore, quelques personnes leur attribuent à tort. Si parmi ces
substances, il en est qui activent les contractions de
l'utérus, alors que celles-ci ont été mises en jeu par une
cause quelconque, aucune n'est capable de les faire
naître. Jacquemier l'a dit avec raison : le cadre qui
contient les moyens qui déterminent l'accouchement,
en impressionnant l'économie tout entière, est un cadre
vide.

Sans parler de la rue, de la sabine, du safran, de
l'armoise....., que l'on a rarement à prescrire, on n'hési-
tera pas à se servir, quand l'indication s'en présentera,
du salicylate de soude et de la quinine, dont l'emploi
est d'usage beaucoup plus courant. Si je fais ici mention
spéciale de ces deux médicaments, c'est que nous
les voyons encore timidement acceptés par quelques
praticiens, qui les redoutent comme favorisant l'avortement ou l'accouchement prématuré.

Vinay[1] déclare que l'existence de la grossesse constitue une contre-indication à l'emploi du salicylate de
soude dans le traitement du rhumatisme aigu, d'une
part, à cause de son action irritante sur le rein dont la
sécrétion est si souvent troublée par le fait de la gestation,
de l'autre, parce que le salicylate n'est pas sans avoir

[1] Vinay; *Traité des maladies de la grossesse*, page 527.

quelque influence sur la contractilité utérine. — Sans
doute, pendant la grossesse, comme d'ailleurs en dehors
de cet état, il convient de s'abstenir de l'emploi du salicylate, chaque fois qu'il existe des troubles de l'élimination rénale. Mais cette proscription du salicylate,
acceptable dans ces conditions particulières, ne peut être
généralisée à tous les cas. — Quant à l'action du salicylate sur la fibre musculaire de l'utérus, elle n'est pas
assez nettement démontrée pour qu'on doive systématiquement renoncer à son emploi au cours de la grossesse.
Brieger et Hanot ont bien cité des cas d'interruption de
la grossesse au cours du rhumatisme articulaire aigu,
chez des femmes qui avaient été traitées par le salicylate
de soude à doses assez élevées. Mais, contrairement à
Vinay, qui rappelle ces observations, on est en droit de
se demander s'il ne faut pas attribuer l'avortement ou
l'accouchement prématuré à l'intensité de l'affection elle-
même, bien plutôt qu'au médicament.

La même remarque s'applique en tous points aux sels
de quinine. Chez une jeune dame enceinte de huit mois,
que soignait mon collègue et ami le docteur Rauzier,
j'ai vu, trois heures après une injection sous-cutanée de
quinine, le travail se déclarer et se terminer très rapidement. Mais il s'agissait d'accès paludéens particulièrement tenaces, et, quand l'injection fut pratiquée, la température s'élevait à plus de 40 degrés.

Si on a beaucoup discuté autrefois pour savoir si on
devait et si on pouvait administrer le sulfate de quinine
aux femmes grosses, la question est aujourd'hui absolument tranchée : les faits expérimentaux et les faits cliniques nous ont appris qu'on pouvait, chez des gestan-
tes, atteintes de fièvre intermittente, administrer ce
médicament précieux sans craindre de déterminer l'accouchement. Je tiens d'un de mes oncles, décédé après

avoir exercé pendant cinquante ans dans un village du Gard, voisin de la Camargue, dont presque tous les habitants paient un tribut plus ou moins large à la fièvre paludéenne, qu'au cours de sa longue carrière, il n'avait jamais vu, malgré un généreux emploi de la quinine, un seul cas d'avortement ou d'accouchement prématuré pouvant être attribué à ce médicament.

Cependant, si la quinine est insuffisante à provoquer l'avortement ou l'accouchement, elle peut augmenter l'intensité des contractions utérines mises en branle par une autre cause et, partant, accélérer une expulsion ovulaire ou fœtale. Il y a donc lieu de se méfier de l'action de la quinine, tout au moins dans les cas où l'on est conduit à prescrire ce médicament, alors que l'utérus serait par ailleurs sollicité à entrer en contraction. C'est pourquoi je conseille d'adopter la pratique, à laquelle j'ai toujours vu recourir mon maître, le professeur Grynfeltt, et qui consiste à associer la quinine à l'opium.

Avec la question du traitement médical des affections intercurrentes se pose celle du traitement obstétrical. L'existence d'une maladie, survenue au cours de la gestation, peut-elle amener le médecin à interrompre la grossesse ?

Parfaitement légitime, lorsque les accidents qui menacent la vie de la femme sont bien le fait de la grossesse, l'avortement et l'accouchement prématuré provoqués trouvent beaucoup plus rarement leur indication, dans les cas d'affections indépendantes de la gravidité.

En ce qui concerne l'avortement provoqué, M. Pinard [1], à qui nous devons une récente étude de la question,

---

[1] Pinard : De l'avortement médicalement provoqué, ou avortement thérapeutique, *Annales de Gynécologie*, 1899, tom. LI, pag. 1.

n'hésite pas à le proscrire complètement. Pour lui, dans les cas de maladie venant compliquer la grossesse, ce sacrifice de l'enfant à la mère serait fait en pure perte, l'affection intercurrente n'évoluant pas de plus heureuse façon après que l'évacuation de l'utérus a été obtenue.

Avec l'accouchement prématuré, le sacrifice de l'enfant n'est pas fatal : aussi, bien que l'abstention doive toujours constituer la règle, hésiterait-on moins à y recourir, si l'on reconnaissait que la grossesse entraîne l'exagération de certains symptômes mettant en danger les jours de la mère. Au cours d'une pneumonie, lorsque les phénomènes de dyspnée présentent une acuité extrême, lorsque la femme est asphyxiante, l'accouchement provoqué, — et j'ajoute : par les procédés rapides, pourra être légitimement tenté. De même, au cas de maladie du cœur, quand les accidents gravido-cardiaques revêtent une forme sévère, quand il y a asystolie et quand le traitement médical s'est montré insuffisant.

L'accouchement prématuré n'a pas toujours été pratiqué dans le seul intérêt de la mère ; il l'a été aussi en vue de la santé ou de la vie de l'enfant.

Partant de cette idée, que la syphilis contractée par une femme au cours de la grossesse ne peut être transmise au fœtus pendant la seconde incubation de la maladie, c'est-à-dire pendant la période de temps qui s'écoule entre l'accident primitif et l'apparition des manifestations générales, Mangiagalli [1] en avait conclu que, pour préserver le fœtus de l'infection syphilitique, on pouvait être autorisé à provoquer l'accouchement prématuré pendant cette seconde incubation, lorsqu'on avait des chances d'obtenir un enfant viable. Malheureusement,

---

[1] Mangiagalli ; cité par Tarnier et Budin in *Traité des Accouchements,* tom. II, pag. 36.

rien n'est moins démontré que cette non-transmission de la syphilis de la mère au fœtus pendant la période de seconde incubation. Et, dès lors, on ne peut accepter la proposition émise par l'accoucheur italien.

Avec beaucoup plus de raison on s'adressera à l'accouchement provoqué, dès que l'enfant est viable, lorsqu'on aura affaire à une affection chronique de la mère, ayant déjà, au cours de grossesses antérieures, déterminé la mort du fœtus à une époque voisine du terme. C'est ainsi que M. Pinard [1] a procédé chez une femme atteinte de diabète, dont les grossesses précédentes s'étaient terminées par l'expulsion d'enfants morts.

Enfin, on peut être amené à pratiquer l'évacuation de l'utérus, soit par l'opération césarienne, soit par l'accouchement forcé à travers les voies naturelles chez une femme mourante ou venant de succomber, alors que le fœtus donne encore des signes de vie.

[1] Ribemont-Dessaignes et Lepage; *Précis d'obstétrique,* 2e éd. pag. 670.

III

HÉMORRAGIE DU PLACENTA PRÆVIA

ou

HÉMORRAGIE DU PLACENTA NORMALEMENT INSÉRÉ? [1]

Il est entré dans le service de la Clinique obstétricale une femme en travail, à l'occasion de laquelle se posait une intéressante question de diagnostic.

Cette jeune femme, âgée de vingt et un ans, primigeste, sans autres antécédents qu'une fièvre typhoïde, survenue à l'âge de huit ans, est enceinte de sept mois environ. La menstruation, à l'ordinaire régulière et abondante, s'est montrée pour la dernière fois du 10 au 18 avril; et avec la suppression des règles n'ont pas tardé à se produire les phénomènes qui accompagnent habituellement une grossesse.

Jusqu'à ces trois dernières semaines, la grossesse a paru évoluer d'une façon très normale. Mais, depuis cette époque, la malade a remarqué que ses pieds et ses jambes s'enflaient notablement, et que les membres inférieurs étaient devenus le siège de fourmillements très désagréables; depuis lors aussi, elle se plaint de maux de tête et éprouve, à certains moments, la sensation d'une constriction à la partie inférieure de la poitrine.

De toutes ces manifestations elle ne se préoccupait guère, lorsque le 13 novembre, à six heures du matin, elle fut prise, étant au lit, et sans cause appréciable, d'un

---

[1] *Gazette des Hôpitaux*, 12 janvier 1897. N° 4.

écoulement de sang par les organes génitaux. Cette perte, assez abondante pour obliger la malade à se garnir, est constituée par du sang liquide et des caillots. A dix heures et demie, le ventre devient dur et douloureux ; les douleurs se font surtout sentir dans la région des reins et ne tardent pas à se rapprocher de plus en plus, au point de devenir presque continues.

Convaincue dès lors qu'elle est menacée d'accoucher bientôt, la femme quitte Cette, son domicile habituel, et arrive à Montpellier à une heure de l'après-midi, après un trajet de trois quarts d'heure en chemin de fer. Elle se fait transporter aussitôt à la Clinique, où nous la voyons peu après son entrée.

Après avoir recueilli les renseignements qui précèdent et fait pratiquer la toilette antiseptique des régions génitale et péri-génitale, nous avons procédé à l'examen direct de la parturiente.

L'état général est excellent : au pouls, ni petit ni dépressible, on compte 70 pulsations ; la peau et les muqueuses n'offrent pas de décoloration ; pas de tendance aux syncopes.

Au niveau des malléoles, la pression de l'index détermine facilement la production d'une empreinte, indice de l'infiltration œdémateuse.

Par l'orifice vulvaire s'écoule un peu de sang liquide ; cet écoulement augmente au moment de la contraction utérine, et il s'y mêle alors quelques petits caillots. A considérer les linges qui garnissaient la femme et la chemise dont elle était revêtue lors de son entrée dans le service, l'hémorragie paraît avoir été assez abondante.

En portant la main sur le ventre, on est frappé tout d'abord par la dureté grande de l'utérus. On en délimite facilement les contours ; son fond remonte à trois travers de doigt au-dessus de l'ombilic. Mais, par contre, il est impossible d'apprécier d'une façon exacte la disposition de l'ovoïde fœtal : nous avons cru sentir la tête au niveau du détroit supérieur, sans pouvoir, toutefois, catégoriquement l'affirmer. Au cours de cette exploration, rendue difficile par l'état de tension permanente de l'utérus, la femme accuse une douleur des plus vives chaque fois que la main arrive sur la région latérale gauche de l'organe. Elle crie, d'ailleurs, d'une façon à peu près continue, les contractions utérines ne lui laissant guère de repos.

L'auscultation ne nous a pas permis d'entendre les bruits du cœur du fœtus : du reste, la femme déclare ne plus sentir les mouvements de l'enfant, perçus encore le matin même, lorsque l'hémorragie a commencé.

A travers le col effacé et dilaté comme une pièce de deux francs, on sent la poche des eaux presque constamment tendue, et, derrière elle, point de partie fœtale. Ce n'est qu'en portant le doigt très haut, dans le cul-de-sac antérieur du vagin, que l'on arrive à sentir la tête fœtale, encore au-dessus du détroit supérieur. On cherche vainement le promontoire qui reste inaccessible. Le doigt est retiré couvert de sang et de quelques petits caillots noirâtres.

A quoi fallait-il rapporter cette hémorragie et les diverses particularités que nous venons de relater?

La première pensée qui pouvait assez légitimement se présenter à l'esprit était d'incriminer l'insertion basse du placenta, le placenta prævia. Outre que l'insertion du placenta sur le segment inférieur constitue de beaucoup la cause la plus commune des hémorragies survenues au cours de la grossesse, nous trouvions dans le cas présent quelques-uns des caractères appartenant aux hémorragies qui reconnaissent cette cause.

C'est d'abord le mode d'apparition de l'hémorragie qui, sans cause appréciable (coup, chute, effort) sans être annoncée par des phénomènes précurseurs, surprend brusquement la femme en plein repos au lit ; — c'est l'époque où l'hémorragie est survenue, septième mois de la grossesse : nous savons, en effet, que si l'hémorragie due à l'insertion basse du placenta peut se montrer à toutes les époques de la grossesse et même est cause assez fréquente d'avortement, elle s'observe surtout dans les trois derniers mois ; — c'est encore la marche de cette hémorragie, ne s'accompagnant d'aucune douleur, silencieuse pendant les quatre premières heures qui ont suivi son apparition, et, lorsque les contractions se déclarent, devenant plus abondante au moment où l'utérus se resserre sur son contenu. — Enfin, d'autre part, le défaut d'engagement de la tête fœtale, en l'absence de toute pelviviciation, pouvait être mis sur le compte de la présence du placenta au niveau du segment inférieur.

Néanmoins, l'exploration intra-utérine de la partie inférieure de l'œuf ne nous avait pas permis de reconnaître à quelques cotylédons la présence du placenta au voisinage de l'orifice cervical, ni de sentir l'épaississement rugueux qu'offrent les membranes lorsqu'on se rapproche de leur insertion placentaire. Et, en même temps, nous faisions d'autres constatations très importantes, puisque c'est grâce à elles que, repoussant l'idée d'un placenta prævia, j'ai cru devoir m'arrêter au diagnostic *d'hémorragie par décollement prématuré du placenta normalement inséré.*

Entre la paroi utérine et le placenta inséré dans une région autre que le segment inférieur, il peut se faire, en effet, un épanchement de sang plus ou moins considérable, qui constitue ce que les auteurs ont décrit sous les noms d'hémorragies rétro-placentaires, d'hémorragies internes de l'utérus gravide, d'hémorragies latentes ou occultes, d'hémorragies du placenta normalement inséré.

Signalées par Guillemeau et Louise Bourgeois, observées par Mauriceau, Peu, Levret, Puzos, bien décrites par Baudelocque, ces hémorragies ont été niées par Mme Boivin et par Mme Lachapelle, et plus près de nous par Stolz. Il n'est plus possible, à l'heure actuelle, d'en contester la réalité : les travaux de Braxton-Hicks, de Goodell, de Pilat, de Brunton, de Coë, de Mme Henry, les observations publiées par des accoucheurs d'une grande autorité, enfin, les belles pièces anatomiques recueillies par Winter et par Pinard et Varnier ont mis hors de doute l'existence des hémorragies inter-utéro-placentaires.

Après s'être épanché entre les parois de l'œuf et celles de l'utérus qu'il sépare dans une certaine étendue, le sang peut rester accumulé dans l'espèce de loge que forme l'œuf demeuré adhérent à l'utérus autour de la collection : il y a alors hémorragie interne. D'autres fois le sang, continuant son œuvre de décollement, se fraie un chemin jusqu'au niveau du col et s'écoule en plus ou moins grande abondance au dehors ; avec l'hémorragie interne coïncide une hémorragie externe : il y a hémorragie mixte. — C'est à cette seconde variété que nous avions affaire, en admettant que notre diagnostic fût exact.

Pour porter ce diagnostic, nous nous sommes basé sur la symptomatologie et sur l'étiologie.

Sans doute, ainsi que je viens de le rappeler, l'hémorragie a présenté quelques-uns des caractères de l'hémorragie liée à l'insertion vicieuse du placenta. Mais avec

ces symptômes qui, de prime abord, semblaient nous autoriser à conclure à l'existence d'un placenta prævia s'en
trouvaient d'autres, qui sont justement ceux rencontrés
dans le décollement du placenta normalement inséré. —
Quels sont-ils ?

Aux hémorragies rétro-placentaires, on reconnaît deux
ordres de symptômes : des symptômes généraux et des
symptômes locaux.

Les symptômes généraux sont semblables à ceux que
l'on observe dans toutes les hémorragies graves, quels
qu'en soient le siège et la cause : pâleur du visage, refroi-
dissement de la peau, petitesse et rapidité du pouls, gêne
respiratoire... Ces troubles n'existent naturellement
qu'autant que l'hémorragie est abondante. Ils faisaient
totalement défaut dans notre cas.

Aussi, ce sont les modifications locales survenues du
côté de l'utérus qui ont, au point de vue du diagnostic,
le plus de valeur.

La matrice devient uniformément dure, résistante,
ligneuse ; exceptionnellement ses parois présentent une
tension pâteuse qui, suivant Mme Henry, correspondrait
au point où le sang s'est accumulé.

Distendu par le sang, l'utérus augmente, en outre, de
volume. Cette augmentation, quelquefois brusque, le
plus souvent graduelle, varie avec la quantité de sang
extravasé, varie aussi suivant que l'hémorragie reste
interne ou s'accompagne d'un écoulement extérieur. Il
est, en effet, rationnel de penser que l'augmentation des
dimensions de l'utérus sera bien plus appréciable dans les
cas où l'hémorragie est purement interne, que dans ceux
où le sang trouve issue facile au dehors, et n'a pas, pour
ainsi dire, le temps de s'accumuler entre les parois de
l'œuf et celles de la matrice. — Et de fait, chez notre
femme, le fond de l'utérus se trouvait à trois travers de

doigt au-dessus de l'ombilic, ce qui est son niveau ordinaire au septième mois de la grossesse.

Comme le reste de l'utérus, le segment inférieur est très distendu. Bombant à travers le col, les membranes offrent une tension presque permanente.

Les contractions provoquées par l'irritation du muscle utérin, conséquence de l'hémorragie et du décollement placentaire, s'accompagnent de douleurs extrêmement pénibles, qui irradient du côté des reins. Ces douleurs, presque continues, ne sont point en rapport avec l'intensité du resserrement musculaire : elles n'ont qu'une faible action sur le col, dont la dilatation se fait mal ou même reste stationnaire. Enfin, lorsque la main qui palpe le ventre appuie sur le point d'insertion du placenta, là où le sang est accumulé, elle exagère la douleur déjà si vive.

Quand l'hémorragie externe accompagne l'hémorragie interne, l'écoulement est constitué, tantôt par un liquide roussâtre, qui n'est autre chose que le sérum sanguin séparé par l'expression utérine des caillots retenus derrière le placenta ; tantôt — et le plus habituellement — par du sang pur et liquide, auquel se mêlent, dans quelques cas, des caillots noirâtres. On a voulu faire du mode d'écoulement du sang un élément de diagnostic différentiel entre l'hémorragie due au décollement du placenta normalement inséré et l'hémorragie du placenta inséré sur le segment inférieur : dans le premier cas, le sang sortirait seulement dans l'intervalle des contractions ; dans le cas de placenta prævia, il sortirait surtout pendant la contraction, si les membranes sont intactes. Je doute, pour ma part, que telles soient toujours les relations de l'écoulement sanguin avec la contraction. Tant que la partie fœtale qui se présente n'est point fixée, la contraction utérine doit avoir pour résultat de chasser le sang accumulé dans l'intérieur de la matrice pendant sa période de repos, quelles que soient les circonstances dans lesquelles s'est opérée la rupture des connexions utéro-placentaires. — Nous avons vu, dans notre observation, que l'écoulement sanguin, loin de s'arrêter, devenait, au contraire, plus abondant au moment de la contraction utérine, comme lorsqu'il s'agit d'un placenta prævia.

Dans l'exposé de ces symptômes, l'on retrouve les principaux traits du tableau clinique offert par notre parturiente : dureté extrême du muscle utérin empêchant la sensation nette des parties fœtales par la palpation ; provocation par le palper d'une douleur très vive en un point déterminé de l'utérus ; douleurs presque continues avec irradiations très pénibles du côté des reins ; tension permanente des membranes.

J'y ajoute les résultats négatifs fournis par l'auscultation des bruits fœtaux. Certes, avec un placenta prævia, la vie de l'enfant est grandement menacée ; mais, en général, quand elle amène la mort du fœtus, l'hémorragie est abondante, — plus abondante que celle à laquelle nous avions affaire, — ou bien elle s'est répétée à plusieurs reprises. Dans la presque totalité des cas d'hémorragie rétro-placentaire, l'enfant succombe ; et la mort se produit dès le début des accidents : la statistique de Goodel, appuyée sur 106 cas, nous apprend que sur 107 enfants (il y avait eu un accouchement gémellaire), 6 seulement ont survécu.

Enfin l'étiologie venait encore nous fournir un élément précieux de diagnostic.

L'œdème, les fourmillements dans les membres inférieurs, les maux de tête, cette sensation de constriction autour de la poitrine, dont se plaignait la femme, annonçaient d'une façon presque certaine la présence de l'albumine dans les urines ; le tube d'Esbach nous en fournissait vite la preuve : il nous apprend que la quantité d'albumine s'élève à 5 grammes par litre. Or, parmi les causes nombreuses, et dont quelques-unes sont plus ou moins discutables, mises en avant pour expliquer le décollement prématuré du placenta normalement inséré, l'albuminurie occupe la première place. — Les relations étroites qui existent entre elle et l'hémorragie inter-utéro-placentaire sont reconnues par tous et démontrées, d'ailleurs, par l'examen des faits : sur les 13 observations rapportées par Rousseau-Dumarcet dans sa thèse (Paris, 1892), deux fois le décollement du placenta tenait à la brièveté du cordon ; dans les 11 autres cas, la cause indubitable était l'albuminurie.

Comme la symptomatologie, l'étiologie nous autorisait donc à porter le diagnostic d'hémorragie du placenta normalement inséré. Aussi bien, la suite en a confirmé l'exactitude.

A 3 heures 1/2, la situation restait la même : les douleurs étaient très pénibles en raison de leur continuité ; la dilatation du col n'avait fait aucun progrès ; les membranes étaient presque constamment tendues. La tête seulement tend à s'engager plus franchement au détroit supérieur, en gauche antérieur.

Ce que voyant, nous rompons artificiellement les membranes. A la suite de la rupture de la poche des eaux, les douleurs se suspendent pendant une demi-heure et en même temps la perte se trouve réduite à un léger écoulement, qui teinte en rose le liquide qui sort des organes génitaux. A 4 heures, les douleurs reprennent, cette fois bien nettement intermittentes ; et dès lors, la dilatation marche avec régularité et rapidité. A 5 heures 50 minutes, avait lieu l'expulsion d'un enfant mort, non macéré, pesant 1,700 grammes et mesurant 45 centimètres. La délivrance s'est opérée à 6 heures 10 ; un peu de sang et quelques caillots ont accompagné la sortie du placenta.

L'examen du délivre est, au point de vue du diagnostic, particulièrement intéressant.

Des caillots de consistance molle et de couleur noire, restes de l'hémorragie rétro-placentaire, recouvrent la face utérine du placenta. En outre, le tissu placentaire est le siège de plusieurs foyers hémorragiques : deux récents, au centre desquels on trouve du sang noir coagulé ; et trois anciens ayant subi la dégénérescence fibro-graisseuse. Ce sont là lésions du placenta albuminurique. A leur présence se rattache la production du décollement du placenta et de l'hémorragie inter-utéro-placentaire : lorsque l'épanchement qui se fait dans le tissu du placenta arrive à la surface extérieure du cotylédon, il produit un premier décollement, dont la conséquence est la rupture de quelques vaisseaux utéro-placentaires et l'hémorragie ; cette hémorragie, d'abord petite, excite par sa présence la contraction de l'utérus, d'où nouveau décollement entraînant l'augmentation de l'hémorragie, et ainsi de suite.

L'examen de l'arrière-faix montre encore que nous n'avions point affaire à un placenta prævia. L'ouverture de l'œuf correspondant d'ordinaire au pôle inférieur, à l'orifice utérin, il en résulte que, lorsque le placenta est inséré au fond de l'utérus, les membranes présentent de chaque côté du placenta des lambeaux sensiblement égaux ; lorsque, au contraire, le point d'insertion du placenta s'éloigne du fond de l'utérus, les membranes présentent d'un côté un très grand lambeau, de l'autre un lambeau d'autant plus petit que l'insertion a eu lieu plus près de l'orifice utérin. Comme la hauteur du segment inférieur est de 10 centimètres, lorsqu'il y a placenta prævia, le petit lambeau mesure moins de 10 centimètres. Or, ce lambeau mesure ici 13 centimètres.

Un mot en terminant, sur la conduite que j'ai tenue et qui a consisté en la simple déchirure des membranes.

C'est là incontestablement le meilleur moyen d'hémostase dans les cas de placenta prævia. Son utilité et son
efficacité, lorsqu'il s'agit du décollement du placenta
normalement inséré, sont encore discutées : tandis que
Baudelocque, Brunton, Kidd, Winter, Patridge, Coë
repoussent la rupture des membranes, ou, tout au moins,
ne la pratiquent que lorsque la dilatation est complète,
R. Barnes, Goodell, Playfair, Freundenberg, Pinard, conseillent d'y avoir recours quel que soit l'état du col, que
la femme soit ou non en travail, que l'hémorragie soit
interne ou externe.

Pour ma part, j'adopte pleinement cette seconde manière
de faire. La grande indication, admise par tout le monde
dans les hémorragies du placenta normalement inséré,
est de terminer l'accouchement aussi promptement que
possible. Or, cette tension permanente de la poche des
eaux, que l'on rencontre toujours dans ces cas, constitue
une des causes de la non-dilatation du col. En rompant
les membranes, on permettra à la contraction du muscle
utérin, jusque-là sans grands résultats, d'exercer sur
l'orifice cervical une action beaucoup plus efficace. —
D'autre part, l'influence heureuse de la rupture des
membranes sur l'arrêt de l'hémorragie est démontrée par
bon nombre d'observations.

Notre fait en est un nouvel exemple : non seulement
la dilatation du col, restée longtemps stationnaire, mar-
chait très rapidement après que nous eûmes rompu les
membranes, mais encore l'hémorragie se trouvait définitivement suspendue.

Dans les cas où, malgré la déchirure de l'œuf, l'hémorragie continuerait, il faudrait hâter la dilatation du col à
l'aide de l'écarteur utérin de M. Tarnier, du ballon de
Champetier de Ribes, ou encore de la dilatation manuelle.

DE LA RUPTURE PRÉMATURÉE SPONTANÉE

DES MEMBRANES DE L'ŒUF [1]

D'ordinaire, au cours du travail de l'accouchement, les membranes de l'œuf se rompent spontanément lorsque la dilatation du col est complète : aussi l'on dit de la rupture s'opérant en ce temps d'élection qu'elle est *tempestive*. Mais il peut arriver que la rupture s'effectue dès le début du travail et quelquefois même pendant la grossesse, plus ou moins longtemps avant l'apparition des phénomènes de l'accouchement : dans le premier cas, la rupture est dite *précoce* ; dans le second, *prématurée*.

Parmi les femmes qui viennent récemment d'accoucher dans le service de la Clinique, trois nous ont offert des exemples de rupture prématurée des membranes. C'est pourquoi je me trouve amené à étudier cet accident de la grossesse, qui n'est pas toujours sans conséquences.

Le premier cas concerne une femme de 33 ans, secondipare, entrée à la clinique le 7 octobre, à 10 heures du soir. Deux heures avant et sans cause appréciable, elle s'est sentie tout à coup mouillée par un liquide « comme de l'eau », qui s'écoule hors des voies génitales. En l'examinant le lendemain matin, nous constatons que l'utérus a les dimensions d'un utérus à

[1] *Nouveau Montpellier Médical*, 25 juin 1899.

terme ; la paroi est souple et facilement dépressible ; il
n'y a pas de contraction. Le palper nous permet vite de
reconnaître que le fœtus se présente par le sommet en
D. P.; la tête appuie sur le détroit supérieur, mais n'est
pas encore engagée. Par l'auscultation, nous nous assu-
rons que l'enfant est bien vivant. En pratiquant le toucher, on constate que le col a toute sa longueur ; il est
toutefois facilement perméable, ce qui nous permet
de pousser le doigt au contact de la tête fœtale, que nous
pouvons ainsi refouler un peu en haut : l'exécution de
cette petite manœuvre a pour résultat de déterminer
l'écoulement le long du doigt, dans le creux de la main,
d'une certaine quantité de liquide. La femme est maintenue au lit, et on lui donne une injection vaginale au
permanganate de potasse. Pendant la journée du 8,
comme au cours de la nuit précédente, le liquide amnio-
·tique continue à mouiller les organes génitaux et les
linges. Ce même jour, à 11 heures du soir, apparaissent
les premières douleurs ; et le lendemain 9 octobre, à
6 heures du matin, l'accouchement se terminait spontanément par la naissance d'un enfant vivant, du sexe
féminin, et pesant 3.510 grammes. — Délivrance et suites
de couches absolument normales.

Le second cas a trait à une femme de 39 ans, enceinte
pour la troisième fois, sur laquelle, en raison d'un
« herpès gestationis », notre attention a été appelée à
plusieurs reprises pendant les quelques jours qui ont
précédé son accouchement. En dehors de cette affection
et de quelques varices des membres inférieurs, la grossesse n'offre rien de particulier : l'examen des urines au
point de vue de l'albumine est toujours resté négatif ;
par l'exploration obstétricale, nous trouvions une présentation du sommet non engagée en G. T. D'après
l'époque de la dernière apparition des règles, la date de

l'accouchement avait été fixée du 15 au 20 octobre. — Le 10 octobre au matin, en se levant, cette femme est toute surprise de voir de l'eau s'écouler le long de la face interne des cuisses ; mais comme elle ne ressent aucune douleur, elle ne s'en préoccupe pas autrement. Toute la matinée et toute l'après-midi, l'écoulement du liquide continue, plus abondant lorsque la femme se déplace pour vaquer aux petites occupations auxquelles sont soumises les femmes grosses du service. A 5 heures du soir, quelques légères douleurs commencent à se faire sentir ; à 8 heures, lorsqu'on examine la parturiente, on constate que l'orifice externe du col a les dimensions d'une pièce de un franc, qu'il n'y a pas de poche des eaux, que la tête s'engage dans l'excavation en G. A., et que les contractions sont fortes et rapprochées. Sept heures et demie après le début des premières douleurs, était expulsée une fille, vivante, du poids de 3.270 grammes. Mère et enfant ont quitté le service le onzième jour en parfait état.

Dans le troisième cas, il s'agit encore d'une multipare, qui était arrivée au cours du neuvième mois de sa troisième grossesse, lorsque, le 20 octobre, à 6 heures du matin, brusquement et sans cause appréciable, comme dans les deux observations qui précèdent, il se produisit un écoulement d'eau par les voies génitales. Nous l'avons examinée trois heures plus tard au moment de la visite. En cherchant à nous rendre compte de la présentation, nous trouvons la tête du fœtus complètement déjetée dans la fosse iliaque gauche. Sur la ligne médiane, on voyait se dessinant derrière la paroi abdominale, au-dessus de la symphyse pubienne, qu'elle dépasse de cinq travers de doigt, une tumeur globuleuse, fluctuante à la palpation et qui n'était pas autre chose que la vessie distendue par de l'urine. Il importait, avant tout, de remédier à la mauvaise présentation : je fis introduire une sonde dans la vessie, et, pendant que l'urine s'écoulait abondamment, la tête fœtale presque d'elle-même, à peine poussée par mes mains appuyant sur la fosse iliaque gauche, venait se placer au détroit supérieur, où, après nous être assuré que l'enfant était vivant, nous la fixions à l'aide de la ceinture de Pinard. — On pouvait ici se demander si la source de l'écoulement qu'accusait cette femme n'était pas dans la vessie : j'ai introduit l'index dans le col, très perméable, et, en soulevant la tête, j'ai provoqué l'issue d'un liquide dont les caractères différaient absolument de ceux appartenant à l'urine. — Nous avons fait donner des injections vaginales tièdes et antiseptiques et maintenir la femme au lit toute là journée, pendant laquelle le liquide n'a pas cessé de mouiller les organes génitaux. Dans la nuit le travail commença ; à 4 heures 20 du matin, il se terminait par la naissance d'un enfant du poids de 2.450 grammes, venu en présentation du sommet. Pendant les quatre premiers jours, les suites de couches ont été marquées par un peu de fièvre (39°2 le soir du second jour), qui céda vite aux injections intra-utérines.

Ainsi, le grand symptôme qui attire l'attention de la femme, c'est un écoulement d'eau par les voies génitales. Cette eau n'est pas autre chose que le liquide amniotique, dont la sortie s'opère fatalement quand les membranes offrent une solution de continuité. De plus, pendant la grossesse, l'issue du liquide amniotique ne peut se produire qu'autant qu'il existe une effraction des enveloppes fœtales. Dès lors, quand on aura reconnu que le liquide qui s'écoule par les voies génitales vient bien de l'intérieur de l'œuf, on aura du même coup établi le diagnostic de rupture des membranes.

Quels sont donc les caractères offerts par le liquide amniotique ?

Ce liquide est d'aspect séreux; de couleur claire et transparente dans les premiers temps de la grossesse, il prend à la fin une teinte un peu blanchâtre. Son odeur est fade, rappelant celle du sperme. Recueilli dans un verre et examiné par transparence, il présente des débris flottants qui sont dus à des fragments de matière sébacée, du vernis caseosa, fournis par le revêtement cutané du fœtus. — Il mouille le linge, comme le ferait de l'eau, sans le tacher et sans l'empeser, à l'inverse de ce qui a lieu pour un certain nombre de liquides avec lesquels, ainsi que nous allons le voir, on pourrait le confondre. — Son mode d'écoulement, au cas de rupture prématurée des membranes, offre des particularités intéressantes : après un premier flot, le liquide amniotique s'écoule peu à peu d'une façon continue, avec, de temps en temps, de petites ondées, de petits flots successifs, correspondant aux mouvements de la mère ou aux déplacements du fœtus.

Il ne faut pas croire qu'il soit toujours aisé de déterminer si l'on a affaire à du liquide amniotique : des erreurs de *diagnostic* sont parfaitement possibles. En dehors du sang, nettement reconnaissable, on voit, en effet, se produire chez la femme grosse des écoulements de nature et de provenance diverses. — Ceux d'entre eux qu'on pourrait être amené plus facilement à confondre avec le liquide amniotique, tirent leur origine : de la vessie, des glandes vulvo-vaginales, du vagin, de l'utérus lui-même.

De la vessie l'urine émise brusquement, à la suite d'un effort de toux, par exemple, ou d'une évacuation involontaire pendant le sommeil, a trompé plusieurs fois femmes et médecins.

On a pu prendre pour du liquide amniotique l'hypersécrétion des glandes de Bartholin, provenant soit d'une pollution nocturne, soit de l'évacuation d'une glande qui aurait été kystique.

Du côté du vagin, les sécrétions leucorrhéiques sont fréquentes pendant la grossesse. Or, ces sécrétions leucorrhéiques, s'accumulant dans la cavité vaginale, en sont parfois rejetées en flots assez abondants pour faire penser à un écoulement des eaux de l'amnios. — Dans le vagin aussi peut être retenu du liquide d'une injection prise dans le décubitus dorsal : ce fait s'observe plus particulièrement chez les primipares, grâce à la tonicité du périnée et à l'occlusion de la vulve. Lorsque la femme s'assied ou se lève, le liquide s'échappe et vient mouiller brusquement les organes génitaux externes et les linges. C'est là encore une nouvelle cause d'erreur.

Ces confusions possibles seront évitées en procédant à l'enquête avec un peu d'attention.

Si c'est l'urine qui a mouillé la femme et souillé les linges, l'odeur caractéristique, la teinte uniforme de la tache feraient rapidement reconnaître la nature du liquide. — Au cas où il s'agirait du produit de sécrétion des glandes vulvo-vaginales, outre que l'écoulement est peu abondant, la connaissance des conditions dans lesquelles il s'est opéré conduirait au diagnostic. — C'est également grâce aux commémoratifs que l'on évitera l'erreur grossière qui consiste à prendre pour du liquide amniotique le liquide d'une injection vaginale. — Quant aux écoulements qui proviennent du vagin, ils se distinguent à leur coloration plus ou moins jaunâtre ou même verdâtre, à leur consistance épaisse, à la raideur de la tache du linge, qui est comme empesé en ce point ; enfin, en procédant à l'examen des organes génitaux, on peut trouver sur la muqueuse vaginale les signes d'une inflammation plus ou moins intense.

Les difficultés du diagnostic sont beaucoup plus gran-

des lorsqu'il s'agit de différencier le liquide amniotique
des écoulements qui, sortant comme lui de la cavité
utérine, viennent non de l'intérieur, mais de l'extérieur
de l'œuf; de différencier les eaux vraies, les eaux de
l'amnios des sécrétions extra-amniotiques, des fausses
eaux, ainsi que les appelaient Guillemeau et Mauriceau,
de l'hydrorrhée déciduale, comme on les appelle depuis
Nœgele.

Entre la paroi utérine et la caduque, et pour dire
mieux, entre les deux feuillets résultant du dédouble-
ment de la caduque au niveau de la couche des culs-de-
sac glandulaires, ou entre la caduque utérine et la caduque ovulaire, suivant que le phénomène se produit dans
les six derniers mois de la grossesse ou dans les trois
premiers mois, avant ou après la fusion des deux cadu-
ques en une membrane unique, il peut, en effet, s'accumuler une quantité plus ou moins abondante de liquide.

Sur l'origine de ce liquide, de nombreuses opinions ont
été émises. Aujourd'hui, la plupart des accoucheurs,
avec Hegar, Schrœder, Cohnstein, admettent qu'il s'agit
là d'une hypersécrétion des culs-de-sac glandulaires de
la caduque utérine sous l'influence de l'inflammation ;
l'hydrorrhée déciduale, en somme, ne serait pas autre
chose qu'un symptôme d'endométrite.

Pour établir le diagnostic entre le liquide de l'endométrite déciduale chassé de l'utérus à un moment donné et
le liquide amniotique provenant de la rupture des membranes, il faut tenir compte des circonstances dans
lesquelles l'écoulement s'est produit, du mode suivant
lequel s'est opérée son expulsion.

Tout d'abord l'hydrorrhée déciduale constitue une
éventualité assez rare, tandis que les pertes d'eaux
consécutives à la rupture des membranes s'observent
avec une fréquence beaucoup plus grande. En second

lieu, l'époque de la grossesse où l'on est appelé à
constater un de ces écoulements peut déjà aussi mettre
sur la voie du diagnostic : s'agit-il d'une femme arrivée
aux derniers temps de sa grossesse ? on sera en droit de
penser que le liquide provient de l'intérieur de l'œuf
rompu ; a-t-on affaire à une femme dans les premiers mois
de la grossesse ? l'hydrorrhée déciduale devient plus
probable.

J'ai rappelé plus haut les caractères du liquide amniotique. Ceux de l'hydrorrhée déciduale sont les suivants :
clair, sans odeur spéciale, légèrement visqueux, le
liquide hydrorrhéique empèse un peu le linge, moins
cependant que s'il s'agissait du sperme ou du plasma sanguin. Il produit des taches vaguement rosées, bordées
par un liseré plus foncé. Au microscope, il ne présente
que quelques débris de cellules sans caractères spéciaux.

L'écoulement, dans l'hydrorrhée déciduale, ne s'effectue pas de la même façon que dans les cas où le
liquide provient de la cavité amniotique. Nous avons dit
qu'après un premier flot, les eaux de l'amnios s'échappaient de l'utérus sans jet violent, de façon continue
avec, parfois, de petites ondées successives. Dans l'hydrorrhée déciduale, il n'y a pas, d'ordinaire, de suinte-
ment persistant : le liquide s'écoule sous forme de flot
brusque ; puis, à ce premier flot succèdent d'autres flots
qui se reproduisent à des intervalles plus ou moins éloi-
gnés ; d'autres fois tout se réduit à une seule évacuation.
— Comme le mode d'écoulement, la quantité du liquide
fournit des indications utiles : si l'écoulement était abondant d'emblée, s'il dépassait 500 gram., il faudrait en
conclure qu'il ne s'agit point de flux extra-amniotiques,
mais que le liquide vient de l'intérieur de l'œuf et que les
membranes sont ouvertes.

Enfin, on mettra à profit certains renseignements,

fournis par l'exploration de l'utérus et de son contenu, sur lesquels M. Bonnaire[1] a attiré particulièrement l'attention. Au cas où l'œuf est ouvert, le fœtus, par suite de l'écoulement du liquide amniotique, devient moins facilement mobilisable : aussi la recherche du ballottement fœtal reste-t elle négative ; la sensation du choc fœtal continue, au contraire, à être perçue si le liquide est de provenance extra-amniotique. Est-il nécessaire d'ajouter que ce signe, tiré de la disparition ou de la conservation du ballottement, ne vaut qu'autant que la recherche de la nature du liquide est faite à une époque de la grossesse et dans les conditions où, normalement, le ballottement peut être obtenu ? — D'autre part, l'expression modérée de l'utérus saisi du col à sa partie supérieure par le toucher combiné au palper, le soulèvement de la présentation par le toucher intra-cervical, provoquent la sortie d'une certaine quantité de liquide, lorsqu'il y a ouverture de l'œuf. L'absence de tout écoulement à la suite de l'une ou l'autre de ces manœuvres plaide en faveur d'une hydrorrhée déciduale.

Malgré tout, le diagnostic pourra, dans quelques cas, rester incertain. Pour ces faits douteux, on tranchera la question en faveur du liquide amniotique, et on se comportera comme si l'on était en présence d'une rupture prématurée des membranes.

Nous devons maintenant nous demander quelles sont les *causes* qui ont déterminé cette effraction intempestive de l'œuf.

Longue est la liste qu'en ont dressée les auteurs : nous y trouvons inscrits, à côté de l'hydropisie de l'amnios, des grossesses gémellaires et des mauvaises présentations,

---

[1] Bonnaire ; De l'hydrorrhée déciduale. *Semaine médicale*, 1891.

les retrécissements du bassin, l'insertion vélamenteuse
du cordon, les efforts de vomissement, les quintes de
toux, le coït, la minceur et la fragilité des membranes ;
la chaleur du lit, la mauvaise alimentation, le chagrin
et même l'hérédité y figurent encore !

Sans doute, on ne peut nier l'action de quelques-unes
de ces causes et, en particulier, de l'hydropisie de l'amnios. Mais, ainsi que l'a bien montré M. Pinard [1], dans le
plus grand nombre des cas, la rupture prématurée des
membranes est due à l'insertion du placenta sur le segment inférieur de l'utérus. Le placenta inséré bas est, en
effet, soumis de la part du chorion à des tiraillements
parfois considérables. Alors, de deux choses l'une : ou
bien les membranes de l'œuf résistent, tandis que le placenta tiraillé se décolle, et il se produit une hémorragie ; ou bien les adhérences utéro-placentaires, plus
solides, ne se laissent point déchirer, et ce sont les membranes qui cèdent : il y a rupture prématurée. L'écoulement intempestif des eaux est donc un symptôme, et un
symptôme fréquent, de l'insertion basse du placenta.

Aussi, dans nos trois cas, avions-nous rapporté à la
présence du placenta sur le segment inférieur la rupture prématurée des membranes et l'écoulement du
liquide amniotique qui en était la conséquence. L'examen
de l'arrière-faix a permis de se rendre compte du lieu
d'insertion du placenta sur l'utérus et ainsi du bien-
fondé de nos prévisions : par la mensuration des membranes nous voyons, en effet, que le bord inférieur du
placenta se trouvait, dans nos trois cas, à 5 centimètres,
4 centimètres, 2 centimètres de l'orifice utérin.

Quelle *conduite tenir* lorsqu'on se trouve en présence

[1] De la rupture prématurée dite spontanée des membres de l'œuf
humain (*Annales de gynécologie*, 1886, t. XXV, p. 171).

d'une rupture prématurée des membranes? Réparer la
solution de continuité, il n'y faut point prétendre. A
remédier aux conséquences de l'ouverture intempestive
de l'œuf nous devons seulement nous attacher.

Ces conséquences sont multiples.

1° Lorsque l'œuf est ouvert et le liquide amniotique
écoulé, c'est la règle de voir bientôt après apparaître les
contractions utérines et le travail de l'accouchement se
déclarer. Grâce, en effet, à la mise en jeu de leur rétractilité, les parois de l'utérus reviennent sur elles-mêmes,
s'appliquent sur le corps du fœtus, compriment sa surface dure et irrégulière, et, dans ce contact, trouvent les
éléments d'une excitation, à laquelle elles répondent en
entrant en contraction.

L'entrée en contraction de l'utérus peut se produire
plus ou moins rapidement. Dans la très grande majorité
des cas, c'est dans les trois ou quatre premiers jours qui
suivent l'accident que se montrent les phénomènes du
travail. Mais cette règle ne va pas sans exceptions.
Partout sont rapportés des exemples de grossesses se
continuant encore pendant un temps assez long après
la rupture des membranes : dans sa thèse, Alezais[1] a
dressé un tableau de 25 cas, dans lesquels le temps qui
s'est écoulé entre la rupture des membranes et l'expulsion du fœtus a varié de 12 jours à 3 mois. — Pour ma
part, j'ai observé un fait de continuation de la grossesse
pendant six semaines après rupture spontanée des membranes survenue au septième mois.

Dans une localité où j'avais été appelé, en novembre
1894, par deux confrères pour pratiquer l'extraction
d'un fœtus en présentation des fesses, on nous pria,

---

[1] *De la rupture prématurée spontanée des membranes.* Thèse de
Montpellier, 1882, pag. 55.

l'opération terminée, d'aller voir une jeune femme, enceinte pour la seconde fois, qui venait brusquement et sans douleurs, de perdre une abondante quantité de liquide. Une partie du liquide avait été recueillie dans un vase, et nous pûmes ainsi nous rendre compte qu'il s'agissait bien des eaux de l'amnios. L'événement n'avait pas trop surpris la femme, car, fait curieux, la première grossesse avait été prématurément interrompue, à la suite d'une perte semblable, survenue également au septième mois. Aussi, à son vif chagrin, elle s'attendait, et moi avec elle, à voir comme la première fois le travail se déclarer bientôt pour aboutir à la naissance d'un enfant de médiocre vitalité. A la surprise générale, il n'en fut rien. J'ai appris, en effet, par le médecin du pays que l'accouchement n'avait eu lieu qu'au bout de six semaines, pendant lesquelles les organes génitaux n'avaient presque pas cessé d'être mouillés par un liquide semblable à celui que nous avions recueilli lors de notre premier examen ; et que l'enfant, né vivant et bien portant quoique un peu avant terme, s'était parfaitement élevé.

2° Après l'évacuation du liquide amniotique, les déplacements spontanés ou artificiels du fœtus dans la cavité utérine vont forcément devenir beaucoup plus malaisés.

Pas n'est besoin d'insister sur les grands services que la version par manœuvres externes rend à l'accoucheur, en lui permettant de transformer pendant la grossesse ou même au cours du travail les mauvaises présentations, particulièrement les présentations de l'épaule, en présentations plus favorables à l'accouchement. Favorisée par la présence du liquide amniotique, la version par manœuvres externes devient très difficile et même impossible, lorsque l'utérus est vide d'eau.

Au cas de présentation vicieuse, la rupture prématurée des membranes constitue donc une complication très fâcheuse. — Faut-il ajouter que les chances de corriger la mal-présentation diminuent d'autant plus qu'un temps plus long s'est écoulé entre le moment de la rupture des membranes et celui où l'on est appelé à pratiquer la version ?

3° L'œuf se trouvant ouvert, il n'est point indifférent que le fœtus encore contenu dans la cavité utérine soit vivant ou mort. Vivant, il ne fait courir aucun risque à la mère ; mort, il peut devenir l'origine d'accidents redoutables.

Dans les cas de mort du fœtus, en effet, tant que les parois de l'œuf restent intactes, les modifications que le fœtus subit n'ont aucun retentissement sur l'organisme maternel. Mais lorsque les membranes sont rompues et que, par suite, l'air peut pénétrer à l'intérieur de l'œuf, la putréfaction menace de s'emparer des tissus fœtaux, exposant ainsi la mère aux graves accidents de la septicémie.

Dès maintenant, j'insiste sur ce fait, à savoir que la putréfaction se produit parfois avec une très grande rapidité, surtout si l'enfant est mort depuis un certain temps avant la rupture des membranes et si les précautions antiseptiques n'ont pas été rigoureusement instituées : en ces cas, deux ou trois heures peuvent suffire à l'apparition des phénomènes de décomposition fœtale.

4° La rupture prématurée des membranes expose encore aux procidences du cordon ombilical.

Que le cordon ait chance, en semblable occurrence, de glisser au-devant ou sur les côtés de la présentation, il n'y a point lieu de s'étonner, si l'on songe : que le cor-

don se trouve rapproché du col, comme l'est le placenta
lui-même, — la rupture prématurée des membranes
étant due habituellement à l'insertion basse du placenta;
que la rupture des membranes peut tenir à une hydropisie de l'amnios, cause commune de procidence; que
l'engagement de la partie fœtale se fait mal, en raison
soit de la présence du placenta sur le segment inférieur,
soit de l'excès du liquide amniotique; que la rupture
des membranes s'opérant à une époque plus ou moins
éloignée du terme, le faible volume du fœtus ne permet
pas une oblitération parfaite du détroit supérieur et de
l'excavation pelvienne.

5° Relativement au travail de l'accouchement, lorsque
sonnera son heure, l'absence de poche des eaux n'est pas
sans nuire dans quelques cas à son évolution régulière.

Sans doute, il ne faut point s'exagérer les craintes à ce
sujet : le plus souvent, en effet, l'accouchement se passe
comme il s'est passé chez nos trois femmes, c'est-à-dire
sans que, ni dans sa durée, ni dans ses allures, on n'ait
rien de particulier à relever. Mais si à lui seul l'écoulement prématuré du liquide amniotique est incapable de
constituer une cause d'accouchement laborieux, il peut,
combiné à d'autres états anormaux, devenir circonstance
défavorable.

A la poche des eaux revient un rôle important dans
l'acte de la dilatation du col auquel elle contribue, et
en écartant à la manière d'un coin les bords de l'orifice
et en déterminant par l'irritation des nerfs du col la contraction des fibres musculaires du corps de l'utérus.
Aussi, quand l'œuf est rompu et quand, d'autre part, la
partie fœtale qui se présente ne peut suppléer la poche
des eaux et agir à sa façon, voit-on le travail languir, la
dilatation se faire avec une extrême lenteur, et parfois

même ne point arriver à devenir complète : c'est ce qui
s'observe dans les cas où la partie fœtale n'appuie pas ou
appuie mal sur l'orifice utérin. Voilà pourquoi la rupture
prématurée des membranes est chose fâcheuse avec un
retrécissement du bassin, une présentation du siège, une
présentation de la face, avec une mal-flexion du sommet
comme cela se rencontre souvent dans les occipito-postérieures.

6° Enfin, il faut savoir qu'une femme chez laquelle
l'œuf s'est ouvert de bonne heure se trouve plus qu'une
autre exposée à l'infection. D'un nombre déjà assez considérable de cas, j'ai retiré cette impression que les
suites de couches sont moins régulières, moins par-
faites qu'après un accouchement au cours duquel la
rupture des membranes s'est effectuée au temps d'élection.

Et de fait, nous avons dû, chez une des trois femmes
que nous venons d'observer, recourir pendant le post-partum aux injections intra-utérines, pour ramener à la normale la température qui, quatre jours durant, s'est maintenue entre 37°8 et 39°2.

Connaissant les conséquences de la rupture prématurée des membranes, il est facile de comprendre l'utilité
des divers actes auxquels, en pareils cas, l'accoucheur
doit se livrer.

La première chose à faire est de déterminer immédiatement le mode de présentation du fœtus. Au cas, en
effet, de présentation vicieuse, on profiterait vite de ce
que le liquide amniotique n'est point encore complètement évacué pour transformer cette présentation anormale en présentation favorable. Ne venons-nous pas de
dire que la version par manœuvres externes devient

d'autant plus délicate qu'elle est entreprise un plus long temps après la rupture des membranes ?

La présentation reconnue et, si besoin était, sa transformation accomplie, on ira avec le stéthoscope à la recherche des battements du cœur fœtal pour s'assurer si l'enfant est mort ou vivant. Dans l'un ou l'autre cas, la conduite à tenir ne saurait, en effet, être la même.

Si l'enfant est mort, l'on doit s'attacher à prévenir la putréfaction du fœtus, et, pour cela, rendre le vagin aseptique à l'aide d'injections répétées, pratiquer des toilettes soigneuses des organes génitaux externes, couvrir la vulve d'ouate pour empêcher la pénétration de l'air, en attendant que se produisent les phénomènes du travail. L'expectation avec antisepsie rigoureuse et observation attentive de la femme, telle est, en effet, la manière de faire adoptée par la plupart des accoucheurs et enseignée dans les livres classiques.

Pour ma part, je n'y souscris pas entièrement. Sans doute, des soins intelligents pourront empêcher les phénomènes de putréfaction fœtale et la septicémie menaçante pour la mère. Dans un service hospitalier bien organisé, surveillance et antisepsie sont choses aisées. Mais au praticien exerçant dans d'autres circonstances et dans d'autres milieux, il n'est pas toujours facile d'assurer pendant un temps quelque peu long ces indispensables conditions.

Pourquoi attendre l'apparition d'écoulements fétides ou la production d'une ascension thermique pour intervenir ? Risque-t-on beaucoup à hâter la sortie de ce fœtus, source de dangers imminents ? La poche des eaux étant rompue prématurément et l'enfant mort, si l'absence ou l'état des contractions utérines faibles et espacées fait prévoir qu'un temps assez long va s'écouler avant la terminaison de l'accouchement, je crois qu'il y a tout avantage à mettre fin à la grossesse et à procéder d'emblée à l'évacuation de l'utérus. Supprimer le corps susceptible de se putréfier constitue encore, à mon avis, le meilleur moyen de se mettre à l'abri des dangers de la putréfaction.

Si le fœtus est vivant, ne nous reste-t-il plus rien à faire qu'à prévenir la femme ou son entourage, — sans se montrer cependant trop affirmatif, — que la terminaison de la grossesse doit être considérée comme fatale et que sous peu vont se déclarer les douleurs de l'accouchement? Tout d'abord, se rappelant ce que nous avons dit au sujet des suites de couches des femmes ayant eu une rupture prématurée des membranes, on devra conseiller, pour rendre le vagin aseptique, des injections tièdes faites deux ou trois fois par jour. Aussitôt après l'accouchement, il sera bon également de pratiquer une injection intra-utérine avec une solution de sublimé au 1/3000ᵉ.

Mais il y a plus. Quand la rupture des membranes s'est produite pendant le septième ou le huitième mois de la grossesse, alors que la viabilité de l'enfant n'est pas bien assurée, il devient très important pour ce dernier que la grossesse puisse, malgré l'écoulement du liquide amniotique, continuer pendant quelque temps encore. C'est pourquoi, à l'inverse de ce qui a lieu quand l'enfant a succombé, on doit chercher à retarder l'expulsion du fœtus, de manière à gagner le plus de temps possible, huit jours, quinze jours, trois semaines, pendant lesquels le fœtus continuera à se développer et les chances de viabilité augmenteront.

Pour légitimer cette conduite et en montrer les avantages, il me suffira de rappeler une très intéressante observation de MM. Budin et Maygrier, consignée dans le Traité d'accouchement de Tarnier : chez une primipare arrivée au septième mois de la grossesse, les membranes se rompirent, et les phénomènes de travail apparurent. Grâce au repos au lit, aux injections de morphine, aux lavements de laudanum et de choral, les contractions utérines cessèrent. L'emploi des mêmes moyens, renouvelé quand les douleurs reparaissaient, permit à la grossesse de continuer pendant vingt et un jours, et on put constater dans cet intervalle que le fœtus se développait très notablement. Un enfant vivant et très vivace fut mis au monde et élevé ; les suites de couches furent absolument normales. — Outre qu'elle constitue un nouvel exemple de continuation de la grossesse pendant un certain temps après la rupture des membranes, cette observation indique les moyens auxquels il faudra avoir recours quand, l'enfant étant vivant et la poche rompue aux limites de la viabilité, on cherchera à retarder l'apparition des phénomènes du travail.

Enfin, on se tiendra toujours en garde contre une procidence possible du cordon ombilical, afin, le cas échéant, de diriger ses efforts contre cette complication, dangereuse pour la vie de l'enfant.

V

KYSTE DE L'OVAIRE ET GROSSESSE [1]

Lorsqu'un kyste de l'ovaire complique la grossesse, la meilleure, et je dirais volontiers, la seule conduite à tenir — en dehors des cas où le kyste est manifestement inopérable — est de procéder à l'ablation de la tumeur, aussitôt que celle-ci est reconnue, quel que soit l'âge de la grossesse, que la présence du kyste donne lieu ou non à des accidents. — C'est en application de cette formule, qui ne trouve guère aujourd'hui de contradicteurs, que je suis intervenu dans le cas suivant :

Mme S..., âgée de 29 ans, née et domiciliée à Montpellier, où son mari exerce la profession de cafetier, vint consulter le docteur Reynès, dans le courant du mois de juin 1903, en raison du volume de son ventre.

Pas d'antécédents héréditaires : le père est mort d'accident ; la mère vit encore et se porte bien.

Elle-même n'a jamais été malade. Menstruée à l'âge de 15 ans 1/2, elle a eu ses règles tous les mois, durant 5 à 6 jours et assez abondantes. Pas de pertes blanches. Peu après son mariage et assez rapprochées l'une de l'autre, elle a eu deux grossesses, terminées par la naissance, la première d'un garçon actuellement âgé de 3 ans ; la seconde, d'une fillette âgée de 22 mois et qu'elle a nourrie pendant 18 mois. Grossesses et accouchements se sont passés sans incidents.

Le début de l'état actuel est difficile à préciser. Depuis une vingtaine de mois, c'est-à-dire deux mois après le dernier accouchement, la malade a remarqué que « son ventre restait

[1] Société des Sciences médicales de Montpellier, 11 déc. 1903.

un peu gros » ; mais jamais elle n'a éprouvé la moindre douleur, et elle a toujours pu vaquer à ses occupations, en même
temps que sans encombre elle allaitait son enfant.

Pendant cet allaitement, à plusieurs reprises et séparées
par des intervalles de 2 et 3 mois, la malade présente des
pertes rouges durant trois semaines. — En janvier 1903, il se
produit une métrorragie assez abondante qui dure une quinzaine de jours. En février, écoulement sanguin rappelant, par
ses caractères, les règles habituelles. Depuis lors, plus de
pertes d'aucune sorte. — A signaler, quelque temps après
cette menstruation, une recrudescence de l'appétit.

Ce fut simplement l'augmentation de volume du ventre,
très marquée dans les derniers temps, qui conduisit la malade
à consulter le docteur Reynès, lequel, après l'avoir soigneusement examinée, me pria de la voir avec lui. Notre consultation eut lieu le 27 juin.

État général excellent ; toutes les fonctions s'accomplissent
normalement. Seul, le ventre frappe par son développement,
qui rappelle celui d'une femme arrivée à 7 mois de grossesse.
Le palper me permit de reconnaître l'existence d'une tumeur
ronde, lisse, résistante, déjetée vers le flanc gauche, et dont
il est assez facile de limiter le contour supérieur. En bas, au
contraire, la tumeur semble se confondre avec une seconde
masse qui occupe la région hypogastrique, à peu près
médiane, et dont le fond dépasse le bord supérieur du pubis
de quatre bons travers de doigt ; j'eus au premier abord
l'impression d'une vessie distendue par l'urine. Par le toucher combiné au palper, j'acquis bien vite la conviction que
cette tumeur régulièrement développée, offrant une consistance plus molle que la première, était l'utérus augmenté de
volume : les mouvements communiqués à son fond par la main
placée sur l'abdomen se transmettaient très nettement au doigt
laissé sur le col, lequel était ramolli. A gauche de l'utérus,
on trouvait un sillon de séparation entre l'utérus et la tumeur
reconnue par le palper, dont le doigt vaginal affleurait à
peine le pôle inférieur. Rien à l'auscultation qu'un léger bruit
de souffle. Pas de mouvements fœtaux.

Je portai le diagnostic de *grossesse de quatre mois compliquée de kyste ovarique*, confirmant ainsi le diagnostic déjà posé par M. Reynès, qui m'avait laissé jusque-là ignorer sa manière de voir.

Le 27 juin, la malade entrait sur mon conseil à la Clinique obstétricale pour y être opérée. L'opération eut lieu le 4 juillet : à l'ouverture du ventre, nous vîmes d'abord l'utérus gravide ; puis, en prolongeant l'incision médiane par en haut, la tumeur qui était bien un kyste développé aux dépens de l'ovaire gauche. Son ablation fut des plus simples ; je dus cependant, en raison de la faible longueur du pédicule, en faire la ligature assez près de la corne utérine. — Le kyste était constitué par une poche unique contenant plus de 500 grammes de liquide.

Les suites opératoires n'ont été marquées par aucun accident. Pendant les trois premiers jours, je fis pratiquer matin et soir une injection d'un cent-gramme de morphine, pour prévenir les contractions utérines. — Le dixième jour, les fils de la paroi abdominale furent enlevés ; réunion par première intention.

Le 23 juillet, la femme retournait chez elle. Quelques jours avant sa sortie de la Clinique, elle a commencé à percevoir les mouvements du fœtus — L'accouchement vient d'avoir lieu au mois de novembre à plein terme : il s'est passé très simplement, et s'est terminé par la naissance d'un enfant vivant et bien portant.

A l'heure actuelle, les cas d'ovariotomie au cours de la grossesse ne sont plus très rares ; et nombreux sont les succès obtenus. Ces succès et plus encore la connaissance des rapports des kystes de l'ovaire avec la puerpéralité légitiment l'intervention : kyste de l'ovaire et puerpéralité exercent, en effet, réciproquement l'un sur l'autre une influence fâcheuse.

Sans doute, dans notre cas, jusqu'au moment où nous avons vu la malade, la grossesse avait évolué sans accident. Pouvions-nous être assurés qu'il en serait toujours de même dans la suite? A attendre la délivrance de la malade pour l'opérer plus tard de son kyste, nous nous exposions à voir la tumeur : augmenter de volume sous l'influence de la gestation ; occasionner des poussées de péritonite aboutissant à la formation d'adhérences avec les organes voisins, ce qui rendrait son ablation ultérieure plus délicate ; s'enflammer et suppurer ; se rompre soit pendant la grossesse, soit à l'occasion du travail de l'accouchement; nous nous exposions à une torsion du pédicule, plus particulièrement à redouter après la délivrance. — A son tour, le kyste pouvait entraver le développement de l'utérus, et devenir ainsi cause d'une interruption plus ou moins prématurée de la grossesse (75 fois sur 321 grossesses, soit 23 %, d'après la statistique de Rémy); il pouvait encore gêner la régulière accommodation du fœtus; et, en envoyant un prolongement pelvien, créer des difficultés au moment de l'accouchement.

L'opération nous mettait à l'abri de toutes ces craintes. Pratiquée pendant la grossesse, elle ne faisait pas courir plus de risques à la malade que si elle avait été exécutée en dehors de cet état, — les statistiques en témoignent. C'est ainsi que dans les 146 cas réunis par Orgler[1] il y eut 4 morts ; pas une seule dans les 27 cas de Grœfe[2]; 1 seul décès parmi les 64 observations rassemblées par Heil[3] ; soit en tout 237 cas avec 5 morts, ce qui donne une mortalité de 2 %.

D'autre part, l'ovariotomie n'exposait pas davantage à l'interruption de la grossesse que si on avait laissé les choses en l'état: d'après Olshausen, en effet, le travail ne

[1] Orgler. *Archiv. f. Gynœk.* 1901. Bd. LXV.
[2] Grœfe. *Münch. medicin. Wochensch.* 1902. N° 43.
[3] Heil. *Münch. med. Wochensch.* 1904. N° 3.

surviendrait après l'opération que dans 20 % des cas. Encore faut-il distinguer suivant l'époque de la grossesse où l'extirpation du kyste est effectuée : les relevés de Dsirne nous apprennent que l'ovariotomie provoque le moins grand nombre d'interruptions de la grossesse quand elle est pratiquée pendant le troisième et le quatrième mois (14,3 % d'interruptions de la grossesse au troisième mois ; 9,50 % au quatrième mois).

Telles sont les raisons qui légitiment l'intervention dans la grossesse compliquée de kyste ovarique. — Dans le cas présent, nous nous trouvions dans les conditions qui permettaient d'espérer un succès complet. Notre attente n'a point été déçue.

DES PLAIES PÉNÉTRANTES DEL'UTÉRUS GRAVIDE[1]

En dehors des ruptures qui surviennent pendant la grossesse et l'accouchement, en dehors des traumatismes résultant d'une manœuvre obstétricale maladroite ou criminelle, les lésions accidentelles de l'utérus gravide s'observent encore assez souvent. Sans parler des ponctions pratiquées dans un but thérapeutique ou à la suite d'une erreur de diagnostic, et des blessures faites par le chirurgien au cours d'une laparotomie, la matrice peut être lésée par des agents vulnérants, qui l'atteignent, après avoir traversé l'enceinte pelvi-abdominale.

Ce sont les lésions de cette dernière catégorie que dans le présent travail nous avons seules en vue.

Bien qu'intéressant à la fois le chirurgien et l'accoucheur, elles n'ont été néanmoins qu'incomplètement étudiées : la plupart des traités de chirurgie n'en parlent pas, ou les mentionnent à peine ; dans les livres d'accouchements, on leur consacre quelques lignes à propos de l'étiologie des ruptures de l'utérus se produisant au cours de la grossesse.

M. Schwartz, le premier, dans une intéressante communication lue, en 1887, à la *Société de chirurgie* de Paris[2], réunit à un cas qu'il avait observé quelques faits de plaies pénétrantes de l'abdomen avec blessure de

---

[1] En collaboration avec M. le Professeur Estor. — *Revue de Gynécologie et de Chirurgie abdominale*, décembre 1899, n. 6.

[2] Schwartz. *Bulletins et Mémoires de la Société de chirurgie*, 1887, T. XIII, p. 627.

l'utérus gravide, et trace à grands traits les principaux
caractères de ces traumatismes, leurs symptômes, leurs
conséquences, s'attachant surtout à discuter les règles
de l'intervention.

La même année, Robert Harris[1] rapportait dans l'*American journal of obstetrics* quelques observations de
blessures de l'utérus gravide par coup de corne, et opposait la bénignité relative de ces traumatismes survenant
chez les femmes en pleine santé à la gravité grande des
opérations césariennes pratiquées sur des paturientes
épuisées par des accouchements laborieux. — En 1888,
le même auteur donne, dans l'*American journal of the
medic. Sciences*[2], la relation de 6 cas, dont 5 terminés
par la guérison, dans lesquels l'utérus gravide avait été
ouvert par la femme elle-même pour extraire le fœtus.—
Enfin, en 1892, dans un travail publié par le *New-York
journal Gynæk. a. Obstet.*[3], il s'efforce de démontrer la
résistance des femmes grosses aux grands traumatismes
atteignant l'utérus et l'abdomen, en se basant en grande
partie sur les faits rapportés dans ses deux mémoires
antérieurs.

Récemment, en 1897, Neugebauer a publié, dans le
Munch. medic. Wochensch.[4], une observation de plaie
de l'utérus gravide par arme à feu. A cette occasion, il
rappelle un certain nombre de cas de ce genre.

Mettant à profit les documents déjà réunis, auxquels
nous avons ajouté quelques faits échappés aux recherches de nos devanciers ou publiés postérieurement, nous

---

[1] Robert Harris; *Americ. journ. of Obstet.*, 1887, July, p, 673 et Aug.,
p. 887.
[2] Robert Harris; *Americ. journ. of the medic. scien.*, February, 1888,
p. 450.
[3] Robert Harris; *New-York journ. gynæk. a. obst.* 1892.
[4] Neugebauer; *Munch. med. Wochenschrift*, 1897.

avons essayé de donner des plaies de l'utérus gravide
une étude plus approfondie et plus complète. Cette contribution à l'histoire des traumatismes de l'abdomen nous
a paru pleinement justifiée par le vif intérêt que provoque à notre époque tout ce qui se rattache à la chirurgie abdominale.

Le plan habituellement suivi dans la rédaction de tout
chapitre de pathologie a été adopté pour ce travail. C'est
ainsi que nous allons passer successivement en revue :
1° les causes ; 2° l'anatomie pathologique ; 3° les symptômes ; 4° le pronostic ; 5° le diagnostic ; 6° le traitement
des plaies de l'utérus gravide.

I

Protégé par la ceinture pelvienne et de faible volume,
l'utérus, au cours des deux premiers mois de la grossesse, se trouve relativement à l'abri des traumatismes
atteignant l'abdomen.

Sans doute, avant le troisième mois, alors que l'utérus ne s'élève pas encore dans la cavité abdominale, le
traumatisme peut intéresser la matrice en même temps
que les autres viscères pelviens. Mais nous n'avons pu
en trouver d'exemple.

Au cours du troisième mois, les blessures de l'utérus
gravide sont encore exceptionnelles : l'observation recueillie par Lœwenhardt est restée jusqu'ici complètement
isolée :

OBSERVATION I. — Une femme, *arrivée au 3ᵉ mois de sa
grossesse*, fut blessée par son mari d'un coup de faulx, immédiatement au-dessus de la symphyse, de telle sorte que l'enfant, qui naquit mort 4 heures après, présentait sur l'occipital

une plaie transversale qui traversait complètement les os et était large d'un pouce.

La femme guérit et eut par la suite deux grossesses normales [1].

Mais à partir du troisième mois de la grossesse, les faits deviennent de moins en moins rares. Alors, en effet, l'utérus augmentant de volume en même temps qu'il s'élève au-dessus du détroit supérieur, les chances de blessure se multiplient d'autant plus que l'on se rapproche davantage du terme de la grossesse. C'est ainsi que nous comptons :

> 1 femme blessée au 4ᵉ mois.
> 2 — — 5ᵉ —
> 4 — — 6ᵉ —
> 3 — — 7ᵉ —
> 7 — — 8ᵉ —
> 12 — — 9ᵉ —

Multiples sont les agents qui ont atteint l'utérus gravide : tantôt, il s'agit d'un instrument piquant (dent de fourche, clou, épingle à cheveu, bâton pointu...) ; tantôt, la plaie a été produite par un instrument tranchant (couteau, hache, faulx) ; d'autres fois, c'est un coup de feu qui a intéressé la matrice gravide ; d'autres fois, enfin, l'utérus a été ouvert par la corne d'un animal. Le tableau ci-dessous établit la proportion dans laquelle interviennent les divers agents vulnérants :

> Plaies par instruments piquants....... 6
> Plaies par instruments tranchants..... 11
> Plaies par armes à feu.............. 10
> Plaies par cornes d'animal........... 13

Les circonstances dans lesquelles se produisent les

---

[1] Lœwenhardt ; *Caspers's Wochenschrift*, 1810, p. 60.

plaies de l'utérus gravide sont également très variées. La plupart proviennent d'un accident; quelques-unes sont le fait d'une agression criminelle ; d'autres résultent d'une tentative de suicide.

Dans le cas de Planchon (Obs. XXIV), la femme, serrée contre un mur par un cabriolet qui reculait, fut blessée par un long clou fixé à la planche de derrière. — Dans celui de Czazewski (Obs. XX), la femme, enceinte de cinq mois et demi, en courant avec une fourche à la main, tomba si malheureusement qu'une des dents de l'instrument lui entra dans le ventre immédiatement au-dessus du pubis. — L'intéressante observation (Obs. VIII) communiquée par M. Tarnier au *Congrès d'obstétrique et de gynécologie de Bordeaux* concerne une femme grosse de cinq mois environ, qui s'enfonça une épingle à chapeau dans l'abdomen en poussant son lit avec son ventre. — La négresse, dont G. Hays (Obs. XIII) a rapporté l'histoire, fut de même atteinte accidentellement par une balle de pistolet qui avait ricoché à environ cinquante mètres de l'endroit où avait été tiré le coup. — Tous les faits relativement nombreux, où l'utérus gravide a été ouvert par la corne d'un animal, rentrent encore dans le cas des blessures accidentelles : le plus ancien et le plus communément cité est celui que nous a transmis Th. Bartholin ; la peinture en a également reproduit les détails :

OBSERVATION II. — A Saardam (ou Smerdan), cette ville de Hollande où Pierre le Grand, déguisé en charpentier, vint apprendre la construction des navires, un taureau, rendu furieux par la vue d'un cerf-volant, se précipita sur une femme grosse, l'enleva sur ses cornes et la lança en l'air. — L'enfant, sorti à travers la crevasse gastro-utérine, retomba sur le sol avec sa mère.

Celle-ci mourut au bout de 36 heures. L'enfant vécut pendant un mois [1].

Pour être bien moins fréquentes que les blessures accidentelles, les plaies de l'utérus gravide résultant d'un traumatisme volontairement porté à la femme ne sont pas absolument rares. L'observation déjà citée de Lœwenhardt (Obs. I), les cas de Guelliot (Obs. VII), de Schwartz (Obs. XXXIV), de Prichard (Obs. XL), nous en fournissent des exemples.

Mais bien plus souvent, c'est la femme elle-même qui est l'auteur du traumatisme. Nous pourrions facilement dresser une longue liste de blessures de l'utérus gravide ainsi produites. Tantôt la honte d'une grossesse illicite a, comme dans les deux cas qui suivent, armé le bras de la femme :

OBSERVATION III. — Femme de quarante ans ; six accouchements antérieurs. Dernière *grossesse illicite* à terme. Après discussion avec son mari, la femme s'enferme seule dans sa chambre et pratique sur elle-même l'opération césarienne avec une hache de paysan, qui servit de scalpel. Morte le soir même.

L'enfant, à terme, vivant, pesait 6 livres et demie et mesurait 55 centimètres. — Il succomba le neuvième jour par cause inconnue.

Autopsie. — De la plaie abdominale sortent les entrailles ; la plaie, longue de 14 centimètres, commence à 2 centimètres au-dessous de l'appendice xiphoïde ; l'ouverture est béante à 5 centimètres vers son milieu. Les bords de la plaie sont coupés nets, sans sugillations. Correspondant à cette plaie, il y a une incision de la matrice longue de 11 centimètres. Dans la cavité utérine, il n'y a rien que du sang coagulé. L'orifice

[1] Th. Bartholin; *Historia anat. rarior. cent.,* Hafniæ, 1654 ; et Sue. *Essai sur l'art des accouchements,* Paris, 1779, T. I, p. 208.

utérin peut laisser passer quatre doigts ; bassin normal ;
anémie générale[1].

OBSERVATION IV. — Une esclave de quatorze ans, grosse
illégitimement de deux jumeaux, s'ouvrit le ventre et l'utérus
avec un rasoir. Bien que les intestins fussent sortis et que la
cavité de l'abdomen ait été le siège d'une hémorragie, elle
guérit promptement.

Les deux enfants ont péri vraisemblablement[2].

Tantôt c'est au cours d'une sorte d'accès de rage folle,
provoqué par la longue durée du travail et l'intensité des
douleurs de l'accouchement, que la femme, pour hâter
sa délivrance, se pratique elle-même l'opération césarienne. Témoin le cas recueilli par von Guggenberg.

OBSERVATION V. — Femme en travail, ayant eu sept accouchements antérieurs, dont quatre naturels, deux avec forceps,
un terminé par la crâniotomie.

Présentation du sommet. *Les douleurs très violentes pous-
sèrent la femme à se faire elle-même l'opération césarienne.*

M. Von Guggenberg fut appelé à voir la femme. Malgré
qu'elle fût littéralement dans le sang et dans la saleté, malgré que les intestins fussent hors du ventre, elle survécut
après que M. Von Guggenberg eut nettoyé les intestins et
suturé la plaie abdominale.

L'enfant était mort.[3]

Témoin encore l'observation que R. Harris a recueillie
dans le *Wiener medic. Wochenschrift.*

OBSERVATION VI. — Après *trois jours de douleurs qui res-*

---

[1] Aisenstadt; *Wratch,* 1886, n° 42. p. 750.
[2] *New-York medic. a. physic. Journal,* 1823, vol. II.
[3] Von Guggenberg; *British medic. journal.* 21 février 1885.

tèrent sans résultats, la parturiente, dans un accès de désespoir, s'ouvrit le ventre et l'utérus avec un rasoir.

Enfant vivant.

La plaie abdominale fut cousue par une voisine. Guérison [1].

Bernhardt, dont on lira plus loin l'observation (Obs. X),
attribue aux troubles mentaux produits par la gravidité la
tentative faite au huitième mois de la grossesse par sa
cliente pour se délivrer elle-même. Elle avait voulu,
déclara-t-elle, se dérober aux douleurs de l'enfantement.

II

Alors que le squelette du bassin arrête d'ordinaire les
agents vulnérants qui pourraient aller, derrière lui,
atteindre l'utérus, la paroi abdominale, molle et de moindre résistance, se laisse facilement traverser par eux. C'est
pourquoi toutes, ou presque toutes, les solutions de continuité de l'utérus gravide sont consécutives à des plaies
pénétrantes de l'abdomen. — Le cas de Guelliot (de
Reims), dans lequel l'utérus fut blessé à la suite d'un traumatisme ayant porté sur la ceinture pelvienne, constitue
l'unique exemple que nous ayons pu trouver.

OBSERVATION VII. — Femme enceinte de huit mois, qui
reçoit de son mari, alcoolique avéré, un violent coup de couteau dans la fesse gauche. Il s'écoula une grande quantité de
sang ou de liquide sanguinolent. Cet écoulement s'arrêta
spontanément. La scène se passait à onze heures du soir.

Le lendemain, à onze heures du matin, douleurs de l'enfantement, rupture de la poche des eaux et, à midi, naissance

---

[1] *Wiener medic. Wochenschrift*, 1880; et R. Harris, *Americ. journ.
of the medic. scien.*, 1888.

d'un enfant mort (il y avait huit jours que les mouvements actifs du fœtus avaient cessé).

On constate, au niveau de la région fessière gauche, une plaie de trois centimètres de largeur, située à trois travers de doigt au-dessus de l'ischion, à 10 centimètres du bord postérieur du grand trochanter et à 12 centimètres de la ligne médiane. Pas de sang, pas de fièvre.

L'enfant portait sur le pariétal gauche et au voisinage de la suture médiane une incision nette, intéressant les téguments. et pénétrant jusqu'à l'os, qui est rayé, mais ne paraît pas perforé.

Il fallait dès lors admettre que l'*instrument tranchant*, *après avoir traversé l'échancrure sciatique, avait pénétré jusqu'à l'utérus.*

Quinze jours après l'accident, la malade se levait et la plaie était à peu près cicatrisée ; à aucun moment il n'y a eu de fièvre, et les suites de couches ont été normales.

Mais sept mois après l'accident, la malade présentait encore au membre inférieur gauche des troubles trophiques et des troubles de la sensibilité liés à la blessure du nerf sciatique [1].

Nous ne nous attacherons pas à décrire les diverses formes et les divers aspects de la plaie : ils varient naturellement suivant que c'est un instrument tranchant ou contondant qui a produit la lésion utérine.

Variable aussi est sa direction, qui peut être : verticale, plus ou moins oblique, d'autres fois, comme dans le cas de Schwartz (Obs. XXXIV), où le fond de l'utérus avait été ouvert par une incision allant d'une corne utérine à l'autre, franchement transversale.

Bien que, d'ordinaire, la plaie soit unique, l'utérus dans quelques cas a été atteint en plusieurs points : Prichard (Obs. XL) trouva sur les côtés de l'utérus un ori-

---

[1] Guelliot ; *Mémoires et Bulletins de la Société de chirurgie de Paris*, 1886, p. 337.

fice d'entrée et un orifice de sortie de la balle. Il en fut
de même dans le fait recueilli par M. Albarran (Obs. XIX)
et communiqué à la *Société de chirurgie :* au cours de la
laparotomie, l'opérée ayant été mise en position de Trendelenburg, on put constater sur le fond de la matrice
l'existence d'un premier orifice, à travers lequel passait
une anse de cordon, et, en renversant l'utérus en avant,
une seconde perforation qui était la trace de sortie de la
balle, située loin en bas sur la paroi postérieure et un
peu à gauche.

Ce cas d'Albarran constitue, en outre, un des rares
exemples où la paroi postérieure de l'utérus ait été intéressée. Encore ne le fut-elle que concurremment avec la
paroi antérieure, qui, par sa situation, se trouve le siège
habituel des lésions atteignant l'utérus à travers l'enceinte
abdominale.

L'étendue de la plaie utérine est aussi fort différente
selon les cas. Elle fut incontestablement des plus mini-
mes dans l'observation suivante, communiquée par le
professeur Tarnier au *Congrès d'obstétrique et de gynécologie de Bordeaux.*

OBSERVATION VIII. — Une femme, enceinte d'environ cinq
mois, poussa son lit avec son ventre, et une longue épingle
à chapeau lui pénétra dans l'abdomen.

La malade se rendit dans le service d'un chirurgien, qui
put enlever l'épingle. Mais en quittant l'hôpital, cette femme
fut prise d'une perte d'eau, et les jours suivants il s'écoula
une petite quantité de sang. Elle entra dans notre service le
22 janvier dernier et je portai le diagnostic d'hémorragie
par endométrite traumatique, l'œuf ne me paraissant pas intéressé.

Cette femme accoucha le 30 janvier d'un enfant mort. La
délivrance fut faite artificiellement : la sage-femme en chef
constata, au cours de cette délivrance, qu'une partie de l'utérus

était très amincie. L'accouchée sortit de la clinique au bout
de quelques jours complètement guérie.

En examinant le placenta, on vit que l'ouverture des membranes était extrêmement petite ; je soulevai le sac membraneux qui paraissait petit ; je le fis remplir de liquide et je constatai que sa capacité n'était que de 210 centimètres cubes.
Or, le fœtus placé dans un vase déplaçait 900 centimètres
cubes de liquide. D'accord avec mes élèves, MM. Bar et
Maygrier, nous croyons que le fœtus a dû rester vivant et
continuer à croître en dehors de ses enveloppes ovulaires.

Du reste, en mesurant l'ouverture de l'œuf, nous avons
constaté qu'elle avait exactement les dimensions d'une pièce
de cinq francs ; par conséquent, il fallait bien admettre que
le fœtus était sorti par cette ouverture alors qu'il n'avait pas
le volume qu'il présentait au moment de sa sortie hors des
organes maternels [1].

A l'observation de Tarnier on peut opposer celle de
Geissler, remarquable par l'étendue des désordres,
puisque le segment supérieur de la matrice fut détaché en
entier.

OBSERVATION IX. — Le 15 octobre, dans l'après-midi, la
fillette d'un fermier de Z.. entendait tout à coup des cris
rappelant ceux d'un chat, qui semblaient provenir de l'étable
où se trouvait le taureau de la commune. Un homme, qui
passait par là se rendit avec la fillette dans l'écurie et trouva
la femme du fermier suspendue à la chaîne à laquelle le taureau était attaché, mourante, et qui rendit aussitôt le dernier
soupir. Sur le sol, dans l'auge, et à côté du taureau, se trouvait un enfant nouveau-né couvert de sang et de boue, mais
paraissant indemne de toute blessure.

Dès que la mère et l'enfant eurent été transportés dans une
pièce, ce dernier se mit aussitôt à crier.

[1] Tarnier; *Semaine médicale*, 1895, p. 386.

Sur la morte, on releva les lésions suivantes : la corne du taureau avait pénétré dans l'hypocondre droit, à un pouce au-dessous du bord des dernières côtes, et avait déchiré obliquement la paroi abdominale jusqu'au côté gauche. La plaie formait une ligne un peu courbe avec la convexité dirigée en bas. Les intestins étaient en partie dehors et déchirés. *Le segment supérieur de l'utérus était complètement détaché :* une partie du placenta lui était encore adhérente. Pas d'autres blessures.

L'enfant était bien constitué, du sexe masculin, et n'offrait aucune lésion. Le cordon était enroulé plusieurs fois autour du cou et portait encore à son extrémité libre un morceau de placenta déchiré [1].

Au point de vue de l'évolution ultérieure et du traitement, il est fort important de distinguer les lésions superficielles de celles qui ont pénétré jusqu'à l'intérieur de la cavité utérine. Les plaies de l'utérus gravide, en effet, peuvent être divisées en :

1° Plaies incomplètes ;

2° Plaies complètes : sans lésions fœtales, avec lésions fœtales; sans issue du fœtus, avec issue du fœtus partielle, totale.

3° Plaies compliquées.

1° *Plaies incomplètes.* — A ce groupe appartiennent les plaies n'intéressant que le revêtement péritonéal de l'utérus ou les couches superficielles de la musculeuse.

Il est très probable qu'un certain nombre de ces cas, n'ayant pas été diagnostiqués et s'étant heureusement terminés, ont passé inaperçus. Aussi n'avons-nous trouvé qu'une seule observation établissant d'une façon indiscutable l'existence de plaies incomplètes.

OBSERVATION X. — Femme de trente-cinq ans, multipare,

---

[1] Geissler ; *Monatschr. f. Geburtsk.*, t. 21, 1863, p. 372.

enceinte de huit mois. Quand M. Bernhardt fut appelé auprès d'elle, elle venait de s'ouvrir le ventre avec un canif, « pour se dérober aux douleurs de l'enfantement, en retirant elle-même le fœtus ».

Après avoir enlevé la serviette pleine de sang qui recouvrait l'abdomen, Bernhardt reconnut l'existence d'une large plaie, par laquelle le fond de l'utérus et une grande partie du grand épiploon s'échappaient au dehors. La blessure, faite avec le tranchant du canif, commençait à un travers de doigt au-dessus de l'ombilic et coupait la ligne blanche à angle droit dans une étendue de 14 centimètres environ, en se dirigeant de haut en bas et de gauche à droite On pouvait estimer à 9 centimètres environ la profondeur de la plaie. La paroi abdominale et le péritoine étaient intéressés dans une étendue de 8 centimètres au moins. *La blessure avait aussi entamé la portion la plus superficielle de la couche musculaire externe* dans une étendue de 5 cent. 1/2. L'hémorragie semblait peu abondante.

Après que l'épiploon eut été réduit, non sans peine, les bords de la plaie furent réunis complètement à l'aide d'une suture et la plaie recouverte d'une compresse trempée dans de l'huile d'amandes douces. Forte dose d'opium.

Pendant les trois jours suivants, il y eut de la fièvre, du hoquet et des vomissements. Au bout de ce temps, un fœtus de huit mois fut expulsé vivant et bien portant. Le placenta fut expulsé immédiatement sans perte de sang notable. Dans la soirée même de l'accouchement, la malade se trouva bien.

Le vingt et unième jour après le traumatisme, la guérison est complète [1].

2° *Plaies complètes.* — Dans les plaies complètes de l'utérus gravide, la paroi de l'organe est divisée dans toute son épaisseur.

Doit-on admettre que l'œuf puisse rester intact après

---

[1] Bernhardt ; *Union médicale*, 1870, n° 80, p. 31.

division complète de la paroi utérine ? En raison des
rapports si intimes qui existent entre les enveloppes
fœtales et l'utérus, l'on conçoit difficilement la possibilité de la non-ouverture des membranes, alors que la
section a intéressé l'épaisseur tout entière du muscle
utérin. D'ailleurs, la clinique ne nous en fournit aucun
cas probant.

Seule, l'observation de Reichard, que nous rapportons
ci-dessous, pourrait être citée à titre d'exemple. Malheureusement, elle est exposée avec des détails insuffisants ; d'autre part, ceux qui la terminent ne témoignent
guère en faveur de l'esprit scientifique de son auteur,
enclin à admettre des récits dignes de la légende. Aussi
ne saurait-on faire trop de réserves à son endroit.

OBSERVATION XI. — Une femme eut le ventre ouvert par
une corne de taureau, de telle sorte que le *fœtus enfermé
dans ses membranes* tomba sur le sol. Il fut, dit-on, remis en
place, et le ventre fut recousu ensuite. Non seulement la
femme guérit, mais encore elle donna naissance, au terme
normal, à une fille vivante [1] !

Quand l'instrument vulnérant a pénétré dans l'intérieur de l'œuf, il peut épargner ou atteindre le fœtus.

a) Sur un total de trente-neuf observations de plaies
complètes, nous comptons dix-sept cas où il n'est fait
aucune mention de lésions fœtales. Si, dans un certain
nombre d'observations par trop laconiques à cet égard,
l'absence de lésions fœtales n'est pas spécialement relevée, elle est, au contraire, nettement signalée dans
quelques-unes.

Geissler, dont on a lu plus haut l'observation (obs. IX),
note que l'enfant sorti par la déchirure gastro-utérine et

---

[1] Reichard ; *Dissert. chir. Hallerianœ*, 1735.

tombé sur le sol fut trouvé couvert de sang et de boue, mais exempt de toute blessure. Même remarque est faite dans le cas de Marsk (obs. XVIII), où l'utérus avait été ouvert par un coup de corne de taureau et dans celui de Kehr (obs. XXXVII), ayant trait à une blessure par balle de revolver.

Les deux premières de ces observations nous montrent, en outre, que le fœtus peut rester absolument indemne, même avec de très larges plaies utérines.

b) Les lésions du fœtus sont signalées dans vingt-deux observations. Rarement c'est une simple ecchymose (Planchon, Albarran); d'ordinaire, c'est une plaie de profondeur variable; dans quelques cas, le fœtus a été traversé de part en part. Les deux observations de R. Harris et de G. Hays nous donnent une idée des graves traumatismes qui peuvent atteindre le fœtus *in utero*.

Observation XII. — Une femme indienne, âgée de trente ans, de constitution excellente, qui se trouvait avec sa tribu à la chasse au buffle, fut éventrée par un bison. *L'enfant fut embroché par la corne*, lancé à une distance de 20 mètres et tué sur le coup.

Quant à la femme, elle fut soignée d'après la méthode indienne, c'est-à-dire que l'on étendit sur la plaie plusieurs couches d'argile humide mêlée avec des fibres végétales sur une épaisseur de deux pouces.

Guérison[1].

Observation XIII. — Une femme de couleur, âgée de dix-huit ans, enceinte de six mois, fut frappée le 20 juin 1879 par une balle de pistolet, qui avait ricoché à environ 50 mètres de l'endroit où avait été tiré le coup. La balle, qui pesait 8 gr. 1/2, pénétra dans la cavité abdominale sur le côté gauche,

[1] R. Harris; *Americ. journ. of. obst.*, oct. 1887.

en entrant obliquement, à 5 centimètres de distance de l'épine iliaque. Il y eut peu d'hémorragie.

Lorsque Hays vit la femme, quelques heures après, il trouva une plaie étroite complètement bouchée par l'épiploon. Il était probable, d'après la direction du trajet de la balle, que l'utérus avait été blessé. Les douleurs étaient très vives. L'épiploon fut réduit. Morphine à l'intérieur; cataplasmes laudanisés à l'extérieur.

Le 21 juin, de l'ergotine ayant été donnée pour exciter les contractions utérines, l'enfant fut expulsé avec ses membranes. Celles-ci contenaient peu d'eau ; des caillots accompagnèrent le fœtus. *Il avait été traversé de part en part par la balle;* mais celle-ci ne put être retrouvée ni dans les membranes, ni dans le placenta.

La femme, d'abord très épuisée, eut une péritonite violente. A partir du 27 juin, son état s'améliora. Le 17 juillet, la menstruation survint. Le 20 juillet, elle était bien guérie et reprenait ses occupations. Le 9 août, Hays la vit vaquer à ses affaires et sans paraître ressentir aucun inconvénient de la balle qu'elle portait dans son économie [1].

Le cas observé par Wrzesniowski et Neugebauer, que nous reproduisons ici, constitue, dans cet ordre de faits, un remarquable exemple de la multiplicité des lésions fœtales : le cœur et le foie avaient été intéressés par les grains de plomb, qui avaient traversé les parois thoracique et abdominale.

OBSERVATION XIV. — Une secondipare de trente-quatre ans, arrivée au huitième mois de sa grossesse, fut blessée accidentellement au ventre par son mari, avec un pistolet chargé de plomb. Par la plaie, il s'écoula un liquide sanguinolent, et dès ce moment, les mouvements de l'enfant cessèrent.

La malade, amenée à l'hôpital, est opérée treize heures

[1] G. Hays ; *New-Orleans medic. a. surg. journ.* 1879.

après l'accident. Laparotomie médiane. On place un lien élastique à la base de l'utérus et on agrandit la perforation faite par le coup de feu, qui siégeait au voisinage de l'embouchure de la trompe droite. Ablation du fœtus et du placenta. Au moment où l'on enlève le placenta, trois grains de plomb tombent. Résection cunéiforme de l'orifice de la blessure ; suture de l'incision par trois étages de points séparés à la soie. Ablation du tube élastique ; toilette du péritoine. Suture de la paroi à deux étages.

L'opération dura deux heures. Les suites opératoires furent compliquées par la suppuration de la ligne des sutures utérines, si bien qu'on fut forcé secondairement de faire une hystérectomie abdominale à pédicule externe. Ensuite la malade se rétablit et est actuellement complètement guérie.

Le cadavre du fœtus portait une blessure de trois quarts de centimètre à gauche *entre les dernières côtes et la crête iliaque.* De même, à gauche, *sur la partie antérieure du thorax, entre la deuxième et la troisième côte*, on aperçoit trois petits trous de la grosseur d'un pois. A l'ouverture du cadavre de ce fœtus, on trouve *le péricarde déchiré* et plein de sang ; *la pointe du cœur est lacérée* et le doigt peut entrer dans le ventricule gauche, où l'on trouve une bourre en papier ; *les deux oreillettes sont déchirées* également. Dans le péritoine, le *lobe gauche du foie* est atteint et on y trouve un grain de plomb [1].

Il n'est, pour ainsi dire, pas de région du fœtus sur laquelle ces lésions n'aient été rencontrées. Mais aucune, — à s'en rapporter à nos observations, — ne semble plus spécialement exposée : tête, tronc, membres supérieurs, membres inférieurs s'y trouvent, en effet, mentionnés dans des proportions à peu près égales. Au reste, cette notion du siège de la plaie fœtale ne présente qu'un

---

[1] Wrzesniowski ; *Medycyna*, n° 14, 1898 ; et Neugebauer ; *Münch. medic. Wochensch.*, 1897, n° 19.

intérêt bien secondaire. Est-il besoin d'ajouter que la région du fœtus atteinte est celle qui était en rapport avec le point de la paroi utérine intéressé par l'agent vulnérant?

Si la plaie de la matrice est de faible étendue, le fœtus reste dans la cavité utérine ; mais si elle a des dimensions suffisantes, le fœtus peut alors s'échapper en partie ou en totalité.

Toutefois, même avec une plaie de notable étendue, l'issue du fœtus n'est pas toujours fatale, ni ne suit toujours de près la production du traumatisme. C'est qu'en effet, il faut, à ce point de vue, tenir grand compte de l'intervention des deux propriétés de l'utérus gravide : la rétractilité et la contractilité. Grâce à la première, l'utérus revenant sur lui-même immédiatement après le traumatisme, peut obturer suffisamment la solution de continuité pour empêcher, ou tout au moins retarder l'expulsion de son contenu. Mais quand, à leur tour, les contractions viendront à entrer en jeu, elles pousseront le fœtus vers le point où la résistance est la plus faible et qui lui offre une facile issue. Ainsi s'expliquent les cas dans lesquels le fœtus, resté tout d'abord dans la cavité utérine, n'a été ensuite chassé à travers la plaie qu'au bout d'un temps plus ou moins long.

L'observation de J.-C. Scott mentionne simplement la durée de ce séjour.

OBSERVATION XV. — VIII-pare de trente-quatre ans, à terme.

Coup de corne de bœuf, qui pénètre au niveau d'une épine iliaque antérieure et supérieure et fait une déchirure s'étendant jusqu'à l'ombilic.

Une heure et demie après, le fœtus s'échappait par la plaie.
Quand le Dr J.-C. Scott arriva, il coupa le cordon et enleva

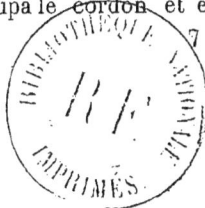

le placenta par la plaie, puis il appliqua un pansement. Pas de sutures. La femme, par suite du choc et de l'hémorragie, était presque mourante.

Le lendemain, issue d'une petite portion d'intestin par la plaie. Réduction, puis suture de la plaie abdominale. La femme continua à s'affaiblir et mourut le second jour, à 10 heures du soir.

Quant à l'enfant, c'était, en 1885, un vigoureux et solide garçon de six ans, qui ne paraissait pas se ressentir de la façon dont il était venu au monde [1].

L'observation de Zubeldia et Monaco met nettement en évidence le rôle joué par la contraction et la poussée du muscle utérin.

OBSERVATION XVI. — Multipare, enceinte de neuf mois. Coup de corne de taureau à la région hypogastrique, au niveau de laquelle fait hernie l'utérus blessé.

Quand A. de Zubeldia et M. Monaco furent appelés, la femme *avait les douleurs de l'enfantement; à la suite d'un violent effort, le fœtus sortit mort par la solution de continuité de l'utérus.*

Le placenta détaché fut extrait. L'utérus se contracta, puis reprit sa position primitive. Pas de pansement, en raison de l'état de faiblesse de la malade. Le lendemain matin seulement on sutura et ferma la blessure.

L'état de la blessée devenant de plus en plus grave, le troisième jour, Zubeldia enleva le pansement, ainsi que les points de suture, bourra la plaie avec de la charpie et la recouvrit de compresses fréquemment trempées dans une forte décoction de quinquina du Pérou. A partir de ce moment, amélioration. Au 25ᵉ jour, la malade allait bien : la plaie fut fermée à la fin de la seizième semaine.

Par la suite, la patiente jouit d'une excellente santé ; elle

[1] J.-C. Scott ; *Medic. ag. Detroit.* 10 août 1885.

mena à terme et nourrit plusieurs enfants. Il ne lui resta de cet accident qu'une petite hernie [1].

Dimension de la plaie, contractilité et rétractilité de l'utérus sont donc des facteurs dont il faut tenir compte : c'est à eux que l'on devra de voir le fœtus rester dans la cavité utérine ou en être expulsé.

Nous avons vu que cette expulsion pouvait être : a) partielle, ou b) totale.

a) A travers la plaie utérine on a trouvé engagés : une main (Spilsbory), un coude (Fransesco), un bras (Fritze). D'autres fois, le tronc tout entier est dehors et la tête seule est retenue dans l'utérus : témoins l'observation lue par Schwartz, à la *Société de Chirurgie* (obs. XXXIV) et celle de Rodriguez, que nous relatons avec ses principaux détails.

OBSERVATION XVII. - Une femme, enceinte de huit mois, fut frappée dans un parc de Mexico, par un taureau, le 27 juin 1850.

A travers la blessure, longue de huit pouces et siégeant au niveau du flanc gauche, *faisait saillie le siège du fœtus*. Après agrandissement de la plaie par en bas, M. Miguel Ginienez put extraire le fœtus tout entier qui se mit aussitôt à crier.

L'utérus se contracta si rapidement et si brusquement qu'il fut impossible de faire la délivrance. On se contenta donc de lier et de couper le cordon aussi ras que possible et on réduisit l'utérus ; après quoi on sutura la blessure. Bandage sur l'abdomen, saignée, repos au lit, diète.

Six heures après, le placenta fut expulsé avec le cordon lié, au milieu des douleurs et par les voies naturelles. Péritonite violente. Convalescence au bout de vingt jours.

En 1875, la mère et l'enfant (un garçon) étaient vivants et en bonne santé [2].

---

[1] Zubeldia et Monaco ; *Journal de Chirurgie de Desault,* 1791, p. 322.
[2] Rodriguez; *Americ. Journ. of. Obst.,* 1887, p. 103.

Dans le cas d'Albarran (obs. XIX), c'était le cordon ombilical seul qui faisait hernie au dehors de l'utérus, atteint par un coup de feu.

b) L'issue totale du fœtus n'a été observée qu'à la suite des grands traumatismes déterminés par la corne d'un animal, ou lorsque la femme, après s'être ouvert le ventre et l'utérus, a extrait elle-même son enfant. Nous n'en comptons pas moins de 14 observations.

Dans tous les cas, l'issue du fœtus hors de la cavité utérine a été suivie de son expulsion hors de l'abdomen. Si l'on ne trouve pas d'exemple de fœtus restant dans la cavité péritonéale après qu'il a été chassé de l'utérus, cela tient à ce que la section des parois du ventre possède des dimensions plus considérables que la plaie de la matrice. Il en est du moins ainsi dans les deux seules observations où la longueur respective des plaies utérine et abdominale a été relevée : Baliva et Serpiero (obs. XXIII) notent que la plaie utérine était moins longue que la plaie abdominale; Aisenstadt (obs. III), qui a mesuré soigneusement l'une et l'autre, trouva 14 centimètres pour la plaie de l'abdomen alors que celle de l'utérus n'en mesurait que 11.

3° *Plaies compliquées.* — Par « plaies compliquées », nous entendons les plaies de l'utérus gravide qui s'accompagnent de l'issue, ou de la blessure d'un autre viscère.

a) L'issue de l'intestin est souvent signalée. Elle s'opère d'ordinaire après que l'expulsion du fœtus a eu lieu. Le mouvement de retrait de l'utérus, consécutif à l'évacuation de son contenu, l'éloigne en effet de la paroi abdominale ouverte et permet, dès lors, la hernie de l'intestin à travers la solution de continuité. Il n'est pas cependant toujours nécessaire que l'évacuation de la

matrice soit complète : la sortie partielle du fœtus, suivie
de celle du liquide amniotique, peut déterminer une
diminution de volume suffisante pour laisser à l'intestin
libre issue à travers la plaie de l'abdomen. C'est ainsi
que dans le cas de Fransesco (obs. XXXV), comme dans
le cas de Schwartz (obs. XXXIV), les anses intestinales
furent trouvées herniées avant la sortie complète du
fœtus. La portion d'intestin herniée peut être considérable : elle mesurait 90 centimètres environ dans le cas
de Schwartz.

On a aussi noté, au niveau de la plaie abdominale, la
présence de l'épiploon : il s'y trouve tantôt seul (G. Hays,
Bernhardt), tantôt avec une anse d'intestin (Schwartz).

Intestin et épiploon sont d'ailleurs les seuls organes
dont la hernie ait été signalée.

Pour être complets, mentionnons encore la sortie à
travers la plaie abdominale de l'utérus lui-même. L'utérus
a été trouvé hors de l'abdomen, tantôt seul, comme dans
l'observation de Zubeldia et Monaco (obs. XVI), tantôt
accompagné d'une partie du grand épiploon, comme dans
celle de Bernhardt (obs. X), tantôt, enfin, avec des anses
intestinales (Marsk). Dans ce curieux cas de Marsk, il y
avait en outre inversion à travers les lèvres de la plaie
utérine de la portion de l'organe à laquelle adhérait le
placenta.

OBSERVATION XVIII. — Femme de quarante deux ans, multipare, enceinte de huit mois. Coup de corne de taureau
déterminant une plaie à travers laquelle s'échappent les intestins et l'enfant. Le cordon fut coupé et l'enfant enlevé ; mais
les tentatives pour rentrer l'intestin restèrent vaines.

Lorsque E.-J. Marsk arriva trois quarts d'heure après, il
trouva *au dehors plusieurs pieds d'intestin, ainsi que l'utérus.
Ce dernier organe, en partie inversé, faisait saillie à travers
la plaie, avec le placenta adhérent à la partie inversée.* M....,

enleva le placenta et réduisit l'utérus. La déchirure utérine avait la forme d'un Y. Faible hémorragie après l'enlèvement du placenta. La blessure fut suturée et un pansement adhésif fut appliqué. La femme ne se releva pas du choc et succomba une heure et demie après l'accident.

L'enfant, un garçon qui n'avait reçu aucune blessure, vivait encore deux semaines après l'accident[1].

b) Sans doute, tous les viscères contenus dans les cavités abdominale et pelvienne peuvent être blessés par l'agent vulnérant qui vient frapper l'utérus. Mais nos observations ne mentionnent que des plaies de l'intestin.

Bien qu'on pût s'attendre à ce que l'intestin soit souvent blessé au cours des graves traumatismes atteignant l'utérus, cette complication est relativement peu fréquente. La matrice, augmentée de volume et remplissant la partie inférieure de l'abdomen, refoule en haut et en arrière les anses intestinales, qui se trouvent ainsi, pendant la grossesse, à l'abri du traumatisme. Sur nos 40 cas, nous n'en trouvons que 4 où la blessure de ce viscère est relevée.

Le fait recueilli par Albarran constitue un bel exemple de cette redoutable complication des plaies de l'utérus gravide : on dut, au cours de la laparotomie, suturer cinq perforations de l'intestin.

OBSERVATION XIX. — G. M..., dix-neuf ans, entrée à l'hôpital Cochin le 2 octobre 1894. — Cette femme, enceinte d'environ quatre mois et demi, s'est tiré un coup de revolver (calibre 8) dans la région ombilicale, à 6 heures du soir. L'orifice d'entrée de la balle siège à la hauteur de l'ombilic et à quatre travers de doigt à droite de lui.

Femme dans un état demi-comateux; face pâle, corps cou-

[1] Marsk ; *Medical Record*, Vol. II, 15 mai 1867.

vert de sueur, pouls petit, fréquent ; extrémités refroidies ; température 36°5, ventre légèrement ballonné.

Laparotomie à 11 heures du soir, cinq heures après l'accident. Longue incision médiane commençant à quatre travers de doigt du pubis. A l'ouverture du péritoine, écoulement d'une grande quantité de sang mêlé à de la sérosité (2 litres). Éviscération presque complète de l'intestin.

L'examen de l'intestin montre l'existence de quatre plaies vers le tiers supérieur de l'iléon, placées deux à deux, l'une en face de l'autre ; les plaies inférieures étaient séparées des plaies supérieures par un intervalle de 20 centimètres. Après réduction dans le ventre de tout le reste de l'intestin grêle, sauf l'anse malade, résection de toute la portion de l'intestin comprise entre les quatre plaies. Double rangée de sutures muco-muqueuses et séro-séreuses à points de Lembert simples. *Une cinquième plaie intestinale*, trouvée à 40 centimètres de l'angle duodéno-jéjunal, fut fermée par une entérorraphie transversale. Une hémorragie provenant de la blessure d'une des arcades principales de la mésaraïque supérieure fut arrêtée par une suture de la plaie du mésentère.

La malade ayant été mise dans la position de Trendelenburg, on constata sur le fond de l'utérus l'existence d'un orifice à travers lequel passait une anse de cordon ombilical, longue de 45 centimètres [1] ; cet orifice donnait issue à une grande quantité de sang.

En renversant l'utérus en avant, on constata qu'il portait encore une autre perforation : le trou de sortie de la balle, situé loin en bas, sur la paroi postérieure et un peu à gauche. Je ne pouvais songer à réduire le cordon et l'extirpation de l'utérus me paraissait trop dangereuse ; je pris le parti suivant : après l'avoir bien liée avec de la soie, je réséquai la portion procidente du cordon ombilical et je réduisis le moignon dans l'intérieur de l'utérus ; ensuite je suturai avec

---

[1] Il y a là, sans doute, une erreur d'imprimerie; le cordon ombilical, en effet, à quatre mois de grossesse, ne mesure guère que de 18 à 25 centimètres.

de la soie forte les deux orifices que la balle avait faits dans l'utérus.

Nettoyage de l'abdomen. Fermeture après avoir laissé sortir par l'angle inférieur de la plaie deux mèches de gaze iodoformée qui plongeaient dans le cul-de-sac de Douglas. L'opération avait duré une heure vingt.

Le 3 octobre, à minuit, expulsion d'un fœtus d'environ quatre mois : il ne présente d'autre lésion qu'une légère ecchymose au niveau de l'omoplate gauche.

Le 10 novembre, la malade se lève ; il ne reste plus qu'un petit trajet fistuleux au niveau du drain. Le 20 février, la guérison est complète [1].

L'observation de Prichard, rapportée plus loin (obs. XL), offre la plus grande analogie avec celle de M. Albarran : trois anses d'intestin avaient été traversées par la balle, qui avait ainsi déterminé six plaies intestinales.

Dans le cas de Geissler (obs. IX), les intestins, en partie dehors, étaient en même temps déchirés.

Quoiqu'elle n'ait pas été reconnue au moment même de l'accident, la blessure de l'intestin semble indiscutable dans le cas de Czazewski : l'évolution ultérieure le démontre pleinement.

OBSERVATION XX — Femme enceinte de cinq mois et demi. En courant avec une fourche à la main, elle tomba de telle façon qu'une des dents de l'instrument pénétra dans le ventre immédiatement au-dessus du pubis. Ecoulement d'un liquide chaud ressemblant à de l'urine. La plaie fut lavée avec de l'eau-de-vie de lavande et recouverte d'un pansement.

Czazewsky, qui vit la femme deux jours après, diagnostiqua une plaie de l'utérus avec issue du liquide amniotique ; la femme était en travail. Extraction facile par le vagin du fœtus

[1] Albarran; *Bull. et Mémoires de la Société de chirurgie*, 1895, p. 243.

et du placenta. Le fœtus, mort, présentait, au niveau de l'omoplate, une plaie produite par la dent de la fourche. L'examen de l'abdomen montrait une plaie de 32 millimètres de longueur sur 8 de large, sans issue de l'intestin.

Signes de péritonite ; puis, quelque temps après *formation d'un abcès au niveau de la plaie qui s'ouvrit et laissa échapper du pus contenant des pépins de raisin.*

Il y avait donc eu une perforation de l'intestin, mais la péritonite circonscrite avait enkysté les matières qui avaient fait issue, et protégé le péritoine contre l'inflammation généralisée. La fistule était fermée au bout de quatre mois et la blessée guérit parfaitement [1].

Que devient la plaie utérine lorsque les blessées ont échappé à la mort?

A défaut de documents anatomo-pathologiques, l'observation suivie de quelques-unes d'entre elles rend incontestable la possibilité d'une réparation complète. Remise de son accident, la femme dont Lœwenhardt nous a rapporté l'histoire (obs. I) eut encore deux grossesses normales ; celle de Zubeldia et Monaco (obs. XVI), guérie après un grave traumatisme produit par la corne d'un taureau, mène à terme et nourrit plusieurs enfants ; enceinte six mois à peine après son rétablissement, la malade de Fritze (obs. XXII) accouchait en temps voulu et presque sans douleurs. L'heureuse évolution d'une grossesse ultérieure et la marche normale de l'accouchement qui la termina sont, de même, mentionnées dans l'observation suivante que W. Robinson a récemment publiée.

OBSERVATION XXI. — Le 25 août 1894, une femme de dix-huit ans, enceinte de huit mois, est frappée par une balle tirée

---

[1] Czazewski ; *Journal de médecine de Malgaigne*, 1841.

à une distance de 3 mètres. La balle pénétra dans l'abdomen un peu à droite et au-dessous de l'ombilic. Hémorragie très légère. Une heure après l'accident, le travail commença et la malade fut délivrée à l'aide du forceps.

L'hémorragie qui suivit aussitôt nécessita l'introduction de la main dans l'utérus, et on perçut nettement une ouverture dans la paroi antérieure de l'organe avec une partie des membranes engagées dans cette ouverture où elles étaient fortement pincées. On ne fit aucune tentative pour les libérer; mais les membranes furent déchirées au ras de la plaie utérine et le placenta fut extrait avec la main. Lavage de l'utérus avec une solution chaude de créoline.

L'examen du fœtus montra que la balle avait pénétré au niveau de l'épaule droite et était sortie dans la région iliaque gauche; la balle fut retrouvée dans les débris de caillots; elle n'avait donc fait qu'une seule blessure à l'utérus.

L'utérus fut irrigué deux fois par jour avec une solution de créoline, et la guérison eut lieu sans incident. En 1895, la blessée *donna naissance à un enfant vivant ; l'accouchement se fit sans difficulté* [1].

Ce sont bien là déjà preuves évidentes du fonctionnement normal de l'utérus et, partant, de son retour à l'intégrité parfaite. L'observation de Fritze, à laquelle nous venons de faire allusion, complétée par les indiscutables constatations d'une nécropsie, nous édifie plus encore à cet égard. Nous reproduisons ici ce document précieux.

OBSERVATION XXII. — Une femme, grosse de six mois, reçut d'un bœuf un coup de corne dans la région hypogastrique. La plaie extérieure se trouvait à trois pouces de la ligne blanche et pénétrait jusque dans la matrice. La plaie avait deux pouces de long. L'hémorragie fut considérable et le bras droit de l'enfant passait jusqu'au coude.

[1] S. W. Robinson; *The Lancet*, 1897, 23 octobre, et *Revue de Hayem*, 1898, Janvier.

Dilatation sur le doigt de la plaie extérieure, puis de celle de l'utérus. L'enfant était tellement serré dans l'utérus vide d'eau qu'on eut bien de la peine à l'extraire. Cependant, la malade ne se plaignit qu'au moment où l'on sortit la tête et où l'on détacha le placenta. Gastrorraphie et bandage unissant.

Vomissements et coliques ; fièvre. Au huitième jour la plaie a fourni un pus louable, et le trente-quatrième elle a été cicatrisée. Dès la neuvième semaine, la femme vaquait aux soins du ménage.

Six mois plus tard, nouvelle grossesse. Nécessité de soutenir la cicatrice distendue par un bandage ; néanmoins, accouchement à terme et presque sans douleurs d'une fille morte. Six heures après, la femme tombait en syncope et mourait au bout d'une demi-heure.

A l'autopsie, on put constater que *la cicatrice de la plaie de la matrice était ferme et intacte* [1].

Récemment, Kelber [2] s'est efforcé, en expérimentant sur des lapines, de déterminer le processus suivant lequel s'opérait, après ses blessures, la régénération du muscle utérin. L'examen microscopique des points lésés lui a montré que les plaies du tissu utérin se comblent bientôt par un tissu conjonctif jeune, dont la formation est rapide. A côté de ce phénomène on observe encore la division karyokinétique des cellules musculaires spéciales de l'utérus ; ces jeunes éléments pénétreraient dans le tissu conjonctif, en suivant les vaisseaux sanguins, de telle sorte que la plaie se comble à la longue par un tissu musculaire néoformé. En même temps le tissu élastique se régénère à son tour ; le processus de régénération est, toutefois, assez lent.

[1] Fritze; *Journal de médecine*. 1786, T. LXVI, p. 354.

[2] Kelber; « De la régénération du muscle utérin après ses blessures ». *Thèse* de Saint-Pétersbourg, 1898.

Tout au plus pourrait-on, par analogie avec ce qui se passe pour certaines ruptures spontanées de l'utérus gravide observées chez des femmes ayant subi antérieurement une opération césarienne, admettre que la cicatrisation laisse au niveau de l'ancienne plaie un certain degré d'amincissement qui en diminue la résistance en ce point. C'est ainsi que Krukenberg[1] avait pu réunir, en 1881, treize observations de femmes opérées par la section césarienne, et chez lesquelles, à un accouchement ultérieur, la cicatrice se rompit avec passage du fœtus dans le péritoine ; dans cinq autres cas, cités également par cet auteur, la cicatrice céda sans que le fœtus quittât la cavité utérine.

L'observation rapportée par Tarnier (obs. VIII) vient à l'appui de ces légitimes présomptions ; il y est dit, en effet, entre autres détails, qu'au cours de la délivrance faite artificiellement, la sage-femme put constater qu'une partie de l'utérus était très amincie.

III

Nous distinguerons des symptômes immédiats et des symptômes consécutifs :

1° Les *symptômes immédiats* doivent être divisés en : a) symptômes généraux, et b) symptômes locaux.

a) Les symptômes généraux ne présentent ici rien de particulier. Ce sont, en effet, ceux qui accompagnent les grands traumatismes et les hémorragies abondantes : angoisse, nausées, vomissements, faiblesse et accélération du pouls, pâleur du visage, sueurs froides, abaissement de la température, tendance à la syncope.

[1] Krukenberg ; *Arch. für Gynäk.*, 1884, T. XXVII, p. 421.

Il faut donc s'attendre à les voir manquer, ou, tout au moins, être très atténués dans les cas où le traumatisme a été peu intense et l'hémorragie peu marquée. La malade de M. Tarnier (obs. VIII) put sans peine se rendre à l'hôpital pour se faire extraire la longue épingle qui avait pénétré dans l'utérus. Kehr (obs. XXXVII) note d'une façon expresse l'absence de symptômes graves immédiats. Bradley (obs. XXXVIII) nous dit que le choc fut très modéré.

Ces phénomènes de choc sont, au contraire, très accentués quand la plaie utérine est étendue ou compliquée par la lésion d'autres viscères. Encore faut-il tenir compte des résistances individuelles : c'est ainsi qu'ils peuvent faire complètement défaut, alors cependant que le traumatisme a été des plus graves. L'odyssée de la malade de Baliva et Serpiero, qui, après s'être ouvert le ventre et l'utérus, et avoir extrait elle-même l'enfant, accomplit encore un assez long trajet pour se rendre à sa demeure, nous en fournit un exemple.

OBSERVATION XXIII. — Une femme de vingt-cinq ans, arrivée au terme de sa grossesse, s'ouvrit l'abdomen et l'utérus dans le milieu de la région iliaque droite avec un couteau de cuisine. La plaie utérine était un peu moins longue que la plaie abdominale.

La femme retira elle-même le fœtus, qui avait été blessé grièvement (il n'avait pas respiré), et lui trancha la tête. Ensuite elle s'entoura l'abdomen avec un bandage circulaire, se reposa deux heures *et se rendit à pied à Viterbe, situé à un demi-kilomètre de là*. Après s'y être reposée encore cinq heures, *elle se rendit, toujours à pied, à sa maison, dans la campagne* (la distance n'est pas indiquée).

Là elle fut prise de douleurs et de vomissements fréquents et tomba sans forces ; le bandage abdominal se défit et il s'échappa un gros paquet d'anses intestinales.

Les deux médecins appelés virent la malade pour la première fois treize heures après l'opération. Ils nettoyèrent l'intestin, le réduisirent et suturèrent la plaie abdominale. Excepté une abondante suppuration, la guérison eut lieu sans troubles, et, le quarantième jour, elle était complètement obtenue [1].

b) Les symptômes locaux sont : la douleur, l'écoulement de sang, l'écoulement de liquide amniotique, l'issue totale ou partielle du fœtus.

La *douleur* est un symptôme d'une valeur très secondaire. Elle se confond avec celle que provoque la lésion de la paroi abdominale. Il ne semble pas qu'elle ait particulièrement attiré l'attention des observateurs, car on ne la trouve que très rarement mentionnée dans leurs récits. D'ailleurs, elle peut ne présenter qu'une médiocre intensité, comme en témoignent les détails contenus dans la relation de Planchon.

OBSERVATION XXIV. — Le 6 janvier 1780, Catherine Roux, enceinte de sept mois révolus, se trouva au milieu d'un embarras de voitures, rue Saint-Médard ; elle s'était rangée contre le mur, lorsqu'un cabriolet recula brusquement sur elle et l'atteignit. Un clou, long, gros et carré, attaché à la planche de derrière, la piqua à un demi pouce du muscle droit abdominal du côté gauche, à trois grands pouces de l'ombilic. Le fer pénétra jusque dans la matrice et blessa l'enfant.

La femme, saisie de frayeur, *n'éprouva dans le moment qu'une douleur médiocre.* Les eaux, mêlées de sang, s'échappèrent en jet par la piqûre. Elle eut pourtant le courage de retourner seule et à pied jusqu'à sa demeure.

Quinze heures après l'accident, l'écoulement cessa ; il survint des convulsions, des hoquets, des vomissements ; enfin, mort au bout de soixante heures.

[1] Baliva et Serpiero; *Cent. für Gynäk.*, 1886.

A l'autopsie, on trouva que l'enfant avait été atteint par le clou, au milieu de la fosse sous-épineuse droite; la piqûre, quoique très petite, avait occasionné une ecchymose, qui, de l'omoplate, s'étendait jusqu'aux fesses. La cavité utérine renfermait encore beaucoup d'eau, mais il n'y avait ni épanchement, ni caillots de sang. L'ouverture de la matrice présentait un bourrelet inflammatoire très épais et ayant trois pouces de diamètre en tous sens [1].

L'écoulement de sang est un phénomène à peu près constant. Cette hémorragie peut provenir de diverses sources.

Comme pour toute plaie pénétrante, elle est, dans quelques cas, consécutive à la blessure des artères de la paroi. Dans le cas de Guelliot (obs. VII), il semble bien qu'il faille rapporter l'hémorragie à la section de l'artère fessière. — Mais, le plus souvent, ce sont les vaisseaux de la paroi utérine, hypertrophiés sous l'influence de la grossesse, c'est l'ouverture des sinus utérins qui constituent la source des hémorragies graves.—Le placenta, lui aussi, intéressé par l'agent vulnérant, peut fournir une grande quantité de sang, comme cela se voit au cours de l'opération césarienne lorsque l'incision porte sur la zone d'insertion placentaire. —Enfin, le sang peut être fourni par la blessure d'un autre viscère atteint en même temps que l'utérus.

Suivant la nature de l'agent vulnérant, l'étendue de la plaie, suivant que l'utérus blessé reviendra plus ou moins rapidement sur lui-même, l'hémorragie sera plus ou moins abondante. D'une manière générale, cependant, la quantité de sang perdu semble avoir été considérable; nombreuses, en effet, sont les observations dans lesquelles on lit : hémorragie abondante (Schwartz), prodigieuse

[1] Planchon; *Traité complet de l'opération césarienne*, Paris, 1801.

quantité de sang (Lechaptois), femme littéralement dans le sang (von Guggenberg), abondante hémorragie suivie de syncope (Reichard), femme presque mourante par suite d'hémorragie (P.-C. Scott), etc.

On ne doit pas toujours juger l'abondance de l'hémorragie d'après la quantité de sang qui s'écoule par la plaie abdominale. Le sang, en effet, ne trouve pas, dans tous les cas, issue au dehors. Quand l'ouverture de l'abdomen est petite, comme cela se voit pour les plaies produites par instruments piquants et par armes à feu, la perte externe pourra être minime ou même faire complètement défaut, tandis que le sang se déversera dans la cavité péritonéale ou tombera dans l'utérus. On l'y trouvera, et parfois même en grande quantité, soit au cours de l'intervention, soit à l'autopsie ; ou bien encore il sera chassé de l'utérus sous forme de caillots au moment de l'expulsion du fœtus.

Albarran (obs. XIX) évalue à deux litres la quantité de sang et de sérosité qui s'échappa au moment de l'ouverture du péritoine. Bradley (obs. XXXVIII), en pratiquant la laparotomie pour un traumatisme de l'utérus gravide par balle de revolver, trouva dans l'abdomen du sang et des débris de vêtements. Dans le cas de G. Hays (obs. XIII), la sortie du fœtus, traversé de part en part par une balle, s'accompagna de l'issue de caillots. Enfin, l'autopsie pratiquée par Devaux chez une femme frappée d'un coup d'épée, nous démontre bien la possibilité de ces grands épanchements internes.

OBSERVATION XXV. — La femme d'un soldat, Jeanne Ravichat, grosse de huit mois, reçut le 8 mars 1695 un coup d'épée au voisinage de l'ombilic. Elle succomba avant qu'on ait eu le temps de placer un appareil.

A l'ouverture du cadavre, *on trouva beaucoup de sang*

épanché dans l'abdomen et dans la matrice. Celle-ci était percée près de son fond. Le fœtus, mort aussi, avait une blessure à la poitrine [1].

Fait à noter : en dehors du cas de Tarnier (obs. VII), l'écoulement du sang par les voies génitales n'est signalé dans aucune observation. Encore cette légère perte sanguine présentée par la malade de Tarnier n'apparut qu'un certain temps après le traumatisme, sous l'influence de l'endométrite consécutive, et ne peut guère, dès lors, être rangée parmi les phénomènes immédiats.

L'écoulement de liquide amniotique constitue un phénomène presque aussi constant que l'hémorragie, puisque, dans l'immense majorité des cas, la paroi utérine est intéressée dans toute son épaisseur et que l'œuf est ouvert en même temps. Il a, de plus, une valeur diagnostique capitale.

Malheureusement les observations se comptent, dans lesquelles le liquide amniotique s'est échappé au dehors, indemne de tout mélange. Finell (obs. XXXIII) note l'absence d'hémorragie et seulement l'issue d'un peu d'eau par la plaie. Dans le cas de Czazewski (obs. XX), on avait constaté au moment de l'accident un écoulement d'un liquide chaud et ressemblant à de l'urine. Mais le plus communément les eaux de l'amnios sortent confondues avec le sang qui, en les colorant plus ou moins, en modifie les caractères habituels , et c'est sous l'aspect d'un mélange séro-sanguinolent que le liquide se présente. Planchon (obs. XXIV) nous dit que les eaux mélangées de sang s'échappèrent en jet par la piqûre. Il s'agissait d'un liquide sanguinolent dans le cas de Guelliot

---

[1] Devaux ; *Art de faire des rapports en chirurgie*, p. 175. — Cité *in* Boivin et Dugès, *Maladies de l'utérus.* Paris, 1833, t. I, p. 77.

(obs. VII) ; d'un mélange de sérum et de sang dans celui d'Applewhite et Pernot que nous transcrivons ici.

OBSERVATION XXVI. — Femme, au neuvième mois de sa grossesse, qui tenta de se suicider avec un revolver.

Il s'écouloit de la plaie abdominale un mélange de sérum et de sang. L'examen vaginal fit supposer que la balle avait pénétré dans l'utérus et que l'accouchement était imminent. En effet, onze heures plus tard, cette femme était délivrée d'un enfant vivant.

La balle avait perforé l'utérus et pénétré dans les tissus de l'enfant, qui avait le bras et le menton traversés. L'enfant succomba huit heures après la naissance, probablement à la suite du tramatisme. Quant à la mère, elle guérit après avoir présenté quelques légers symptômes de péritonite [1].

Comme le sang, le liquide amniotique s'écoule le plus habituellement par la plaie de l'abdomen. Mais il peut, de même que le sang, se répandre dans la cavité péritonéale (cas d'Albarran). Il peut aussi passer entre la paroi utérine et les membranes de l'œuf, les décoller et s'écouler par les voies génitales, donnant lieu à une véritable hydrorrhée amniotique (cas de Tarnier). Enfin la sortie du liquide peut ne se faire qu'incomplètement, une partie restant dans l'utérus (cas de Planchon) pour former une poche des eaux au moment de l'accouchement (cas de Guelliot et de Finell).

Plus encore que l'écoulement de liquide amniotique, plus encore que l'hémorragie, *l'issue d'une partie fœtale* à travers la déchirure utéro-abdominale constitue un symptôme dont l'importance diagnostique n'a pas besoin d'être démontrée.

2° Les *symptômes consécutifs* se rapportent aux com-

[1] Applewhite et Pernot; *Medic.* World, octobre 1892.

plications qu'entraînent à leur suite les plaies pénétrantes de l'abdomen. Ici, comme dans les cas où la
grande séreuse abdominale a été intéressée, ce sont toujours les phénomènes péritonéaux qui occupent la première place.

Sans doute, ils peuvent n'être que très peu marqués.
A s'en référer à certaines observations où l'auteur se
contente de noter sans plus de détails la guérison, il
semblerait même qu'ils ont pu parfois faire totalement
défaut. Nous enregistrons ici quelques-uns de ces faits
par trop sommairement relatés et, partant, de médiocre
valeur scientifique.

OBSERVATION XXVII. — Une balle de fusil traversa l'abdomen et les parois de la matrice d'une femme grosse et tua
l'enfant.

La mère, au contraire, survécut à la blessure et en guérit[1].

OBSERVATION XXVIII. — La matrice d'une femme grosse
fut blessée par un couteau, qui avait largement ouvert le
crâne de l'enfant.

Guérison très prompte[2].

OBSERVATION XXIX. — La blessure de la matrice avait été
faite par un bâton pointu, qui avait également blessé la poitrine du fœtus.

Guérison.[3]

---

[1] Rousset ; *Traité de l'hystéromotokie ou enfantement césarien.* —
Nous avons cité cette observation d'après Boivin et Dugès (*Traité
des maladies de l'utérus*, 1833, p. 78), et d'après Colombat (*Traité des
maladies des femmes*, 1838, p. 430). Mais pas plus aux pages 114 (Boivin)
et 120 (Colombat) que dans les autres parties de la 1re édition du livre
de Rousset, nous n'avons trouvé ce fait. Sans doute figure-t-il dans les
éditions ultérieures de l'*Hystéromotokie*, que nous n'avons pu nous
procurer.

[2] Langius *in* Reichard. ; « Dissert. exhib. uter. gravid. una cum
fœtu vulneratum ». *Diss. chir. Hallerianœ*, 1735.

[3] Hoffmann *in* Reichard. ; *Loc. cit.*

OBSERVATION XXX. — Le fait observé par Tachter a été
mentionné dans un mémoire sur l'opération césarienne, lu à
la Société médico-chirurgicale d'Edimbourg. Il concerne une
femme qui fut éventrée par un taureau. L'enfant, mis au
monde par cette opération césarienne, vécut. La mère guérit[1].

On conçoit avec peine, cependant, étant données les
conditions dans lesquelles se produisent d'ordinaire ces
lésions de l'utérus gravide, que la marche vers la guérison
se soit effectuée aussi simplement qu'après une laparotomie aseptique.

Nous n'avons pas à rappeler ici les symptômes bien
connus et partout décrits de la péritonite traumatique.
Qu'il nous suffise de dire qu'on peut la rencontrer sous
l'une ou l'autre de ses deux formes: diffuse et circonscrite.

La péritonite septique généralisée se termine presque
toujours par la mort. Sa marche est d'ordinaire très
rapide: c'est ainsi que dans le cas de Bartholin (obs. II),
la blessée succomba trente-six heures après l'accident; le
deuxième jour, dans le cas de J.-C. Scott (obs. XV); au bout
de soixante heures, dans celui de Planchon (obs. XXIV);
dans les deux faits rapportés par Schwartz (obs. XXXIV)
et par Prichard (obs XL), la mort ne survint que le cinquième et le huitième jour après le traumatisme. L'intervention antiseptique a certainement dans ces deux cas
beaucoup contribué à ce retard dans le dénouement fatal.
— A tous ces faits démontrant l'excessive gravité de la
péritonite diffuse, on peut cependant opposer les deux
observations de Rodriguez (obs. XVII) et de G. Hays
(obs. XIII): nous y lisons que, malgré « une péritonite
violente », les deux blessées guérirent.

[1] Tachter. ; *Transact. of Society of Edinburg*, 5 juin 1850.

Moins dramatique, la péritonite circonscrite est fréquemment suivie de guérison : les observations de Moseley (obs. XXXII), de Bernhardt (obs. X), de Fritze (obs. XXII), de Baliva et Serpiero (obs. XXIII), de Czazewski (obs. XX) d'Applewhite et Pernot (obs. XXVI) en font foi. Elle doit même être regardée dans certains cas comme un phénomène heureux, puisque, par la formation de fausses membranes épaisses et résistantes, elle a pu contribuer à assurer la guérison, en enkystant des épanchements dangereux pour le péritoine.

Nous en trouvons la preuve dans le récit de Czazewsky, dont on a lu plus haut (obs. XX) les détails : après avoir présenté des signes de péritonite, sa malade eut quelque temps après un abcès au niveau de la plaie, qui s'ouvrit et laissa échapper du pus contenant des pépins de raisins; il y avait donc eu perforation de l'intestin, mais la péritonite circonscrite avait enkysté les matières qui avaient fait issue et protégé le péritoine contre l'inflammation généralisée.

Dans le fait de Reichard, que nous reproduisons ci-dessous comme un curieux exemple des complications éloignées des plaies de l'utérus gravide, la péritonite localisée détermina la production d'adhérences utéro-abdominales : il s'établit une fistule qui persista pendant longtemps et par laquelle s'échappait non seulement du pus, mais encore le sang menstruel.

OBSERVATION XXXI. — Une femme, enceinte et à terme, reçut un coup de fusil chargé de plusieurs petites balles, d'où il résulta plusieurs blessures, une, entre autres, du côté gauche de la région hypogastrique. Cette blessure, surtout, donna naissance à une hémorragie abondante, qui fut bientôt suivie d'une syncope. Mais le travail s'étant établi bientôt, et l'accouchement ayant eu lieu spontanément, on constata que l'enfant avait été atteint sous la clavicule droite et qu'il avait une plaie dans laquelle on trouva une chevrotine du volume d'un pois chiche et un morceau de vêtements de la mère

Malgré leurs blessures, ils guérirent l'un et l'autre ; mais *la plaie, restant fistuleuse, fut pendant longtemps le siège d'un écoulement purulent, et,* ce qui est plus extraordinaire, *donna passage au sang des règles.* Cette plaie, qui ne se cicatrisa qu'après trois ans, l'eût été beaucoup plus tôt, si elle n'avait pas été dilatée par une canule qu'on avait jugé utile d'y laisser longtemps [1].

IV

Alors que la plupart des cas heureux, en raison même de leur rareté, ont été soigneusement rapportés, on peut être certain que bon nombre de faits terminés par la mort ont été volontairement passés sous silence. De là, il résulte qu'une statistique reposant sur les seules observations publiées doit conduire fatalement à une appréciation inexacte du pronostic des plaies de l'utérus gravide.

Sur un total de 40 observations, nous ne comptons que 9 cas suivis de mort ; ce qui porte la mortalité des plaies de l'utérus gravide à 22,5 pour 100.

Nous avons beaucoup de peine à admettre que ce soit là l'exacte expression de la vérité. Ces résultats relativement favorables ne cadrent guère avec ce que nous savons touchant la gravité des plaies pénétrantes de l'abdomen.

L'erreur à laquelle entraîne une statistique établie en de semblables conditions est encore rendue plus manifeste par la lecture du tableau suivant, par lequel nous avons essayé de déterminer le pronostic des trauma-

[1] Reichard *in* Colombat; *Maladies des femmes*, 1838, t. II, p. 429.

tismes de l'utérus gravide selon la nature de l'agent vulnérant. On y voit, en effet, que les plaies par armes à feu seraient moins graves que les plaies par instruments tranchants; et ces dernières moins dangereuses que celles produites par les instruments piquants !

	Nombre de cas.	Morts.	Guérisons.	Mortalité pour 100	
Instruments piquants....	6	2	4	33	pour 100
Instruments tranchants..	11	2	9	18,18	—
Coups de corne..........	13	4	9	30,7	—
Armes à feu.............	10	1	9	10	—
Total....	40	9	31	22,5	pour 100

Aussi, malgré la statistique, restons-nous convaincus que le pronostic des plaies de l'utérus gravide doit être, d'une manière générale, considéré comme très sombre, et que la mort en est encore la terminaison la plus habituelle.

Elle reconnaît pour cause, soit le choc et l'hémorragie, soit l'infection péritonéale : c'est ainsi que dans les 9 cas de mort que nous avons relevés, nous trouvons l'hémorragie ou le choc signalés cinq fois et les accidents péritonéaux quatre fois.

Naturellement le pronostic devient plus sévère lorsqu'en même temps que l'utérus d'autres organes sont intéressés. La sortie de l'intestin hors de l'abdomen, la longue durée du temps qui s'écoule depuis le moment du traumatisme jusqu'à celui de l'intervention chirurgicale, assombrissent encore le pronostic : Schwartz[1], à l'occasion de son cas, où il y avait près d'un mètre d'intestin sur le ventre recouvert seulement par la chemise de la

[1] Schwartz; *Bull. et Mém. de la Société de chirurgie de Paris*, 1887, t. XIII, p. 633.

malade, où la plaie du péritoine et l'intestin grêle étaient restés exposés pendant sept heures consécutives, insiste avec beaucoup de raison sur la haute importance de ces deux facteurs.

Bien que la guérison des plaies de l'utérus gravide ait été observée en dépit des circonstances les plus défavorables et d'une thérapeutique absolument dérisoire, il n'en reste pas moins certain que l'institution d'un traitement convenable devra aussi exercer une réelle influence sur le pronostic. Malheureusement les faits connus sont, à l'heure actuelle, trop peu nombreux pour permettre d'établir d'une manière rigoureuse la part qui revient au traitement.

En somme, la statistique ne fournit, au point de vue du pronostic et de l'évolution ultérieure des plaies de l'utérus gravide, que des renseignements contestables, heurtant même parfois les notions les mieux établies de pathologie abdominale. Aussi nous sommes-nous adressés à l'expérimentation.

Nos expériences ont porté sur 12 lapines.

Dans 4 cas, après avoir sectionné aseptiquement la paroi abdominale, nous avons aseptiquement aussi fait une plaie à l'utérus gravide, soit par section au bistouri (2 cas), soit par simple ponction avec un trocart de 4 millimètres de diamètre (2 cas). Les deux plaies faites au bistouri ont été soigneusement suturées, après extraction du fœtus et du placenta. Les deux plaies résultant de la perforation par le trocart ont été abandonnées à elles-mêmes. Chaque fois la paroi abdominale a été fermée par deux plans de sutures. Ces 4 cas se sont terminés par la guérison.

Mais nous avons tout de suite reconnu que nous n'étions guère dans des conditions comparables à celles dans lesquelles se produisent les traumatismes accidentels de l'utérus gravide. C'est pourquoi, dans les huit autres expériences, nous nous sommes conduits d'une façon différente : les plaies abdominale et utérine ont été faites sans précautions antiseptiques, et ce n'a été qu'au bout d'un temps variant entre dix et vingt minutes — ce court espace de temps constituant cependant encore une condition favorable — que nous avons, avec toutes les précautions de l'antisepsie la plus rigoureuse, procédé à la désinfection de la plaie et de la cavité abdominale et réparé la lésion utérine après extraction du fœtus et du placenta. Ces 8 cas se sont tous terminés par la mort !

Quelque peu nombreuses qu'elles soient, ces expériences légitiment néanmoins les réserves que nous faisions au début de ce chapitre relativement aux conclusions trop favorables auxquelles on serait conduit en se basant sur la seule enquête clinique.

D'importance secondaire, en l'espèce, le sort des fœtus n'en mérite pas moins de nous arrêter.

Comme il est facile de le prévoir, le traumatisme subi par l'utérus détermine à peu près fatalement l'interruption de la grossesse. Même dans les cas de plaie incomplète, même dans ceux où l'ouverture de la matrice et de l'œuf est produite par un instrument piquant de petites dimensions, la continuation de la grossesse doit être regardée comme tout à fait exceptionnelle : mise à part l'observation par trop merveilleuse de Reichard (obs. XI), nous voyons, par les faits que nous avons recueillis que toujours l'expulsion du fœtus a suivi le traumatisme utérin.

D'ordinaire aussi cette expulsion du fœtus, quand elle ne s'est pas effectuée au moment de l'accident, a lieu à bref délai. Les cas de Finell (obs. XXXIII) et de Tarnier (obs. VIII), celui de Kehr (obs. XXXVII), où l'accouchement ne se fit que le quatorzième jour, constituent les exemples des plus longues continuations de la grossesse.

Fatal pour le fœtus quand le traumatisme se produit avant l'époque de la viabilité, le pronostic se présente comme très sombre à l'égard des enfants ayant atteint cette époque. C'est ainsi que, sur les 27 cas de plaies de l'utérus au cours des trois derniers mois de la grossesse, qui nous fournissent des détails suffisants sur le sort de l'enfant, nous en comptons 14 où ce dernier naquit mort au moment de l'accouchement ou de l'intervention chirurgicale. Dans 11 de ces cas, le fœtus présentait des lésions dues à l'agent vulnérant, auxquelles on peut vraisemblablement attribuer sa mort; dans les 3 autres, la mort ne peut être expliquée que par les circonstances mêmes au milieu desquelles l'accouchement s'est opéré.

Treize enfants naquirent vivants, dont trois par les voies naturelles, les dix autres par la plaie gastro-utérine. De ces treize enfants, neuf étaient indemnes de toute blessure.

Cinq des enfants nés vivants ont succombé peu de temps après leur naissance : huit heures (Lechaptois), huit heures (Applewhite et Pernot), le sixième jour (Moseley), le neuvième jour (Aisenstadt), au bout d'un mois (Bartholin). Trois étaient porteurs de blessures plus ou moins graves en divers points du corps. A ces blessures ou aux complications dont, comme dans le cas de Moseley, elles peuvent être le point de départ, la mort est imputable.

OBSERVATION XXXII. — Une esclave, IV-pare, s'ouvrit, en 1769, à la Jamaïque, l'abdomen et l'utérus d'un seul coup avec un couteau de cuisine, à gauche de la ligne blanche.

Une négresse coupa le cordon ombilical, réduisit les intestins sortis et pansa la plaie abdominale. Quelques heures plus tard, un chirurgien ouvrit la plaie à nouveau, nettoya les intestins, enleva le placenta par la plaie et sutura l'incision de l'abdomen.

Malgré la fièvre, la malade guérit. L'enfant vint au monde vivant, avec une large plaie à la partie supérieure de la cuisse; *il mourut le sixième jour du trismus des nouveau-nés* [1].

V

Si, dans certains cas, le diagnostic s'impose, il se présente dans d'autres entouré de difficultés.

Lorsque la section de la paroi abdominale est étendue, l'utérus s'offre, pour ainsi dire, de lui-même à l'exploration du chirurgien; il devient, dès lors, facile de reconnaître les lésions dont il est le siège. — Le diagnostic s'impose encore plus quand, à travers la crevasse utéro-abdominale, apparaît quelque partie fœtale.

On ne peut être aussi affirmatif dans les cas où l'on constate l'issue par la plaie abdominale d'un liquide clair séreux ou séro-sanguinolent. Sans doute il est permis à bon droit de penser qu'il s'agit de l'écoulement des eaux de l'amnios et, partant, que l'œuf et l'utérus sont ouverts; mais il faudra se souvenir aussi qu'une perforation traumatique de la vessie détermine l'issue de l'urine, qui pourrait être facilement confondue avec le liquide amniotique. Aussi ne doit-on pas négliger de s'assurer par le cathétérisme de l'intégrité du réservoir urinaire.

L'écoulement de liquide amniotique par le vagin a une grande importance diagnostique. Il en est de même de l'écoulement de sang. Néanmoins, l'issue par le vagin de

[1] Moseley; *Tropical diseases.* London, 1803, 4e édition.

liquide amniotique et de sang n'indique pas nécessairement que la paroi utérine ait été perforée : elle peut s'observer à la suite d'une simple contusion de l'utérus ayant
déterminé le décollement de l'œuf ou la rupture des
membranes.

Le diagnostic devient, au contraire, des plus difficiles,
lorsque l'utérus, en raison de l'étroitesse de la plaie
abdominale, se dérobe à l'exploration, lorsque la section
de la matrice, très petite ou incomplète, ne permet pas la
hernie d'une partie fœtale, lorsqu'il ne se produit pas
d'écoulement du liquide amniotique.

En pareille occurrence, l'existence d'une plaie utérine
ne pourra être que soupçonnée. Les symptômes généraux communs à tout traumatisme grave sont dénués de
valeur. Tout au plus, la situation de la plaie abdominale,
sa direction, la connaissance de l'agent vulnérant, l'examen des circonstances au milieu desquelles l'accident a
eu lieu, fourniront des signes de probabilité. — Est-il
besoin de dire que c'est surtout par les apparences de la
solution de continuité qu'on devra chercher à déterminer
la direction et la profondeur de la blessure, et que, pour
cette enquête, il faudra s'abstenir autant que possible de
toute exploration de la plaie faite à l'aide de sondes et de
stylets ?

Le diagnostic devra donc parfois être très réservé ; et
souvent ce ne sera qu'après l'expulsion du fœtus par les
voies naturelles, qu'en constatant les blessures dont il
est porteur, l'on acquerra la preuve de la perforation de
l'utérus par l'agent vulnérant. Il en fut ainsi dans le cas
déjà cité de Guelliot (obs. VII), où seule la constatation
d'une plaie intéressant les téguments du crâne du fœtus
vint démontrer que la matrice avait été traversée. De
même encore dans le cas de Finell, rapporté ci-dessous
comme exemple de diagnostic difficile, où toute la symp-

tomatologie se réduisit au moment du traumatisme à l'écoulement d'un peu de liquide aqueux par la plaie abdominale.

OBSERVATION XXXIII. — Une femme reçoit dans l'abdomen un coup porté avec un instrument pointu et tranchant. Elle accoucha une semaine plus tard. *Au moment du traumatisme, il ne s'écoula qu'un peu d'eau par la plaie* ; et pendant l'accouchement le liquide amniotique ne contenait pas de sang. La plaie, longue de 12 millimètres, se trouvait au voisinage de l'ombilic ; il n'y eut pas d'hémorragie.

Le fœtus, né mort, présentait à la jambe une plaie intéressant la tête du péroné, ce qui fit penser que le membre blessé devait être appliqué contre la paroi antérieure de l'utérus, quand le traumatisme avait eu lieu [1].

Mais la sortie du fœtus, ainsi qu'en témoigne l'observation précédente, ne se produit pas toujours à bref délai ; et, dès lors, le diagnostic risque parfois de rester longtemps en suspens.

Or, comme pour toutes les plaies pénétrantes de l'abdomen, nous pensons que, en raison des indications thérapeutiques qui peuvent en découler, il y a un réel intérêt à faire un diagnostic précoce : en présence de tout écoulement sanguin, de l'issue du liquide amniotique et de phénomènes péritonéaux, Prichard (obs. XL) ne soupçonne pas tout d'abord que l'utérus a été intéressé et peut même se demander si la balle a pénétré dans la cavité abdominale ; lorsque treize heures après le traumatisme il se décide à intervenir, il trouve un utérus gravide perforé en deux points et trois anses d'intestin traversées par le projectile !

[1] Finell ; *Trans. of the New-York path. Society*, Vol. III, p. 249 ; cité par Tarnier et Budin, in *Traité de l'art des accouchements*, T. II, p. 345.

C'est pourquoi, dans les cas douteux où le diagnostic
ne peut être nettement établi d'après la symptomatologie,
nous n'hésitons pas à conseiller la laparotomie exploratrice. Celle-ci d'ailleurs ne sera souvent, comme nous
allons le voir, que le premier temps d'une intervention
curative.

VI

La lecture de nos observations montre combien variable
a été la conduite tenue à l'égard des plaies de l'utérus
gravide. Il n'y a point lieu de s'en étonner.

D'une part, les idées régnantes sur le traitement des
plaies de l'abdomen ont sans aucun doute influé sur le
choix de la méthode thérapeutique : le fait que les observations recueillies dans la période contemporaine fournissent un plus grand nombre de cas d'interventions que
les observations de date ancienne nous en donne la
preuve. — D'autre part, il faut aussi tenir compte de la
diversité même des désordres dont s'accompagnent les
traumatismes de l'utérus gravide : une plaie large, qui
livre passage au fœtus, qui se complique de lésions
d'autres viscères ou de phénomènes graves, semble
bien, en effet, devoir comporter une conduite autre
qu'une plaie petite ne permettant même pas l'issue
partielle du fœtus, n'entraînant aucun accident.

En mettant à part les cas où la femme a succombé avant
qu'on ait pu lui porter secours (observations de Devaux,
d'Aisenstadt, de Geissler), ceux où la conduite du chirurgien n'est pas mentionnée (observations de Rousset, de
Hoffmann, de Langius, de Bartholin, de Tachter, un des
cas rapportés par R. Harris), et le cas par trop merveilleux
de Reichard, au sujet duquel nous avons déjà fait des
réserves, il nous reste 30 observations, qui fournissent

sur le mode de traitement et ses suites des renseignements suffisants.

Dans ce nombre, nous comptons 12 cas où l'on s'est
contenté de l'expectation.

Pour les 18 autres, où l'on est intervenu, le traitement
chirurgical a consisté :

Douze fois, en la simple suture de la paroi abdominale;
2 fois, le chirurgien a fermé la plaie utérine ; 1 fois,
l'ablation de l'utérus a été pratiquée.

Des 12 cas traités par l'expectation, 6 ont trait à des
plaies par instruments tranchants ou piquants; 2 concer-
nent des blessures par corne d'animal ; 4 se rapportent à
des plaies par armes à feu. Comme résultat, l'expectation
a donné : pour les 6 cas de plaies par instruments tranchants ou piquants, 5 guérisons (Lœwenhardt, Czazewski,
Finell, Guelliot, Tarnier) et une mort (Planchon) ; pour
les 2 cas de blessures par corne d'animal, une guérison
(R. Harris) et une mort (Scott) ; et enfin pour les 4 cas de
plaies par armes à feu, 4 guérisons (Reichard, Hays,
Applewhite et Pernot, Robinson).

Parmi les 12 cas où l'intervention a consisté en la seule
suture de la paroi abdominale, nous comptons 10 cas de
guérison et 2 morts. Les 10 cas de guérison appartiennent : 5 aux plaies provenant d'instruments piquants ou
tranchants (Bernhardt, Moseley, Baliva et Serpiero, von
Guggenberg, Robert Harris), 5 aux plaies produites par
des cornes d'animal (Lechaptois, Spilsbory, Francesco,
Zubeldia et Monaco, Rodriguez). Dans les 2 cas de mort,
il s'agissait d'interventions pour plaies par corne d'animal (Marsk, Fritze).

Sur les 5 cas de suture utérine consécutive à la laparotomie, 4 fois la guérison a suivi l'intervention (Bradley,
Kehr, Wrzesniowski et Neugebauer, Albarran); une seule
fois la mort est survenue (Schwartz). Les 4 cas de guérison

se rapportent à des plaies par armes à feu ; Schwartz était intervenu pour une plaie par instrument tranchant.

Dans le seul cas où l'hystérectomie [a été faite (Prichard), la mort s'en est suivie : il s'agissait d'une plaie par arme à feu.

En somme, l'expectation a donné comme résultat : sur 12 cas, 10 guérisons et 2 morts, ce qui représente une mortalité de 16,6 pour 100 ; tandis que l'intervention sous ses divers modes nous fournit, sur 18 cas, 14 guérisons et 4 morts, soit une mortalité de 22 pour 100.

A s'en rapporter simplement à cette statistique, il semblerait qu'il faille préférer l'expectation à l'intervention. Mais, nous nous empressons de le déclarer, on ne peut se baser sur elle pour tirer les règles qui doivent guider le chirurgien dans le traitement des plaies de l'utérus gravide. Qui ne voit, en effet, combien notre statistique est passible de reproches !

Et d'abord, les faits qui la composent sont peu nombreux.— D'un autre côté, la plupart d'entre eux remontent à l'époque préantiseptique, c'est-à-dire à une époque où l'intervention chirurgicale pour les traumatismes de l'abdomen donnait des résultats absolument désastreux.— Enfin, parmi tous ces cas, qui sont loin d'être comparables, ceux pour lesquels il y a eu acte chirurgical se trouvent être justement les plus graves.

C'est pourquoi, laissant de côté les résultats fournis par la statistique, allons-nous essayer de tracer les règles du traitement des plaies de l'utérus gravide, en prenant pour guides les formules généralement admises à l'heure actuelle dans le traitement des traumatismes de l'abdomen compliqués de lésions viscérales.

Comme dans tous les traumatismes de l'abdomen, nous pensons que l'intervention — et l'intervention précoce — doit constituer le principe fondamental de la thérapeutique.—De cette règle on ne serait autorisé à s'écarter pour adopter l'expectation que dans deux circonstances : lorsque le traumatisme remonte déjà à quelques jours et ne s'accompagne d'aucune réaction péritonéale ; lorsque les phénomènes de shock sont tellement prononcés, qu'on doit légitimement redouter que leur augmentation sous l'influence de l'intervention entraîne un dénouement fatal.

A ce principe de l'intervention précoce appliquée dans tous les cas de plaies de l'utérus gravide, quel que soit l'agent vulnérant, on pourrait objecter les faits de guérison spontanée que nous avons recueillis. Mais tout en admettant la réalité indiscutable d'un tel mode de guérison, il ne faut pas oublier que ces faits constitueront toujours une très petite exception, et que s'ils ont été livrés à la publicité, c'est à leur rareté même qu'ils le doivent. — On pourrait encore objecter, pour légitimer l'abstention tout au moins dans les cas de plaies étroites, les observations de ponctions de l'utérus gravide pratiquées soit à la suite d'une erreur de diagnostic, soit volontairement pour parer aux dangers provenant d'une hydramnios considérable, et n'ayant pas déterminé de complications fâcheuses du côté du péritoine : les faits de Scarpa, de Simmons, de Stickney, de Kidd , de Boddy, de Dumarais-Noël, de Nessé, de Tillaux, de Tarnier et Budin, de Lepage, de Phocas sont là qui nous démontrent l'innocuité des perforations dues au trocart. Mais, outre qu'il est difficile, sinon impossible, en matière de traumatisme accidentel, d'apprécier exactement à l'avance l'étendue des lésions dont l'utérus peut être le siège, il est juste d'observer qu'un certain nombre de ces ponctions ont été pratiquées aseptiquement, et, par suite, ne sont guère comparables aux bles-

sures, presque fatalement septiques. — Enfin on pourrait invoquer contre l'intervention, faite de parti pris
dans tous les cas, les dangers que les opérations pratiquées au voisinage de l'utérus entraînent au point de
vue de la marche de la grossesse. Mais, bien qu'on
trouve rapportées quelques rares observations, où la
grossesse a suivi son cours après ponction de l'utérus
et sortie partielle du liquide amniotique, l'interruption
de la grossesse, ainsi que nous l'avons établi à propos
du pronostic, doit être considérée comme fatale, lorsque
l'œuf a été ouvert par l'agent vulnérant.

Nous reconnaissons toutefois que les plaies de l'utérus
gravide possèdent certaines particularités propres qui ne
permettent pas leur assimilation complète avec toutes
les autres plaies pénétrantes de l'abdomen.

En dehors de la septicité de l'instrument vulnérant,
le grand danger des plaies pénétrantes de l'abdomen
réside plus encore dans la contamination de la séreuse
péritonéale par les liquides que déversent les viscères
lésés. L'issue de ces matières septiques a d'autant plus
de chance de se produire et de se prolonger que les organes d'où elles proviennent ont un faible pouvoir de rétractilité, et, partant, laissent béantes les solutions de continuité opérées à leur niveau. Pour l'utérus, contenu et
contenant offrent des conditions un peu différentes : le
liquide amniotique est aseptique, et il y a tout lieu de penser qu'il peut sans de trop graves inconvénients se mettre
en contact avec le péritoine ; d'autre part, au cas de plaie
étroite, la mise en jeu de la rétractilité et de la contractilité utérines viendra vite oblitérer l'orifice par lequel le
liquide pourrait continuer à s'échapper.

Dans tout traumatisme de l'abdomen, on est souvent
embarrassé pour déterminer le ou les viscères qui ont
été intéressés par l'agent pénétrant. La fixité relative des

rapports de l'utérus avec la paroi abdominale aux divers âges de la grossesse, l'étroite application contre cette paroi de la face antérieure de l'organe, qui empêche d'ordinaire l'interposition d'une anse intestinale, laissent un peu moins de place au doute dans la détermination de l'organe atteint.

Mais, tout en tenant compte de ces particularités, dont quelques-unes expliquent les guérisons des plaies de l'utérus gravide obtenues en l'absence de tout traitement, nous ne pensons pas néanmoins qu'elles doivent suffire à nous faire abandonner, en thèse générale, le principe de l'intervention active et précoce.

Si, dans certains cas, la plaie de la paroi abdominale par sa situation et par ses dimensions permet d'explorer les désordres de l'utérus et de procéder à leur réparation, dans le plus grand nombre, il faudra agrandir cette plaie, ou mieux encore pratiquer une nouvelle et longue incision sur la ligne médiane. — L'utérus ainsi mis à découvert, la conduite ultérieure variera suivant l'étendue, le nombre et la gravité des lésions. En effet :

Tantôt les lésions sont telles que la conservation de l'utérus est possible ;

Tantôt, au contraire, l'utérus est le siège de délabrements si considérables, que leur réparation ne peut être tentée, et que, dès lors, le sacrifice de l'organe s'impose;

Enfin, il peut exister, en même temps que les lésions de l'utérus, d'autres lésions viscérales qui commandent des interventions particulières.

I. — a). Parmi les plaies de l'utérus gravide dont le traitement est compatible avec la conservation de l'organe se placent au premier rang les *plaies incomplètes*.

Non seulement, en effet, la guérison peut être obtenue

après qu'on aura assuré la réunion des lèvres de la plaie utérine, mais encore, l'œuf n'ayant pas été ouvert par l'agent vulnérant, la grossesse pourra continuer son cours. A compter sur cette heureuse éventualité ne sommes-nous pas autorisés, en présence des cas de jour en jour plus nombreux de grossesses évoluant normalement après des myomotomies pratiquées chez des femmes enceintes atteintes de corps fibreux?

En pareille occurrence, on devra donc opérer l'affrontement aussi exact que possible de la solution de continuité, adosser les lèvres de la séreuse péritonéale intéressée s'il s'agit d'une plaie superficielle, enfoncer plus profondément les fils à travers la couche musculaire, si le parenchyme même de l'utérus se trouve, lui aussi, atteint; puis, la toilette péritonéale faite, refermer soigneusement l'abdomen.

Il y aurait, selon nous, danger à se contenter de la simple toilette du ventre sans sutures utérines. Laisser la déchirure béante serait exposer la femme à une hémorragie capable d'entraîner la mort. Qu'il nous suffise, pour légitimer ces craintes, de rappeler par analogie ce qui s'observe dans les ruptures de l'utérus gravide n'intéressant que les couches superficielles de l'organe, c'est-à-dire le péritoine seul ou le péritoine avec une partie de la couche musculaire sous-jacente. M. Maygrier[1], qui a réuni les quelques faits connus de ces ruptures incomplètes externes et en a donné une excellente étude, nous a appris à redouter dans ces cas la fréquence et la gravité des hémorragies, dues à l'ouverture des sinus utérins.

b). Avec une *plaie complète*, avant de réparer la lésion de l'utérus et de fermer la solution de continuité, le chirurgien peut avoir à se préoccuper du contenu de l'organe.

---

[1] Maygrier; *Annales de la Société obstétricale de France*, 1892, p. 151.

Or, diverses éventualités peuvent ici se présenter :
1° le fœtus est, pour la plus grande partie (tête ou tronc),
hors de l'utérus ; 2° il y a seulement issue d'un membre
ou des annexes fœtales ; 3° fœtus et annexes sont encore
contenus en totalité dans l'utérus.

1° Si le fœtus se trouve pour la plus grande partie hors
de la matrice, point n'est besoin de dire qu'il faudrait,
après ligature du cordon ombilical, l'extraire par la
plaie abdominale, dût-on, pour faciliter cette extraction,
agrandir l'orifice de la plaie gastro-utérine à travers
laquelle il fait hernie. Ainsi procéda Rodriguez dans le
cas relaté plus haut (obs. XVII). Même conduite a été
adoptée par M. Schwartz, dont nous reproduisons ici la
très intéressante observation.

OBSERVATION XXXIV. — Femme de vingt-deux ans, entrée
à Baujon le 18 août, à deux heures du matin. Enceinte de six
à sept mois, elle a reçu la veille, à huit heures du matin, un
coup de couteau dans le ventre, à la suite duquel il s'est produit une abondante hémorragie.

On découvre sur la partie antérieure de l'abdomen, à gauche de la ligne médiane, une plaie de 6 centimètres, obliquement dirigée de bas en haut et de droite à gauche, remontant
à quelques centimètres de l'ombilic. Par cette plaie, issue de
90 centimètres environ d'intestin et des deux pieds du fœtus.
Etat général assez bon; pouls fréquent, mais non petit.
Température normale.

Sept heures après l'accident, intervention.

Anesthésie. Nettoyage soigneux de toutes les parties herniées. On s'assure que l'intestin, l'épiploon et le mésentère
sont intacts; le tout est encore lavé à la liqueur de van Swieten et mis sous des compresses imbibées de la solution de
sublimé. *Agrandissement de la plaie abdominale de 7 centimètres.* On constate alors que le fond de l'utérus a été ouvert
par une incision transversale allant d'une corne utérine à

l'autre, et par laquelle est passé tout le fœtus, dont la tête seule est encore dans la cavité. *Agrandissement aux ciseaux de la plaie utérine, qui permet l'extraction complète du fœtus mort, puis du placenta.*

Lavage de la cavité abdominale et de la cavité utérine à l'eau bouillie. Suture de la matrice par douze points au catgut n° 4. Réduction des anses intestinales et toilette de la cavité abdominale. Sutures abdominales. Irrigation du vagin au sublimé et tamponnement à la gaze iodoformée.

Le 22 août, la malade succomba à huit heures du matin, avec les signes d'une péritonite, confirmée par l'autopsie [1].

Quant au placenta et aux membranes, on se comportera à leur endroit comme après une opération césarienne, c'est-à-dire qu'on procèdera à leur extraction par la même voie que le fœtus, soit en saisissant le placenta à pleines mains, si, décollé par la rétraction de l'utérus, il vient de lui-même s'engager au niveau de la plaie et en l'attirant au dehors avec les membranes; soit, s'il reste encore adhérent aux parois utérines, en pratiquant le décollement avec la main introduite dans l'intérieur de l'utérus. — En compulsant les observations, nous voyons que, dans la presque totalité des cas la sortie de l'arrière-faix s'est opérée facilement après la chasse spontanée du fœtus ou son extraction artificielle par la crevasse utéro-abdominale. Seul le fait rapporté par Rodriguez (obs. XVII) constitue une exception à la conduite généralement tenue à l'égard des annexes fœtales : alors que l'extraction de l'enfant avait été exécutée par la plaie abdominale et après débridement, le placenta, dont l'expulsion eut lieu six heures plus tard par les voies naturelles, fut abandonné dans l'utérus. Ce mode de faire, qui rappelle le

[1] Schwartz; *Bulletins et Mémoires de la Société de chirurgie*, 1887, T. XIII, p. 628.

conseil donné par quelques accoucheurs anciens, comme Wigand, Joerg, Stein, Planchon, de pratiquer dans l'opération césarienne la délivrance par les voies naturelles, ne doit pas être généralisé.

2° La conduite à tenir à l'égard du fœtus devient beaucoup plus délicate, lorsqu'un petit membre ou une simple portion des annexes font hernie à travers la plaie utérine. Faut-il agrandir cette dernière et débarrasser complètement l'utérus de son contenu? Ne vaut-il pas mieux réduire la partie herniée et fermer l'orifice, au demeurant peu considérable, qui lui a donné issue?

Pour trancher la question, l'examen comparatif des résultats fournis par l'une et l'autre pratique conviendrait certes mieux que le raisonnement. Malheureusement il repose, en l'espèce, sur un trop petit nombre de faits, pour qu'on puisse en tirer quelque argument décisif. Que conclure, en effet, de quatre observations se divisant, en outre, de façon strictement égale?

Fritze (obs. XXII), trouvant le bras de l'enfant sorti jusqu'au coude, agrandit la plaie abdominale et la plaie utérine pour pratiquer l'extraction totale du fœtus, et sauve la femme. Fransesco se conduit d'identique manière et guérit également son opérée.

OBSERVATION XXXV. — Une femme de trente-cinq ans, en état de grossesse très avancée, fut frappée le 3o novembre 18o5 par un taureau en deux endroits de l'abdomen : d'abord dans la région ombilicale, d'où issue d'une anse d'intestin ; puis dans l'hypocondre gauche avec blessure de l'utérus, d'où issue d'une autre anse intestinale et du *coude gauche du fœtus*.

M. Fransesco, appelé, *agrandit l'ouverture abdominale et l'ouverture utérine, puis il enleva le fœtus et le placenta*.

L'enfant était mort; il avait reçu une forte contusion au niveau de la poitrine. La blessure ombilicale fut soigneuse-

ment suturée, ce qui n'empêcha pas par la suite la production d'une hernie. Au niveau de la blessure inférieure, l'abdomen fut nettoyé ; l'utérus ne fut pas suturé. La femme
guérit lentement[1].

D'un autre côté, sans avoir recours à l'évacuation complète de l'utérus, Albarran (obs. XIX) obtient un beau
succès après avoir lié et réséqué l'anse de cordon ombilical procidente à travers la plaie utérine et en avoir réduit
le moignon. De même, Spilsbory, bien qu'il ait trouvé
une main hors de l'utérus, ne tente point d'agrandir la
solution de continuité pour extraire le fœtus, mais abandonne son expulsion à la nature.

OBSERVATION XXXVI. — Une jeune femme de Madras,
arrivée près du terme de sa grossesse, était à cheval sur un
jeune bœuf. L'animal ayant trébuché, elle fut jetée en avant
et tomba sur une corne, qui, pénétrant à un pouce au-dessus
du pubis, entra dans la cavité utérine. L'accident arriva dans
un village éloigné de trois milles de la ville, et au coucher du
soleil, et la femme ne fut vue qu'à onze heures du soir.

Faible hémorragie et écoulement du liquide amniotique.
En explorant la plaie, longue de deux pouces dans le sens
horizontal, *on rencontre la main, qui sort.* Le travail commença.

L'enfant respirait à peine quand il vint au monde ; il avait
été frappé au cou et à l'épaule.

Une issue considérable de l'intestin suivit l'expulsion du
fœtus ; la réduction en fut prompte et facile. Les lèvres de la
plaie furent réunies par des points de suture ; taffetas anglais,
compresses et bandages. Guérison[2].

A défaut d'une statistique suffisante pour décider le

---

[1] Fransesco ; *Giornale di Medicina*, Pavia, 1814, T. II, p. 37.
[2] Spilsbory ; *Trans. Medic. phys. Society*, Calcutta, 1835. Vol. II.

choix entre les deux modes de faire, force est donc de s'adresser au raisonnement.

En agrandissant la plaie pour permettre l'extraction du fœtus tout entier, en pratiquant, en somme, une opération césarienne, on fait courir à la femme tous les risques de cette opération ; on l'expose notamment aux chances d'hémorragie, ici d'autant plus redoutable que la femme peut avoir perdu une certaine quantité de sang et se trouve en état de dépression et de shock. — Signalons, sans y attacher toutefois une importance exagérée, l'étendue de la cicatrice consécutive à la section césarienne.

Avec la simple suture de la plaie utérine, précédée de la réduction de la partie herniée, le traumatisme opératoire se trouve réduit au minimum. Mais on peut, d'un autre côté, se demander s'il n'est point imprudent d'abandonner à l'utérus le soin de se débarrasser de son contenu : ne court-on pas ainsi le danger de voir sous les efforts de la poussée utérine les points de suture céder et se rouvrir cette plaie en pleine voie de réparation ? Bien que peu nombreux encore, les faits dans lesquels l'expulsion du fœtus par les voies naturelles a eu lieu sans incident, après qu'on eut fermé la solution de continuité des parois utérines, nous montrent qu'il ne faut point s'exagérer les craintes à cet égard.

Dans le cas de Kehr, l'accouchement eut lieu quatorze jours après l'accident et l'intervention entreprise pour y remédier :

OBSERVATION XXXVII. — Une femme, arrivée au cinquième mois de sa grossesse, se tire une balle de revolver dans le ventre. La plaie extérieure était située un peu au-dessus de l'ombilic et à sa droite.

Bien qu'il n'existât pas de symptômes graves immédiats,

Kehr pratiqua la laparotomie six heures après la tentative de suicide : il trouva une plaie dans la paroi antérieure de l'utérus, à quatre travers de doigt au-dessous du fond A la paroi postérieure de l'utérus, on ne voyait pas d'orifice de sortie.

La plaie utérine fut réunie avec des sutures et on ferma la cavité abdominale par les procédés ordinaires.

La malade guérit parfaitement et put quitter le lit le douzième jour Deux jours plus tard cependant, elle accoucha d'un fœtus de cinq mois, qui n'avait pas été lésé par la balle, laquelle, du reste, ne put être retrouvée. On éprouva quelques difficultés à extraire le placenta, qui semblait adhérer fortement au point où la balle avait pénétré.

Quoi qu'il en soit, *la malade guérit rapidement et elle était tout à fait bien quatorze jours après l'avortement* [1].

Dès le lendemain de l'intervention, l'accouchement se fit dans le cas dont Bradley nous a transmis l'histoire. Les suites de l'opération n'en ont été pas moins heureuses.

OBSERVATION XXXVIII. — Femme de vingt ans, enceinte de six mois. Se tire un coup de révolver à quatre pouces de l'ombilic. Choc modéré.

Moins de douze heures après l'accident, laparotomie médiane. L'abdomen contient du sang et des débris de vêtements. On trouve une perforation unique siégeant sur le fond de l'utérus, en avant de l'insertion de la corne droite Pas de trou de sortie pas de blessure de l'intestin. La plaie utérine est fermée par trois points de Lembert ; drainage du péritoine.

Le lendemain, expulsion d'un fœtus de six mois, traversé de part en part.

La balle n'a pas été retrouvée. La mère a guéri [2].

---

[1] Kehr ; *Centr. f. Chirurgie*, 1893, n° 29.
[2] Ch. Bradley ; *North. americ. practit.*, Chicago, 1890, Déc., et *Annales de gynécologie*, T. XXXVII, p. 230.

L'observation de M. Albarran, à laquelle nous avons fait plusieurs fois allusion (obs. XIX), constitue un autre document en faveur des résistances opposées par ces réparations de fraîche date aux efforts du muscle utérin : vingt-cinq heures après la suture des deux orifices faits par la balle à l'utérus, l'expulsion du fœtus s'effectuait sans retentissement fâcheux sur les suites opératoires.

Dans le même ordre d'idées, nous pouvons encore invoquer le cas rapporté par Chiara[1] : au cours d'une laparotomie pour kyste colloïde de l'ovaire, l'utérus gra-. vide ayant été accidentellement ouvert par le trocart, la plaie utérine fut fermée par trois points à la soie, après qu'on eut pratiqué l'ablation du kyste ; dès le lendemain, l'opérée expulsait un fœtus de 28 centimètres de long et du poids de 540 grammes. La marche de la guérison ne fut en rien entravée par cet avortement.

Ce ne sera donc point la crainte de voir se rouvrir la plaie utérine au cours d'un accouchement ou d'un avortement presque toujours prochains, qui devra faire repousser les interventions ayant simplement pour objet la suture de cette plaie après réduction d'une petite partie ou d'une annexe fœtales herniées. Aussi nous déclarons-nous partisans de cette pratique toutes les fois que la conservation de l'utérus est jugée possible. Moins grave incontestablement que la section césarienne, elle a, en outre, l'avantage d'être plus encore à la portée du praticien mal outillé et imparfaitement assisté, qui, plus peut-être que le chirurgien de profession, en raison des circonstances au milieu desquelles ils se produisent, se trouvera appelé à soigner les traumatismes de l'abdomen, compliqués de plaies de l'utérus gravide.

3° *A fortiori*, ne devra-t-on pas chercher à faire l'ex-

---

[1] Chiara ; *Annali di Ostet.*, 1885, Vol. II, p. 453.

traction utéro-abdominale, quand fœtus et annexes seront restés complètement dans la cavité utérine.

En agissant de la sorte, Kehr (obs. XXXVII) et Bradley (obs. XXXVIII) obtiennent l'un et l'autre un beau succès. Dans le cas publié par Wrzesniowski et Neugebauer (obs. XIV), où l'on crut, au contraire, devoir, avant de faire la suture, pratiquer l'extraction du fœtus par l'opération césarienne, si la guérison fut finalement obtenue, ce ne fut qu'après des suites opératoires troublées et une nouvelle et grave intervention : il fallut, en effet, recourir secondairement à une hystérectomie abdominale.

En faveur de l'opération césarienne dans les cas de cet ordre, comme dans ceux de la précédente catégorie, on pourrait néanmoins invoquer l'exemple des chirurgiens qui, ayant pénétré accidentellement dans la cavité utérine au cours d'une ovariotomie, n'ont pas hésité à vider l'utérus après agrandissement de la plaie; et mettre en avant les succès obtenus en ces conditions par Spencer Wells[1], par Lambert[2], par Th. Hillas[3], par W.-H. Byford[4]. Mais, sans recourir à l'évacuation préalable de l'utérus, en pratiquant simplement l'occlusion de la plaie faite par le trocart, Chiara[5], Lee[6], Richardson[7], ont, eux aussi, guéri leurs opérées ; dans les deux observations de Lee et de Richardson, nous relevons, en outre, cette particularité intéressante que la grossesse ne fut nullement interrompue.

C'est pourquoi, convaincus que l'évacuation de l'utérus

---

[1] Spencer Wells; *Des tumeurs de l'ovaire et de l'utérus*, trad. française, Paris, 1883 p. 407.

[2] Lambert ; *The Lancet*, 1879, T. II, p. 794.

[3] Th. Hillas, cité par Olshausen; *Krankheiten der Ovarien*, 1877, p. 109.

[4] Byford; *Americ. journ. of. Obstet.*, 1879, janvier.

[5] Chiara ; *Annali di Obstet.*, 1885, Vol. II, p. 453.

[6] Lee ; *Americ. journ. of Obstet.*, 1883, p. 286.

[7] Richardson ; *The Boston medic. a. surg. Journ.*, 1889. 14 nov.

n'est point une condition indispensable de succès, nous pensons qu'on ne devra y avoir recours qu'en cas de nécessité, et ne pouvons admettre qu'une laparotomie entreprise pour une plaie abdominale ouvrant la cavité de la matrice gravide conduise fatalement à l'extraction du fœtus et de ses annexes.

Reste maintenant à examiner la conduite à tenir à l'égard de la plaie utérine.

Que le fœtus soit resté dans l'utérus, qu'il en soit sorti au moment du traumatisme, ou qu'il en ait été extrait par le chirurgien, l'occlusion soigneuse de la solution de continuité s'impose.

A s'en rapporter à plusieurs de nos observations, il semblerait toutefois qu'on pourrait, sans trop d'inconvénients, ne point s'occuper outre mesure de la plaie de l'utérus : nous n'en comptons, en effet, pas moins de dix, dans lesquelles, bien que la plaie eût été abandonnée dans le ventre, après un simple nettoyage des parties, réduction des organes herniés et fermeture de la paroi abdominale par des sutures ou par un simple bandage unissant, la guérison a été obtenue.

Explicable à une époque où la suture de l'utérus après la césarienne était rarement pratiquée, ou même considérée comme nuisible, cette conduite ne se justifie plus à l'heure actuelle : Lechaptois, se contentant de fermer la plaie du ventre et laissant sans suture un utérus sectionné sur une étendue de plus de 10 pouces, ne trouverait plus guère aujourd'hui d'imitateurs.

OBSERVATION XXXIX. — La femme Brumont, de la commune de Fresnaye, âgée de trente-neuf ans, mère de plusieurs enfants, et enceinte de huit mois en juillet 1789, reçut un coup de corne de taureau, qui ouvrit la région hypogastrique transversalement et la partie antérieure de la matrice dans l'étendue de plus de 10 pouces. L'enfant sortit aussitôt par cette grande déchirure, qui répandit une grande quantité de sang.

Lorsque Lechaptois arriva, une heure et demie après l'accident, il coupa le cordon auquel adhérait encore l'enfant ; puis il fit l'extraction du placenta par la plaie, la matrice étant contractée et l'hémorragie arrêtée. Il nettoya ensuite avec une éponge imbibée d'eau et de vin les intestins couverts de sang et de terre, ainsi que les autres parties circonvoisines ; il les réduisit dans le ventre, pratiqua huit points de suture enchevillée et recouvrit le tout d'un pansement convenable. Après cela, il fit transporter la femme chez elle, cette opération ayant été faite au milieu des champs.

L'enfant vécut huit heures. Quant à la femme, la guérison était parfaite au bout de six semaines.

Cinq ans après cette énorme blessure, elle jouissait encore de la meilleure santé et n'avait d'autre inconvénient que celui qui résultait d'une hernie dans le lieu où deux points de suture avaient coupé les lèvres de la plaie et entretenu de la suppuration pendant quelque temps [1].

Comme nous l'avons déjà fait remarquer à l'occasion des plaies incomplètes, en ne fermant pas la solution de continuité de l'utérus, on s'expose, au cas de relâchement toujours possible de l'organe, à voir se rouvrir les sinus utérins fermés par sa rétraction et sa contraction et le sang s'écouler dans le ventre ; de plus, ici, en raison de la communication maintenue entre la cavité utérine et la cavité péritonéale, on court, après l'accouchement, les risques d'une infection secondaire, par suite du passage des lochies dans le péritoine. Il doit en être de l'utérus ouvert comme de l'intestin ou de l'estomac

---

[1] Lechaptois, cité par Baudelocque ; *Recherches et réflexions sur l'opération césarienne*, Vendémiaire an VII, p. 79.

perforés : on ne peut les abandonner dans le ventre qu'après avoir, au préalable, procédé à leur suture.

Nous ne nous attacherons pas à décrire l'exécution de cette réunion nécessaire des lèvres de la plaie, qui est la même que celle pratiquée après l'opération césarienne. Rappelons simplement que, pour assurer une réunion aussi parfaite que possible, il faudra placer d'abord une première suture profonde affrontant la partie musculaire de la plaie, puis une suture superficielle, suture de perfectionnement ayant pour objet l'adossement de la séreuse péritonéale.

Quant à la toilette du péritoine, elle est dans ces cas, d'autant plus nécessaire, que la présence de sang, de liquide amniotique, de matière sébacée, toutes substances facilement putrescibles, est chose commune à la suite des traumatismes de l'abdomen compliqués d'ouverture de l'utérus gravide ; à l'aide d'un lavage à l'eau salée ou boriquée et d'un nettoyage minutieux, il faudra donc débarrasser la séreuse de tout liquide et de tout détritus susceptibles de devenir dangereux.

La plaie utérine peut aussi exiger quelques précautions préliminaires ; outre qu'elle devra être rendue aussi aseptique que possible, elle sera, au besoin, régularisée par une incision légère au bistouri ou aux ciseaux de ses bords un peu irréguliers.

Enfin, en procédant à l'occlusion de la plaie abdominale, il sera toujours bon de laisser, à la partie inférieure, une ouverture pour le passage d'un tube à drainage ou une mèche de gaze, que l'on supprimerait au bout de deux jours.

II. — Si dans le cas de plaie de l'utérus ne s'accompagnant pas de délabrements trop considérables, la conservation de l'organe peut et doit être tentée, il n'en va plus de même dans les conditions inverses. L'existence de lésions graves et multiples, la présence d'une large plaie contuse à bords déchiquetés et infiltrés par du sang font de l'ablation de l'utérus une absolue nécessité. Autant l'hystérectomie nous paraît alors légitime, autant nous pensons qu'il y aurait exagération à vouloir faire de l'ablation de l'utérus l'unique méthode de traitement applicable à tous les cas où l'organe a été ouvert.

Comme, lorsque cette ablation s'impose, il s'agit presque toujours de plaies étendues, le fœtus peut déjà, avant l'intervention du chirurgien, avoir été chassé hors de l'utérus et de l'abdomen. S'il y était encore renfermé ou s'il était partiellement sorti, il va de soi qu'on procéderait à son extraction en agrandissant la plaie au besoin.

Hystérectomie totale ou hystérectomie partielle, auquel de ces deux modes de faire faudra-t-il s'adresser?

L'hystérectomie totale semble a priori constituer le procédé de choix. Avec elle, on n'a plus à redouter, comme avec les ablations partielles, la présence du moignon cervical, source d'hémorragie et d'infection consécutive; avec elle, les suites opératoires sont beaucoup plus courtes. Aussi, à l'exemple des chirurgiens qui, soucieux de supprimer ce moignon dangereux, s'efforcent à l'heure actuelle de substituer de plus en plus l'hystérectomie à l'amputation supra-vaginale, voyons-nous certains accoucheurs entrant dans cette voie pratiquer comme complément de l'opération césarienne l'ablation totale de l'utérus[1].

Pour légitimer ce mode d'intervention dans les cas de plaies de l'utérus gravide, où la conservation de l'organe n'est plus possible, on pourrait encore invoquer les hystérectomies abdominales totales pratiquées pour des

[1] Varnier et Delbet; *Annales de Gynécologie*, 1899, février, p. 102.

ruptures utérines, le traitement de cette redoutable complication de l'accouchement présentant de grandes analogies avec celui des lésions étudiées ici [1]. Depuis la première opération de Krajewski faite en novembre 1890, l'ablation totale pour rupture de l'utérus a été pratiquée 2 autres fois par Krajewski lui-même, 2 fois par Gromadzki, 1 fois par Natanson, 1 fois par Jasinski : sur ce total de 7 opérations, il y a eu 3 guérisons et 4 morts.

Malheureusement, l'hystérectomie abdominale totale exige une éducation chirurgicale et un entraînement spécial dont manqueront la plupart des praticiens appelés à traiter, en raison de leur caractère d'urgence, ces graves traumatismes. La même remarque s'applique de tous points à l'hystérectomie totale par les voies vaginale et abdominale combinées, à laquelle ont eu recours, comme opération complémentaire de la césarienne, Zweifel, Werth, Stocker, Jacobs, Fehling, de Ott, Mangiagalli, Chiarleoni, Charlotte, B. Brown.

C'est pourquoi, tout en reconnaissant que l'ablation totale de l'utérus peut être légitimement tentée par le chirurgien familier avec la technique des grandes opérations abdominales et pratiquant dans les conditions exigées par ces opérations, nous ne croyons pas qu'on doive systématiquement la préconiser à l'exclusion de l'hystérectomie partielle. Pour le médecin mis accidentellement, une fois par hasard, dans l'obligation de faire l'ablation de l'utérus blessé, celle-ci demeure la méthode de choix.

L'hystérectomie supra-vaginale sera, autant que possible, complétée par la fixation au dehors du pédicule. Quels que soient les reproches qu'on puisse adresser à

---

[1] Maygrier ; « Rupture de l'utérus » in *Traité de l'art des accouchements*, de Tarnier et Budin, T. III, 1898, p. 539.

ce mode de faire, il nous paraît, en l'espèce, beaucoup
moins dangereux que l'abandon dans le ventre du moignon cervical. Malgré les succès obtenus pour des cas de
ruptures utérines par Mermann, Bossi et Wasten, le traitement extra-péritonéal du pédicule sera, d'une manière
générale, préféré au traitement intra-péritonéal.

L'opération de Porro avec fixation du pédicule à la
paroi a été faite une seule fois pour plaie de l'utérus gravide. On lira avec intérêt les détails de l'observation qui
s'y rapporte.

OBSERVATION XL. — Une femme de vingt-huit ans, enceinte
de sept mois environ, reçut de son mari à 7 h. 1/2 du matin
un coup de revolver dans le ventre A 10 heures, elle fut
apportée à l'hôpital de Bristol en état de collapsus complet.
A 1 heure, une amélioration s'était produite, suffisante pour
que la malade pût répondre aux questions.

La balle avait pénétré trois pouces au-dessus et deux pouces en avant de l'épine iliaque antérieure et supérieure. Il n'y
avait pas de distension de l'abdomen; on entendait facilement les bruits du cœur du fœtus ; et comme je n'étais pas
certain que la balle eût pénétré dans la cavité abdominale, je
résolus d'attendre.

A 6 heures du soir, pouls rapide ; distension abdominale
notable.

Opération à 8 h. 1/2 : je fis une incision médiane, partant
de l'ombilic et aboutissant à deux pouces au-dessus du pubis.
Tout de suite se montrèrent les orifices d'entrée et de sortie
de la balle sur les côtés de l'utérus. Après agrandissement de
l'incision de la paroi, section de l'opération césarienne Le
fœtus était mort et avait été, ainsi que le placenta, traversé
de part en part. Sans hémorragie, je les enlevai. Comme je
ne voulais pas laisser dans l'abdomen un utérus percé de
deux trous, *je pratiquai l'hystérectomie* : le pédicule fut fixé
à la paroi à l'aide de broches.

J'examinai l'intestin : trois anses étaient traversées ; je fermai à la soie ces six ouvertures. Une mésentérique fut liée et un courant d'eau boriquée débarrassa le péritoine du sang qui y était répandu. Un tube de verre fut placé dans le Douglas, et un drain au niveau du pédicule.

Tout sembla aller bien pendant les trois ou quatre premiers jours Au quatrième jour, selle naturelle suivie d'une légère diarrhée. Trois ou quatre drachmes d'un liquide d'abord hématique, puis purulent, sont aspirées au niveau du drain. On saupoudre le pédicule avec de l'acide borique.

Dans l'après-midi du 29 janvier, une semaine après l'opération, collapsus et mort.

A l'autopsie, on constata que la mort était due à une péritonite localisée en trois ou quatre foyers autour des orifices de sortie de la balle.

L'autopsie du fœtus avait montré que la balle avait pénétré dans la colonne vertébrale et était ressortie au niveau des cartilages costaux, après avoir traversé la plèvre, le diaphragme et le foie [1].

Nous consignons simplement ce fait à titre de document, un cas isolé ne pouvant suffire pour établir un jugement de quelque valeur. Bien que, au demeurant, peu favorable à l'opération de Porro, il ne doit point toutefois faire oublier les succès que l'amputation utéro-ovarique a fournis dans le traitement des ruptures de l'utérus : Maygrier [2], qui a réuni un total de 39 cas de cet ordre, compte 17 guérisons, chiffre relativement considérable si l'on veut bien songer que l'ablation de la matrice et de ses annexes a été surtout pratiquée dans les cas graves de ruptures utérines. Faut-il encore rappeler les succès obtenus par Fortescue [3], Mosetig-Moorhof [4],

---

[1] Prichard ; *Brit. medic. Journal*, 1896, 8 février.
[2] Maygrier ; *Loc. cit.*, p. 538.
[3] Fortescue ; Cité par Dsirne, *Archiv f. Gynœk.*, 1892, Bd XLII.
[4] Mosetig-Moorhof ; *Wiener medic. Wochensch.*, 1881, n° 29.

Aug. Reverdin[1], qui ont traité par le Porro l'utérus gravide blessé au cours d'une laparotomie?

Comme pour les ruptures utérines, on peut cependant
être conduit à abandonner le pédicule dans le ventre : au
pédicule intra-péritonéal il faudra se résigner lorsque la
blessure de l'utérus siège trop bas pour qu'on puisse garder un moignon suffisamment long pour être amené au
niveau de la section de l'abdomen. Encore en ces conditions opterions-nous plus volontiers pour l'hystérectomie
totale.

Hâtons-nous d'ailleurs de faire remarquer que les difficultés à confectionner un pédicule convenable après
l'amputation utéro-ovarique se rencontreront beaucoup
plus rarement dans les cas de plaies utérines que dans
ceux de ruptures. La constitution de ce pédicule est, en
effet, d'autant plus malaisée que la déchirure est située
bas sur l'utérus. Or, tandis que les lésions dans les ruptures de la matrice survenues au cours de l'accouchement
siègent d'ordinaire au niveau du segment inférieur, les
plaies de l'utérus gravide consécutives à une blessure de
l'abdomen siègent le plus souvent sur la paroi antérieure
du corps même de l'organe.

III. — Lorsque la plaie de l'utérus s'accompagne de
lésions d'autres viscères, la conduite à tenir à l'égard de
ces dernières n'offre rien de particulier : l'intestin blessé,
la vessie ouverte, les artères sectionnées et donnant du
sang seront traités comme à l'ordinaire.

Quant aux phénomènes de collapsus et de shock, cortège habituel de ces graves traumatismes, on leur opposera les divers moyens habituellement employés pour

[1] A. Reverdin ; *Bull. et Mém. de la Société de Chirurgie de Paris*,
1894, 28 février.

remédier à la dépression des forces et à l'anémie : boissons alcooliques, inhalations d'oxygène, piqûres d'éther et de caféine et particulièrement les injections souscutanées ou intra-veineuses de sérum artificiel à doses massives.

Grâce à ce traitement général, qui devra, dans bien des cas, précéder l'acte opératoire, on mettra la femme dans les meilleures conditions possibles pour résister au nouveau traumatisme qu'elle va subir du fait de l'intervention.

En résumé, la laparotomie constitue la méthode de choix pour le traitement des plaies pénétrantes de l'utérus gravide.

L'utérus bien mis à découvert, la conduite ultérieure variera suivant : que la conservation de l'organe est possible ; que son ablation s'impose.

La conservation de l'utérus avec suture soigneuse de la plaie sera pratiquée, quand on aura affaire à des plaies incomplètes ou à des plaies complètes ne s'accompagnant pas de trop grands délabrements. — Au cas de plaies complètes, il y aura lieu de se préoccuper au préalable du contenu de l'utérus : le fœtus est-il pour la plus grande partie hors de la matrice? il faut en faire l'extraction. Y a-t-il seulement issue d'un membre ou d'une partie des annexes fœtales ? on doit se contenter de la réduction. Fœtus et annexes sont-ils restés en totalité dans l'utérus? on ne procédera point à leur extraction utéro-abdominale.

Quand l'ablation de l'organe s'impose, nous donnons la préférence à l'hystérectomie abdominale partielle avec pédicule externe, précédée de l'extraction du fœtus.

VII

DE LA MORT DU FŒTUS PENDANT LA GROSSESSE [1]

Deux femmes viennent d'accoucher, dans le service, d'enfants ayant succombé quelque temps avant leur naissance.

De ces deux femmes la première, enceinte de sept mois, est entrée à la Clinique le 24 octobre. Elle est âgée de 22 ans, s'est toujours bien portée, et a, deux ans auparavant, mené à terme une grossesse qui s'est terminée par la naissance d'un enfant actuellement vivant et jouissant d'une bonne santé. — L'examen de cette femme nous fait tout de suite reconnaître l'existence d'une syphilis récente, caractérisée par une roséole confluente sur la poitrine, l'abdomen et les cuisses, et par des plaques muqueuses au niveau des organes génitaux externes. Pour ces accidents, la malade, ignorante de son état et d'ailleurs peu intelligente, n'a demandé aucun conseil, ni suivi aucun traitement.

En pratiquant l'exploration obstétricale, on constate que l'utérus dépasse l'ombilic de deux travers de doigt; que le fœtus se présente par le siège ; mais nulle part on ne peut percevoir les bruits du cœur fœtal. D'un autre côté, la femme déclare que depuis cinq ou six jours elle ne sent plus les mouvements de l'enfant.

Depuis la veille, elle éprouve quelques vagues douleurs dans le ventre; le col cependant est encore long et il n'y a aucun phénomène objectif du travail. Ce n'est

[1] *Nouveau Montpellier Médical.*

que le surlendemain de son entrée dans le service que
les contractions utérines s'établissent d'une façon régulière : le même jour, à trois heures de l'après-midi, elle
expulse un enfant mort et macéré. Je reviendrai tout à
l'heure sur les quelques particularités présentées par
l'accouchement et la délivrance.

Il est facile, dans ce cas, de rapporter à sa véritable
cause la mort de l'enfant. C'est la syphilis qu'il faut ici
incriminer ; c'est elle qui explique la différence d'allure
entre la grossesse actuelle et celle qui deux ans auparavant a évolué normalement. La syphilis des parents, et
surtout la syphilis de la mère, constitue, en effet, la cause
la plus commune de la mort du fœtus au cours de la
grossesse.

Cette influence fâcheuse de la syphilis maternelle avait,
dans le cas présent, d'autant plus de chance de se faire
sentir, que se trouvaient réunies les deux conditions qui
rendent la syphilis particulièrement redoutable pour le
produit de la conception.

Plus l'affection est récente, plus grands sont les dangers courus par l'enfant. Ses méfaits sont tels au cours
de la première année que Fournier a appelé cette dernière « l'année terrible ». Or, justement, notre femme
est en pleine évolution d'accidents secondaires.

En second lieu, la syphilis n'a point subi l'action du
traitement spécifique. Et c'est là encore circonstance
défavorable. Accoucheurs et syphiligraphes sont unanimes à reconnaître l'influence du traitement des mères
contaminées sur la santé du fœtus. Tandis qu'il arrive à
une mortalité infantile à peu près nulle quand le traitement des parents a été très prolongé, Fournier [1] trouve

---

[1] Fournier ; *l'Hérédité syphilitique*, p . 135.

encore une mortalité de 36 %, quand le traitement a été
moyen, c'est-à-dire s'élevant à plus d'une année. A plus
forte raison, les risques courus par le fœtus dans le sein
maternel sont-ils grands, lorsqu'il n'y a pas eu de traitement avant ou au cours de la grossesse : dans un intéressant travail publié dans les *Annales de gynécologie* [1],
M. Etienne (de Nancy) a établi que la proportion des
enfants mort-nés, alors que la mère atteinte de syphilis
n'a jamais subi l'influence du traitement, s'élève à 76,5
pour 100, dont 32 pour 100 avant le sixième mois.

La syphilis joue un rôle si important dans l'étiologie
de la mort du fœtus que, même en l'absence de manifestations récentes ou anciennes, on doit toujours
songer à elle, lorsqu'on est consulté par une femme
chez laquelle, sans cause appréciable, plusieurs grossesses successives se sont terminées par la naissance
d'enfants ayant succombé à différentes époques de la vie
intra-utérine. En ces cas, il ne faut pas hésiter à instituer un traitement antisyphilitique; grâce à lui, bien
souvent l'on verra, si survient une nouvelle grossesse,
celle-ci évoluer normalement et l'enfant naître vivant.
C'était la pratique de Depaul ; c'est celle à laquelle je me
suis conformé dans quelques cas de ce genre que j'ai eu
l'occasion d'observer. L'un deux concerne une jeune
femme habitant une petite ville d'un département voisin,
et qui, enceinte quatre fois, avait les quatre fois accouché
d'enfants morts à une époque plus ou moins éloignée du
terme. Bien qu'elle ne présentât aucune trace de syphilis,
bien que son mari m'ait affirmé n'avoir jamais remarqué
chez lui rien de suspect, je n'en ai pas moins donné à
l'un et à l'autre, sous prétexte d'anémie, des pilules mer-
curielles. Quelque temps après, cette dame devenait

---

[1] Etienne ; *Annales de gynécologie*, 1892, t. 37, pag. 251.

grosse, et, au bout de neuf mois, pendant lesquels le traitement hydrargyrique fut continué, elle accouchait (avril 1899) d'un enfant qui s'est parfaitement élevé.

Comme des syphilis en pleine évolution, méfions-nous donc des syphilis latentes.

Est-ce à une infection de cette dernière espèce qu'il faut attribuer la mort du fœtus dans notre seconde observation? L'examen de la femme qui en fait l'objet est absolument négatif en ce qui concerne la syphilis. D'autre part, après l'accouchement, nous n'avons trouvé du côté du placenta rien qui puisse nous conduire à admettre une infection d'origine paternelle.

Mais je relève dans l'histoire de cette femme l'existence, pendant les cinq premiers mois de la grossesse, de troubles digestifs caractérisés par des vomissements répétés. Or, un certain nombre d'accoucheurs, parmi lesquels M. Pinard et ses élèves, considèrent tous les vomissements, simples ou graves, de la grossesse comme une manifestation de l'auto-intoxication gravidique. En l'absence de toute autre cause, devons-nous rapporter à l'auto-intoxication la mort du fœtus ?

Si cette seconde observation, à l'inverse de la précédente, laisse obscure la question d'étiologie, elle va, — la femme ayant été suivie dans le service pendant près de 3 semaines — nous permettre d'étudier les principaux points touchant la symptomatologie, le diagnostic et la conduite à tenir dans les cas où le fœtus succombe au cours de la grossesse et où sa rétention dans l'utérus se prolonge pendant un certain temps.

Marie P..., âgée de 21 ans, enceinte pour la première fois, entre dans le service de la Clinique, le 28 septembre. Pas d'antécédents héréditaires intéressants ; comme antécédents personnels pathologiques, une fièvre typhoïde légère, deux ans auparavant. A 19 ans, premiers rapports sexuels.

La menstruation, toujours régulière, a eu lieu pour la dernière fois du 15 au 20 février. Dès le mois suivant, les digestions ont commencé à devenir très pénibles ; bientôt après, se produisent des vomissements qui persistent jusque dans le courant du mois de septembre. A la fin du mois d'août, les mouvements du fœtus ont brusquement cessé d'être perçus. L'auscultation des bruits du cœur fœtal, pratiquée par le docteur Gaussel (de Pézenas), que cette jeune femme était allée trouver à plusieurs reprises au cours du mois de septembre, est toujours restée négative. Les analyses de l'urine faites dès cette époque, comme celles opérées ultérieurement dans le service, ont, chaque fois, montré l'absence complète d'albuminurie.

Quand nous avons procédé à l'examen de cette femme, nous avons trouvé chez elle tous les symptômes qui permettent d'établir le diagnostic « d'enfant mort ». Ces symptômes sont de deux ordres : symptômes subjectifs, symptômes objectifs.

A. — En interrogeant la femme, nous apprenions tout d'abord que, depuis un mois environ, elle ne sentait plus les mouvements actifs du fœtus.

En second lieu, les troubles digestifs qui avaient si péniblement marqué les six premiers mois de la gestation, s'étaient notablement amendés. Or, c'est là chose commune que l'amélioration ou même la disparition des états pathologiques créés par la grossesse après que le fœtus a cessé de vivre, après qu'en somme la grossesse a fini.

Cette femme nous raconte encore que, depuis quelques

jours, lorsqu'elle se couche sur l'un ou l'autre côté, elle
sent « son enfant qui tombe du côté sur lequel elle est
couchée ». J'emploie à dessein les termes mêmes dont
elle s'est servie, qui sont ceux employés en pareille
occurrence par les femmes accusant cette sensation de
déplacement d'un corps dans l'abdomen. Mais il faut savoir
que l'explication qu'elles donnent de la sensation éprouvée n'est point exacte ; que ce n'est point à la chute du
fœtus du côté sur lequel la femme vient de se coucher
qu'elle est due ; comme le pense Tarnier, on doit l'attribuer à la chute du globe utérin tout entier, qui, cessant
d'être turgescent comme il l'est dans le cours régulier de
la grossesse, forme, après la mort du fœtus, une masse
inerte obéissant aux lois de la pesanteur.

Enfin, par l'interrogatoire, on pourra apprendre que,
dans les trois ou quatre jours qui ont suivi la mort
du fœtus, les seins ont présenté les phénomènes habituels
qui accompagnent la montée laiteuse, et qu'il s'est écoulé
par le mamelon une quantité plus ou moins abondante
de lait. — Ces manifestations du côté de la glande mam-
maire ont-elles fait défaut ou n'ont-elles pas été suffisamment marquées pour attirer l'attention ? Quoi qu'il en
soit, dans le cas actuel, la femme a répondu par la
négative aux questions que nous lui avons posées à ce
sujet.

B. — Procédant alors à l'exploration de l'abdomen et
de son contenu, nous avons pu relever un certain nombre
de détails, qui nous ont confirmé de plus en plus dans
cette opinion que nous avions affaire à un fœtus mort, et
que, d'autre part, ce fœtus était renfermé dans la cavité
utérine.

A peine avais-je mis la main sur la tumeur molle et
globuleuse occupant la partie inférieure de l'abdomen,

que je la sentais changer de consistance et devenir dure : il s'agissait évidemment d'une contraction, à la suite de laquelle, au bout de quelques instants, les parois repre- naient leur souplesse habituelle,—ce qui nous permettait d'arriver sur le fœtus. Du même coup, nous pouvions presque complètement éliminer l'idée d'une grossesse extra-utérine, car, si les parois du kyste fœtal (bien que le contraire ait été souvent écrit et répété) peuvent être le siège de contractions [1], c'est là cependant chose tout à fait exceptionnelle. — D'ailleurs, à l'inverse de ce que l'on observe dans les cas de grossesse ectopique, la tumeur était aisément mobilisable ; d'un autre côté, les mouvements qu'on lui imprimait à travers la paroi abdo- minale se transmettaient facilement au col utérin, ainsi qu'on pouvait s'en assurer avec l'index introduit dans le vagin.

Du fœtus renfermé dans l'utérus, nous ne pouvions nettement percevoir qu'une seule partie, la tête. Celle-ci, moins résistante, moins dure qu'à l'ordinaire, ballotte au voisinage de l'ombilic. J'ai donc porté le diagnostic de présentation du siège, tout en faisant remarquer l'impos- sibilité dans laquelle je me trouvais de préciser davantage les rapports du fœtus, par suite des sensations très vagues recueillies par la main explorant le tronc, à la recherche du dos. Eh bien ! cette absence de sensa- tions nettes, alors qu'aucune autre cause ne met obsta- cle à la découverte des diverses parties fœtales, doit nous faire penser à la mort de l'enfant. — Il nous a suffi de jeter les yeux, après son expulsion, sur ce petit cada- vre à la peau dépouillée par places de son épiderme, aux

[1] A. Pinard ; Nouveaux documents pour servir à l'histoire de la gros- sesse extra-utérine. *Annales de gynécologie*, 1892, t. 38, pages 1, 99 et 171.

tissus infiltrés, au ventre aplati, au thorax affaissé, au crâne déformé par le chevauchement des os les uns sur les autres, présentant, en un mot, les modifications qui caractérisent la macération, pour comprendre les particularités relevées en ces cas par le palper explorateur.

Avec le stéthoscope nous avons cherché à entendre les bruits du cœur fœtal. Or, en aucun point de l'abdomen, nous n'avons pu trouver ce signe certain de la présence et de la vie du fœtus.

Enfin, au cours de plusieurs examens, nous constations que l'utérus n'éprouvait aucune augmentation de volume : son fond était, comme au premier jour, invariablement trouvé à deux travers de doigt au-dessus de l'ombilic.

De la réunion de ces divers symptômes nous avons conclu à la présence d'un « fœtus mort dans la cavité utérine ».

Ce diagnostic établi, qu'avons-nous fait? Rien ; ou du moins, nous nous sommes contenté de prescrire des injections antiseptiques biquotidiennes, en attendant que spontanément se déclare le travail de l'accouchement.

Pour légitimer cette conduite, rappelons ce qui se passe lorsque le fœtus mort est retenu dans la cavité utérine. — Deux éventualités peuvent se présenter : la poche des eaux est intacte ; la poche des eaux est rompue. Dans le premier cas, les modifications subies par le fœtus et qui aboutissent à la macération s'opèrent sans exercer d'influence fâcheuse sur l'organisme maternel. Quand, au contraire, il y a effraction de l'œuf et que, par suite, se trouve établie une communication entre l'air extérieur et le cadavre fœtal, on peut voir la putréfaction s'emparer de ce dernier ; dès lors, la mère est sous le coup des accidents graves de la septicémie.

Parfaitement justifiée dans les faits de cet ordre, l'intervention n'est généralement pas de mise dans les cas où, comme dans le nôtre, les membranes demeurent intactes.

C'est avec in'ention que je dis *généralement,* et non *toujours* ; car il faut bien savoir que la tolérance de l'organisme maternel à l'égard du fœtus mort renfermé dans les membranes entières n'est pas aussi absolue que semble l'indiquer la lecture des traités classiques. Il existe, en effet, à l'heure actuelle, des observations qui démontrent que la présence du fœtus mort dans la cavité utérine, alors même que l'œuf reste clos, entraîne quelquefois des accidents graves chez la mère : M. Porak, à la *Société obstétricale de Paris,* M. Chaleix-Vivie, à la *Société de gynécologie, d'obstétrique et de pédiatrie de Bordeaux* (15 février 1900), viennent tout récemment de communiquer des cas de ce genre. — Ils portent un enseignement : si, en thèse générale, lorsque le fœtus est mort et l'œuf intact, l'on doit s'abstenir, comme nous l'avons fait ici, il importe néanmoins d'exercer une surveillance attentive, pour, le cas échéant, débarrasser au plus vite l'utérus de son contenu devenu dangereux.

Ainsi surveillée, notre femme n'a rien offert de particulier jusqu'au 17 octobre. A cette date, c'est-à-dire vingt jours après son entrée dans le service et sept semaines environ après l'époque probable où le fœtus a succombé (fin août), elle a accouché spontanément d'un enfant mort, du sexe masculin, pesant 1375 grammes.

La durée de la rétention du fœtus « in utero » a été dans ce cas plus longue qu'on l'observe habituellement : c'est, en effet, comme l'ont établi les recherches de Ruge, dans les 15 ou 16 premiers jours qui suivent la mort du fœtus que d'ordinaire son expulsion a lieu. Il en a été ainsi pour la première observation.

Mais, notre seconde observation en témoigne, le travail peut tarder plus longtemps à se produire.—J'ai vu la rétention durer plus de soixante jours chez une jeune femme enceinte de sept mois, auprès de laquelle mon ancienne élève et confrère, la regrettée Mlle Lautaud, m'avait fait appeler le 14 décembre 1896 pour des attaques d'éclampsie. La malade guérit, mais le fœtus succomba. L'accouchement ne se fit que le 20 février, c'est-à-dire à l'époque qui avait été fixée comme terme de la grossesse.

Il est beaucoup plus rare de voir la rétention se prolonger après la fin du neuvième mois. Néanmoins la chose est possible. On dit bien souvent alors qu'il y a « grossesse prolongée ». C'est là une expression impropre : la grossesse « étant l'état fonctionnel particulier dans lequel se trouve la femme pendant la durée du développement de l'œuf humain », elle a cessé quand l'enfant a succombé.

Il ne s'agit donc point, en l'espèce, de grossesse pro- longée, mais de rétention prolongée du fœtus mort.

J'arrive, en terminant, aux particularités offertes par le travail de l'accouchement. Celles que j'ai à signaler sont communes à nos deux cas.

Dans les deux cas, l'accouchement s'est fait spontanément et facilement. Mais les enfants se présentaient par le siège : en position droite dans la première observation, en position gauche dans la seconde. — Que nous ayons eu affaire à une présentation autre qu'une présentation du sommet, il n'y a point lieu d'en être surpris si l'on songe : que les accouchements se sont faits avant terme ; que les fœtus étaient morts et macérés. Petitesse des fœtus résultant de leur naissance prématurée, flaccidité de leurs tissus, due au séjour plus ou moins prolongé dans la cavité utérine après la mort, — voilà bien, en effet, les conditions qui nous expliquent pourquoi, l'ac-

commodation régulière étant empêchée ou imparfaitement sollicitée à se produire, on rencontre assez fréquemment, dans les cas d'enfants morts, des présentations
vicieuses.

Malgré tout, l'accouchement offre rarement des difficultés. Le remède est ici à côté du mal : le faible volume
et la réductibilité du fœtus facilitent la terminaison heureuse des présentations anormales qu'elles ont déterminées. C'est ainsi qu'avec mon confrère et ami, le Dr Ma-
gnol, j'ai vu un enfant mort se présentant par l'épaule
naître par le mécanisme de l'évolution spontanée, alors
que je me disposais à pratiquer l'embryotomie.

Dans les deux cas également, il est noté que la poche
des eaux, à la rupture artificielle de laquelle il a fallu
procéder, descendait dans le vagin pour apparaître à la
vulve au moment des douleurs, en affectant la forme
d'un gros boudin. Sans être pathognomonique de la mort
du fœtus, cette manière d'être de la poche est celle que
l'on observe d'ordinaire. Elle tiendrait non seulement à
l'extensibilité anormale des membranes, mais encore à la
résorption d'une partie du liquide amniotique (Tarnier).

Enfin, lorsque après la délivrance nous avons procédé
à l'examen de l'arrière-faix, nous avons constaté les deux
fois que la caduque manquait complètement. Restée dans
la cavité utérine, elle en a été éliminée au cours du post-
partum de façon différente dans l'un et l'autre cas. Dans
le premier, cette élimination s'est effectuée à la suite d'une
sorte d'exfoliation insensible, d'une véritable fonte rédui-
sant la caduque en menues parcelles, qui, à la façon de
grains de sable, venaient par le repos se déposer au fond
du bassin destiné à recueillir le liquide des lavages vaginaux. Dans le second cas, au contraire, l'élimination s'est
faite par larges lambeaux : à trois ou quatre reprises, au
cours des visites, on nous a montré d'assez gros frag-

ments de muqueuse épaissie et grisâtre, recueillis soit
sur le tampon d'ouate recouvrant la vulve, soit après une
injection.—N'oublions pas cette éventualité fréquente de
la délivrance au cas d'enfant mort : la rétention de la caduque. Elle impose une observation plus rigoureuse que
jamais, des précautions antiseptiques, non seulement au
cours de l'accouchement, mais encore pendant les jours
qui suivent.

Je suis heureux de constater que, pour l'une et l'autre
femme, les suites de couches ont été d'une régularité
parfaite.

VIII

UN CAS D'AVORTEMENT GÉMELLAIRE [1]

Mme X.., âgée de 25 ans, cuisinière, enceinte pour la première fois, ne présente dans ses antécédents pathologiques, tant personnels qu'héréditaires, rien d'intéressant. Ni dans sa famille ni dans celle de son mari, il n'y a eu de grossesse gémellaire. A part une rougeole à l'âge de 2 ans et une fièvre typhoïde à 15 ans, elle a toujours joui d'une bonne santé. Pas de syphilis.

Les règles se sont montrées pour la première fois à 11 ans ; depuis lors, elles ont été très régulières, duraient quatre jours, étaient assez abondantes et s'accompagnaient de quelques douleurs. Jamais de pertes blanches

Du 3 au 7 octobre 1899 a eu lieu la dernière menstruation. Peu après, la femme a été prise de vomissements : ces vomissements ont été très fréquents pendant les trois premiers mois de la grossesse, se produisant aussi bien le matin que l'après-midi et le soir ; il y avait en même temps de la constipation. Au commencement de janvier, apparition de varices aux membres inférieurs, surtout marquées à la jambe droite, où se voit sur le mollet une large plaque d'eczéma variqueux.

L'abdomen a commencé à grossir de façon très sensible dans le courant du mois de décembre ; mais c'est surtout dans les quinze derniers jours qui ont précédé l'avortement, que tout à coup il a pris un développement très rapide et a acquis un volume en disproportion manifeste avec l'âge de la grossesse De ce fait, la femme se trouvait très gênée pour se livrer à ses occupations, et ne pouvait monter les escaliers sans éprouver un peu de dyspnée.

[1] *Société des Sciences médicales de Montpellier*, 24 février 1900.

Depuis quelques jours les mouvements fœtaux sont perçus.

Le 14 février, dans la matinée, apparition de quelques douleurs, qui vont se rapprochant de plus en plus et obligent la
malade à garder le lit. — Quand, appelé auprès d'elle, je la
vois à trois heures de l'après-midi elle vient d'expulser un
fœtus bien conformé de 4 mois 1/2 (un garçon) que je trouve
entre les cuisses de la femme, faisant encore quelques mouvements respiratoires. La sortie du fœtus s'est faite en même
temps que se rompait la poche des eaux : à en juger d'après
les dires des personnes présentes et les linges souillés, la
quantité de liquide amniotique ne devait certainement pas
dépasser la normale.

Mon attention fut aussitôt attirée par le volume de l'abdomen. En portant la main sur le ventre, je trouvai le fond de
l'utérus dépassant l'ombilic de trois travers de doigt ; les
parois de l'utérus étaient très tendues, et ce ne fut point sans
quelque difficulté que j'arrivai à sentir une tumeur lisse et
ronde ballottant au niveau du flanc droit.

Le diagnostic de grossesse gémellaire s'imposait : en raison
du développement de l'utérus, je me demandais même s'il ne
restait pas encore deux fœtus dans son intérieur.

Quand, après avoir procédé à la désinfection de mes mains,
j'allai pratiquer le toucher vaginal, je constatai que le placenta, auquel le fœtus expulsé était encore attaché par son
cordon, venait d'être chassé hors des organes génitaux.

L'exploration interne montra que : la dilatation du col avait
les dimensions d'une paume de main ; qu'à travers ce col faisait saillie une poche des eaux volumineuse et très tendue ;
que derrière les membranes il y avait un petit membre fœtal,
une main semblait-il. Les contractions utérines, complètement
disparues depuis l'expulsion du premier fœtus, commençaient
à se déclarer à nouveau.

Pour hâter la sortie du fœtus encore contenu dans l'utérus,
je pratiquai la perforation des membranes : à la suite de l'ouverture de l'œuf, il s'écoula une très abondante quantité de
liquide amniotique, que j'évalue au moins à deux litres.
Rapidement, le fœtus est poussé dans l'excavation pelvienne

en présentation de l'épaule gauche ; son dégagement par le mécanisme de l'évolution spontanée se fit sans difficulté. C'était encore un garçon, qui offrait un développement analogue à celui du premier jumeau et qui mourut en naissant. Presque immédiatement après son expulsion, s'effectua la sortie du placenta et des membranes. — Trois quarts d'heure environ se sont écoulés entre la naissance des deux fœtus.

Les suites de couches n'ont présenté rien de particulier : le soir du cinquième jour seulement, la température s'est élevée à 37°8, pour revenir dès le lendemain à la normale.

Cette observation m'a paru intéressante pour plusieurs raisons :

1° D'abord, elle augmente le nombre, encore peu considérable, des observations publiées d'avortements gémellaires ; dans une thèse très documentée parue en 1892, L. Merle (Thèse de Paris) déclare que l'avortement gémellaire est très rare.

2° Notre observation vient, en outre, confirmer les remarques faites par MM. Maygrier et Demelin (*Archives de Tocologie*, fév. 1892), touchant les allures particulières de l'hydramnios, que l'on rencontre si souvent dans les cas d'avortement gémellaire. Comme l'ont montré ces auteurs, l'hydropisie de l'amnios se produit de bonne heure, parfois dès le troisième mois, et augmente très rapidement ; il en résulte une brusque distension de l'utérus, amenant l'apparition des contractions et rendant l'avortement inévitable. — Cette précocité et cette rapidité du développement de l'hydramnios n'ont point fait défaut dans notre cas : déjà au cours du troisième mois, l'augmentation de volume du ventre commençait à attirer l'attention ; elle avait pris des proportions considérables pendant les quinze derniers jours qui ont précédé l'avortement.

3° Dans l'avortement gémellaire comme dans l'accou-

chement gémellaire, le plus souvent les deux fœtus sont
tout d'abord expulsés, et c'est après leur expulsion que
s'opère la délivrance. — Possible seulement quand l'indépendance des deux œufs est complète, l'expulsion du
premier fœtus suivi de la sortie de son placenta, alors
que le second jumeau et ses annexes restent dans la
cavité utérine, constitue une éventualité peu fréquente.
C'est ainsi cependant que les choses se sont passées dans
notre cas. Et cette particularité nous conduit à examiner
un point de la conduite à tenir dans l'avortement multiple.

Un des fœtus ayant été expulsé avec son placenta, ne
convenait-il pas, — étant donné que l'autre œuf était intact ;
que le jumeau resté dans l'utérus était vivant ; qu'aucun
danger ne menaçait la vie de la mère, — d'essayer d'arrêter le travail ? Dans ces conditions, en effet, on a vu
parfois la grossesse continuer son cours et se terminer
par la naissance à terme d'un enfant vivant. C'est pourquoi on a donné le conseil de respecter le repos de l'utérus si le travail subit un temps d'arrêt après l'expulsion
du premier fœtus ; de le favoriser, dans le cas contraire,
par tous les moyens possibles.

Outre que le résultat cherché n'est qu'exceptionnellement obtenu, plus encore, dans le cas présent, l'espoir
de voir continuer la grossesse et le deuxième jumeau
arriver à terme avait bien peu de chance de se réaliser :
il s'agissait d'une grossesse déjà arrivée au cinquième
mois ; le col était dilaté comme une paume de main,
enfin, et surtout, l'œuf restant était le siège d'une hydropisie considérable de l'amnios. Aussi n'ai-je pas cru devoir rien tenter pour enrayer les contractions utérines,
et n'ai-je pas hésité à favoriser l'expulsion du second
jumeau en rompant la poche des eaux fortement tendue
qui bombait dans le vagin.

Une remarque en finissant. L'avortement multiple est considéré comme d'un pronostic plus sévère que l'avortement simple (Maygrier et Demelin). D'une part, le volume beaucoup plus considérable du placenta augmente les chances de rétention ; de l'autre, quand le séjour de l'arrière-faix dans l'utérus se prolonge, les accidents sont beaucoup plus graves : en raison, en effet, du gros volume de la masse placentaire, la femme court les mêmes risques que lorsque la rétention se produit consécutivement à un accouchement à terme ou à un accouchement prématuré. — Dans le cas que je viens de rapporter, comme dans un autre dont j'ai été également témoin, il n'y a pas eu le moindre accident.

IX

RÉTENTION PROLONGÉE DU PLACENTA

ET DES MEMBRANES APRÈS AVORTEMENT [1]

Lorsqu'il y a rétention du placenta et des membranes après avortement, l'époque où se fait la délivrance peut beaucoup varier. Dans la grande majorité des cas, cependant, le séjour des annexes de l'œuf dans la cavité utérine ne dépasse pas les trois ou quatre premiers jours qui suivent la sortie de l'embryon. La durée de la rétention au delà de ces limites devient un événement plus rare, dont les exemples ont été soigneusement consignés par les auteurs.

Moreau a observé une rétention de dix-sept jours ; Depaul, Cazeaux, Mauriceau, Ducasse, Bouquenod, rapportent des cas dans lesquels elle a varié de vingt jours à un mois ; elle a varié de un mois à deux mois dans les cas de Joulin, de Mme Callé, de Sainclair, de Smellie, de Ramsbotham, de Chalot ; de deux mois à trois mois dans les observations fournies par A. Paré, Richard, Osiander, Pirondi, Velpeau, Désormeaux, Deubel, Mlle Laugel ; elle a duré de trois à quatre mois dans les cas d'Advena, de Lubischin, de Chantreuil, de Jacob, de Reichmann, de Prost, d'Anderson, d'Iago, de Depaul, de Kerkringius ; de quatre à cinq mois dans les observations de Lathrop, de Martin, de Duguet. Vandam parle d'un cas de six mois ; Kerkringius et Prost ont vu une rétention de huit

[1] *La Presse médicale*, août 1894.

mois, et Guido une autre de quatorze mois. — Plus extraordinaires encore sont les faits de Pasta et de Schenck, cités par Rambaud dans sa thèse, qui auraient constaté, l'un une rétention de trois ans, l'autre une rétention qui n'aurait pas duré moins de dix-sept ans.

Nombre de ces faits, et notamment les derniers, n'échappent pas à la critique : par suite de l'absence ou de l'insuffisance de détails, on peut se demander si leurs rapporteurs se sont montrés bien rigoureux en matière d'observation scientifique. M. Gerbaud, qui les mentionne dans sa thèse [1], ne manque pas de faire quelques réserves à leur endroit : « Dans les faits dûment contrôlés, écrit-il à la page 122, la rétention n'a guère dépassé quatre mois, et c'est là le chiffre que nous retrouvons le plus habituellement dans les observations modernes, c'est-à-dire dans celles qui ont été analysées d'une façon vraiment scientifique. Encore ces faits sont-ils très rares. »

L'observation que nous venons de recueillir rentre dans la catégorie de ces cas peu communs, puisque la rétention s'est prolongée durant plus de six mois. D'autre part, elle nous semble posséder les garanties qui sont contestées à la plupart des observations similaires.

Mme X... est une femme de 29 ans, grande et forte, un peu nerveuse, mais n'ayant jamais fait de maladie grave. Réglée à l'âge de 12 ans, elle a eu depuis lors une menstruation régulière, assez abondante, de cinq à six jours de durée. — Trois grossesses antérieures se sont toutes terminées par des accouchements normaux, dont le dernier remonte à trois ans.

Dans les premiers jours de novembre 1893, enceinte alors de deux mois et demi environ, elle ressentit, deux jours après une violente émotion, des douleurs dans les reins et le bas-

[1] Gerbaud. De la rétention du placenta et des membranes dans l'avortement. *Thèse d'agrégation*. Paris, 1886.

ventre, s'accompagnant d'une perte sanguine peu abondante.
Il y avait, en même temps, une tendance marquée aux syncopes (jusqu'à vingt, en un jour).

Mon excellent confrère, le Dr Lapeyrie, à qui je dois la relation de ces détails, constata qu'il s'agissait d'un avortement.
Un peu inquiet par la fréquence des syncopes, il soumit la
malade à l'examen du professeur Grynfeltt, qui trouva, lui
aussi, un œuf en partie engagé à travers le col, et conseilla
d'attendre la terminaison, prochaine semblait-il, de cet avortement. Injections antiseptiques au phéno-salyl.

Mais, à partir de ce moment, les douleurs, loin de se rapprocher, s'espacent de plus en plus, puis cessent complètement. Le lendemain, M. Lapeyrie constatait que l'œuf était
moins accessible que la veille. L'écoulement sanguin avait
disparu. Au bout de quinze jours de repos au lit, Mme X... se
levait et reprenait ses occupations. Malgré une surveillance
attentive, il fut impossible de trouver, parmi les écoulements
génitaux, trace d'embryon ou de placenta. — Six mois se passèrent sans autre incident que quelques faiblesses à certains
jours, mises sur le compte de l'état nerveux. Pendant toute
cette période, il n'y a pas eu de perte menstruelle.

Dans la soirée du 1er mai 1894, à la suite d'une course à
pied un peu longue, Mme X... est prise brusquement d'une
hémorragie assez abondante qui se prolonge dans la nuit et
ne s'arrête que le lendemain matin. Le 3, l'hémorragie se
reproduit, un peu moins abondante peut-être, mais continue
jusqu'au 4 au soir. Dans la journée du 4, expulsion de quelques caillots. Le 5, apparaissent des douleurs « comme pour
accoucher » et un léger écoulement sanguin. Le 6, les douleurs persistent, mais s'accompagnent d'une perte plus forte.

C'est le lendemain de ce jour que je fus appelé par le Dr Lapeyrie à voir Mme X... — Ecoulement sanguin peu marqué;
douleurs intermittentes à siège hypogastrique, avec irradiations lombaires. Le palper réveille un peu de sensibilité dans
la fosse iliaque gauche ; derrière le pubis, on sent le fond de
l'utérus. Le toucher combiné au palper fait plus nettement
ressortir le volume de l'utérus plus considérable qu'à l'état

normal. Je constate en même temps que l'orifice externe du
col est ouvert, et, en introduisant la pulpe du doigt dans le
canal cervical, j'arrive à sentir, au-dessus de l'orifice interne,
une portion d'œuf décollée. Bien que des injections vaginales
antiseptiques eussent été pratiquées, il y avait un commencement de putréfaction, ainsi qu'en témoignait l'odeur rapportée
par le doigt. Etat général assez bon néanmoins ; le thermomètre monte à peine à 37°.2 ; le pouls bat entre 88 et 92.

Le diagnostic s'imposait : il s'agissait d'une rétention d'œuf
abortif. Fallait-il en abandonner l'expulsion aux seuls efforts
de la nature ou bien intervenir ? En raison de l'insuccès des
injections antiseptiques, toujours plus sujettes à caution en
ville et surtout dans certains milieux qu'à l'hôpital, en raison
de ce commencement de putréfaction, en raison aussi de l'existence de ce point douloureux dans la fosse iliaque gauche,
qui pouvait faire redouter une infection en train de se propa-
ger du côté des annexes utérines, je crus bon de ne pas laisser séjourner plus longtemps dans la cavité utérine ce corps
étranger, dont la sortie pouvait se faire encore attendre.

Quatre heures après, je pratiquai le curettage de l'utérus
avec les précautions antiseptiques habituelles, et ramenai un
placenta fortement odorant. A plusieurs reprises, je promenai
la curette sur les parois de l'utérus abaissé à la vulve, et arrivai
ainsi à extraire encore quelques débris de placenta et de membranes restés après la sortie de la presque totalité de l'œuf. —
L'hémorragie fut peu abondante. Badigeonnage de la cavité
utérine avec une solution forte de chlorure de zinc ; tamponnement du vagin à la gaze iodoformée.

A part le commencement de putréfaction dont était atteinte
une portion du placenta, le délivre n'offrait rien de particulier. Malgré le soin que j'apportai à cet examen, il me fut
impossible de découvrir aucune trace de l'embryon.

Les suites de l'intervention ont été des plus heureuses :
il n'y a pas eu la moindre élévation de température ; l'hémorragie ne s'est plus reproduite ; la douleur du côté gauche a
complètement disparu. Le troisième jour, le pansement a été
renouvelé ; la cavité utérine a été badigeonnée à nouveau au

chlorure de zinc. Au bout de deux semaines, Mme X..... quittait le lit, se sentant parfaitement bien. Ses règles, qu'elle a eues à la fin du mois de mai, ont duré quatre jours et n'ont en rien différé de ce qu'elles étaient par le passé. — J'ai revu depuis lors cette dame : elle avait repris son train de vie habituel.

En rappelant, en tête de cette note, quelques faits de même ordre, j'ai montré où résidait l'intérêt de la présente observation : le long temps qui s'est écoulé entre le début de l'avortement et l'époque où les accidents de rétention se sont produits. Je n'ai donc plus à y revenir.

Quant à l'interprétation des phénomènes relevés, elle est des plus simples pour qui connaît les phases diverses par lesquelles peuvent passer placenta et membranes retenus dans l'utérus après avortement. Tant que les annexes ovulaires ont conservé leurs connexions avec l'utérus, le placenta a continué à végéter en vrai parasite de l'organe. Cette sorte de polype placentaire n'a manifesté sa présence par une hémorragie que le jour où ses adhérences ont cessé d'être aussi intimes ; c'est alors aussi que la putréfaction a envahi la portion décollée du délivre. Les douleurs qui se sont manifestées ensuite témoignent des efforts accomplis par l'utérus pour se débarrasser de son contenu ; tandis que les pertes sanguines répétées correspondent aux petits décollements successifs opérés au niveau des parties encore adhérentes.

Il est plus difficile d'établir, d'une façon précise, ce qu'est devenu l'embryon, dont, on l'a vu, nous n'avons trouvé nulle trace. Mort au moment où se montraient les premiers symptômes de l'avortement, a-t-il disparu par dissolution dans le liquide amniotique ? Ou bien a-t-il été expulsé à ce moment-là, inaperçu, comme on en trouve par ailleurs de nombreux exemples, alors que l'attention de la malade n'est pas encore mise en éveil, la surveillance de l'entourage organisée ? Les deux hypothèses sont, en somme, parfaitement plausibles.

J'ai déjà indiqué, en relatant l'observation, les raisons qui ont dicté ma ligne de conduite et m'ont poussé à intervenir. Le curettage de l'utérus était ici particulièrement indiqué. Aussi bien, il constitue, selon moi, le vrai traitement de la rétention confirmée, que celle-ci s'accompagne ou non d'accidents.

X

GROSSESSE EXTRA-UTÉRINE

FŒTUS LIBRE DANS LA CAVITÉ ABDOMINALE[1]

La nommée C... Louise, 27 ans, célibataire, entre à la Clinique d'accouchements le 5 janvier 1893, se croyant près du terme d'une grossesse, dont elle fait remonter le début au 15 avril.

Pas d'antécédents héréditaires intéressants. Dans ses antécédents pathologiques personnels, on ne relève qu'une fièvre typhoïde qui a évolué sans complications.

Réglée pour la première fois à 16 ans, elle a toujours eu une menstruation irrégulière et peu abondante. Leucorrhée depuis cette époque. A l'âge de 21 ans, grossesse terminée à terme et naturellement par la naissance d'un enfant vivant, qui a succombé le troisième jour. La menstruation s'est montrée deux mois après, mais comme par le passé elle a continué à être peu abondante et irrégulière.

Dernière apparition des règles le 15 avril. Peu après, se produisent les phénomènes habituels du début de la grossesse. En septembre, les mouvements du fœtus sont perçus pour la première fois, ne différant en rien de ceux sentis lors de la grossesse antérieure. Mais à la date du 14 novembre, ces mouvements acquièrent une intensité peu commune : ils deviennent tumultueux au point que la malade en était gênée pour dormir. Cela dura pendant dix jours ; brusquement, le 24 novembre, ces mouvements disparaissent et depuis lors ils n'ont plus été perçus. A cette époque aussi, la malade a

[1] Société de Médecine et de Chirurgie pratiques de Montpellier, seance du 8 mars 1893.

remarqué que ses seins ont diminué de volume, sans que cette diminution de volume, à s'en rapporter à son récit, ait été précédée de phénomènes rappelant la montée de lait.

Depuis ce moment jusqu'à son entrée dans le service, la malade a toujours pu vaquer à ses occupations, n'éprouvant aucune douleur, aucun malaise ; tout au plus, de temps en temps, quelques vagues douleurs de reins. A noter même la disparition des varices, qui s'étaient montrées dans les premiers temps de cette gestation.

En examinant la femme le lendemain de son entrée dans le service, je constatai que le ventre était peu volumineux, qu'il renfermait une tumeur, dont le fond, déjeté à droite, dépassait l'ombilic de trois travers de doigt et qui me parut être un utérus renfermant un fœtus transversalement dirigé. Le col était long, ramolli, moins cependant qu'on aurait dû le trouver à cette époque de la grossesse et chez une multipare ; l'orifice externe entr'ouvert, portant une encoche sur la commissure droite, laissait un peu pénétrer l'extrémité de l'index. A l'auscultation, pas le moindre bruit du cœur fœtal. La paroi utérine paraissait flasque ; la femme accusait une sensation de déplacement de l'utérus dans le côté sur lequel elle se couchait. — Depuis le 4 janvier, il s'écoule un peu de sang par les voies génitales ; cet écoulement persiste pendant une dizaine de jours.

En présence des renseignements fournis par la malade et de ces diverses constatations, je portai le diagnostic « d'enfant mort retenu dans la cavité utérine » et pensai que le travail se déclarerait dans quelques jours, à l'époque du terme. Ce diagnostic fut d'ailleurs confirmé par le professeur Grynfeltt et par le Dʳ Guinier, qui me remplaça pendant un mois dans les fonctions de chef de clinique.

Le 22 février, la femme, dont l'état général est excellent, commence à perdre en rouge assez abondamment : on dirait une véritable perte menstruelle ; le 25, la perte diminue un peu, et le 28 elle a complètement disparu.

C'est alors qu'examinant à nouveau la malade, je crus pouvoir conclure à l'existence d'une grossesse ectopique.

Par le palper abdominal, on arrivait à limiter nettement deux tumeurs : l'une, la plus volumineuse, constituée par le fœtus, siégeait à droite ; elle était, au reste, facilement dépla-çable et on pouvait la refouler jusque sous le rebord des fausses côtes. Le fœtus paraissait flotter librement au milieu des anses intestinales. — Au-dessus du pubis, la main sentait, le dépassant de deux travers de doigt, une seconde tumeur lisse, de forme arrondie et absolument indépendante de la première. En combinant le toucher au palper, cette tumeur semblait se continuer absolument avec le col ; on sentait seulement, avec le doigt introduit dans le cul-de-sac anté-rieur, une sorte de sinus ouvert en avant, donnant l'impres-sion d'un corps utérin volumineux, fortement fléchi sur le col. Ce dernier, au lieu de la mollesse notée lors du premier examen, semblait avoir repris les caractères qu'on lui trouve chez une femme en dehors de la gravidité. — Dans la fosse iliaque droite, on sent une sorte d'empâtement vague.

Je portai le diagnostic de « grossesse extra-utérine, avec enfant mort libre dans la cavité abdominale ». La tumeur hypogastrique fut considérée comme un utérus hypertrophié par le fait de cette grossesse et fortement antéfléchi. — Le len-demain, M. le professeur Grynfeltt faisait les mêmes consta-tations et portait le même diagnostic.

Le 7 mars, la laparotomie fut pratiquée par M. Grynfeltt.

Dès l'ouverture de la cavité abdominale, la main introduite tombe sur le fœtus, qui est trouvé libre au milieu des anses intestinales et est extrait facilement. Avant de sectionner le cordon, on veut aller à la recherche du placenta en s'en ser-vant comme guide ; mais, profondément altéré, il casse aussi-tôt, et force est de se passer de son secours. La main intro-duite du côté de la fosse iliaque droite, où l'on avait noté cette sorte d'empâtement signalé dans l'observation, fouille vainement la région.

Dans l'angle inférieur de l'incision abdominale, paraît une tumeur lisse, arrondie, qui donne tout d'abord l'impression du corps de l'utérus. Mais, en introduisant la main plus en arrière et plus profondément, on attire l'utérus, qui était

comme coiffé par cette masse. Celle-ci est amenée assez facilement au dehors et l'on constate qu'elle tient au côté gauche
de l'utérus par un pédicule, qui n'est autre que la trompe
correspondante. Un fil est jeté sur ce pédicule, qui est sectionné et abandonné dans l'abdomen. A droite, ablation de
l'ovaire qui présente un commencement de dégénérescence
kystique. Suture de l'incision abdominale, sauf dans l'angle
inférieur, par lequel on introduit jusque dans le Douglas
une mèche de gaze iodoformée. — L'opération a duré une
heure et quart.

Les suites opératoires n'ont présenté rien de particulier. Le
24, la malade commençait à se lever ; et le 8 avril, elle quittait l'hôpital complètement guérie.

Examen des pièces. — Elles se composent de deux parties :
le fœtus et le placenta.

Le fœtus, du sexe féminin, mesure de 34 à 35 centimètres et
pèse 750 grammes. La tête, fortement aplatie dans le sens du
diamètre bipariétal, est fléchie sur le devant de la poitrine,
en même temps qu'inclinée sur l'épaule droite et sur le bras
droit. Dans cette attitude le fœtus est maintenu par l'amnios,
qui est étroitement adhérent au revêtement cutané; il est
nécessaire de déchirer cette membrane pour dégager la tête
et le bras du tronc. Les cuisses sont en flexion à angle droit et
abduction forcée ; les jambes repliées, de sorte que les talons
touchent les fesses. Cette position est également maintenue
par l'adhérence de l'amnios à la peau. L'amnios coiffe les quatre
extrémités comme un gant bien appliqué, de telle façon qu'il
est nécessaire de l'arracher pour mettre en liberté les doigts
et les orteils. qui sont fortement fléchis et serrés les uns contre les autres. De même les yeux, la bouche, le nez et les
oreilles sont recouverts par l'amnios.

La masse placentaire a la forme et le volume d'une grosse
poire. Du petit bout de la tumeur part la portion de la trompe
gauche, qui reliait la tumeur à l'utérus, et sur laquelle a porté
la section. A la partie renflée vient aboutir un débris de cordon ombilical. Sur la face postérieure adhère l'ovaire gauche.
La surface de la masse est absolument lisse. A la coupe elle

présente un tissu rappelant en tous points le tissu placentaire, renfermé dans une poche dont la paroi mesure 2 millimètres 1/2 d'épaisseur, et que l'examen histologique, pratiqué dans le laboratoire de M. le professeur Kiener, démontra être la trompe.

D'après M. Kiener, le fœtus, développé primitivement dans la trompe, aurait été expulsé à travers l'ostium péritonéal dans la cavité abdominale, où il aurait continué à s'accroître jusqu'à sa mort.

Cette observation doit son intérêt aux trois particularités suivantes :

1° La situation respective du fœtus (libre dans la cavité abdominale) et du placenta (enfermé dans une dilatation de la trompe).

2° L'absence totale, au cours de la grossesse, de manifestations plus ou moins graves pouvant être rattachées à la rupture de la trompe, ou pour mieux dire, au passage du fœtus de la trompe dans la cavité abdominale.

3° L'évolution même de cette grossesse ectopique, dont les symptômes pouvaient tout aussi bien se rapporter à une grossesse utérine avec fœtus mort retenu dans la cavité de l'utérus.

Nota bene. — Tout récemment, Pestalozza[1] a publié un cas analogue, en ce sens qu'il ne s'agissait point d'une rupture de la trompe mais d'un avortement tubaire incomplet : le fœtus seul avait été expulsé à travers *l'ostium abdominale* de la trompe ; le placenta était resté dans la portion ampullaire. Le fœtus était vivant lorsque Pestalozza dut intervenir, au cinquième mois, en raison de l'existence de crises douloureuses violentes, compliquées de phénomènes de compression.

[1] Pestalozza ; *La Gynecologia*, 1904, n° 2.

DE LA

DÉNOMINATION DU PREMIER TEMPS DE L'ACCOUCHEMENT [1]

Dans la description du mécanisme de l'accouchement
en général, le premier temps est désigné sous le nom de
« temps d'amoindrissement ». Il est appelé « temps de
flexion », temps de déflexion », « temps de pelotonnement », lorsqu'on étudie l'accouchement dans chacune
des présentations : présentation du sommet, présentation
de la face, présentation du siège ou de l'épaule.

Effectivement, l'amoindrissement constitue l'acte
important par lequel la partie fœtale qui se présente se
prépare à franchir le détroit supérieur et à pénétrer dans
l'excavation pelvienne. D'autre part, les termes de : flexion,
déflexion, pelotonnement, indiquent la manière dont la
présentation réalise cet amoindrissement.

Ces dénominations sont fautives, à mon avis, parce
qu'elles ne sont pas suffisamment compréhensives. En
les acceptant pour traduire ce qui se passe au cours du
premier temps de l'accouchement, on semble admettre en
effet que : 1° l'amoindrissement est le seul acte de ce
premier temps ; 2° que cet amoindrissement est seulement le fait de la flexion dans la présentation du sommet,
de la déflexion dans la présentation de la face, du pelotonnement dans les présentations du siège et du tronc ;
3° enfin, que la flexion, la déflexion ou le pelotonnement

[1] *Société des sciences médicales de Montpellier*, 8 mai 1903.

appartiennent en propre au premier temps de l'accouchement.

1° L'amoindrissement n'est pas le seul acte du premier
temps de l'accouchement. — Au-dessus du détroit supérieur, avant tout début du travail, le fœtus se présentant par
l'extrémité céphalique ou par l'extrémité pelvienne a son
plan dorsal regardant directement en dehors, à gauche
ou à droite ; et de même, l'occiput ou le sacrum, orientés
comme le dos. Or, dans cette position, la partie fœtale,
même diminuée de volume, est mal disposée pour le
détroit supérieur, qui constitue le premier pas à franchir.
En effet, les maîtres-diamètres de la présentation (occi-
pito-faciaux, dans les présentations du sommet et de la
face ; bisiliaque et bitrochantérien, dans les présentations
de l'extrémité pelvienne) ne concordent pas avec les
maîtres-diamètres de ce détroit qui, obstétricalement
sinon anatomiquement, sont les obliques.

C'est pourquoi l'on voit se produire un mouvement, un
pivotement de la partie fœtale qui a pour résultat de
placer les grands diamètres de la présentation en rapport
avec ceux du détroit supérieur : de transversale, la position devient oblique.

Or, la dénomination « d'amoindrissement » donnée au
premier temps de l'accouchement laisse en dehors cet
acte important, la mise en oblique de la présentation.

2° Sans doute, la flexion dans la présentation du sommet, la déflexion dans la présentation de la face, le pelotonnement dans les présentations du siège et de l'épaule
contribuent pour la plus grande part à la diminution du
volume de la présentation. Mais l'amoindrissement est
encore obtenu par un mécanisme autre que celui assigné
par ces termes à chacune des présentations.

Quand l'extrémité céphalique se présente, qu'il s'agisse

d'un sommet ou d'une face, il se produit déjà au détroit
supérieur des phénomènes plastiques qui contribuent,
eux aussi, à rendre la partie fœtale moins volumineuse.
Ces phénomènes plastiques, plus ou moins prononcés
suivant les résistances que rencontre le fœtus de la part
du détroit supérieur, sont produits par le chevauchement
des os, dont les bords au voisinage des sutures et des
fontanelles se rapprochent les uns des autres pour se
recouvrir : il se fait donc ici un tassement, un pelotonnement qui complète l'action réductrice indirecte de la
flexion ou de la déflexion. — Bien plus, dans les cas où,
comme dans ce qu'on a appelé la présentation du front,
la flexion et la déflexion manquent, l'amoindrissement de
la tête se réduit à ces phénomènes plastiques, à ce tassement accommodateur.

De même dans les présentations du siège et du tronc,
la réduction de volume de la présentation n'est pas seulement réalisée par le pelotonnement. C'est ainsi que,
dans la présentation du siège, il se produit au cours du
premier temps une flexion de la partie inférieure de la
colonne vertébrale, qui abaisse le sacrum ; et que, dans la
présentation du tronc, la diminution de volume n'est pas
uniquement la conséquence du tassement des parties
molles de l'épaule, mais encore de l'incurvation, de
l'inflexion très prononcée qui se fait au niveau du cou,
et qui jette à la rencontre l'un de l'autre le tronc et la
tête.

Désigner le premier temps de l'accouchement par les
termes de flexion (présentation du sommet), de déflexion
(présentation de la face), de pelotonnement (présentations
du siège et du tronc), c'est donc faire complètement
abstraction des actes qui concourent, bien qu'accessoire-
ment, à l'amoindrissement de la partie fœtale ; c'est-à-
dire, le tassement, le pelotonnement pour les présenta-

tions du sommet et de la face, la flexion pour la présentation du siège, l'inflexion pour la présentation de l'épaule.

3° Enfin nous savons bien que l'amoindrissement n'appartient pas exclusivement au premier temps : ainsi, la flexion se complète au fur et à mesure que le sommet descend dans l'excavation ; et le pelotonnement d'un siège ou d'une épaule n'est jamais poussé aussi loin que lorsque ces parties sont profondément enfoncées dans le bassin.

En résumé, le premier temps de l'accouchement comprend plusieurs actes. Pourquoi dès lors employer, pour le dénommer, le terme servant à désigner un de ces actes à l'exclusion des autres ? Le premier temps de l'accouchement a pour but d'accommoder au détroit supérieur la partie fœtale qui se présente. Désignons-le donc par le but même auquel concourent les divers actes qui le composent.

Temps d'accommodation au détroit supérieur, cela n'est ni plus long ni plus compliqué que les dénominations ordinaires. — C'est la dénomination que, pour ma part, je voudrais voir adopter.

XII

KYSTE DU VAGIN COMPLIQUANT L'ACCOUCHEMENT

Plusieurs raisons expliquent pourquoi les kystes du vagin n'ont guère attiré l'attention des accoucheurs. D'abord ces kystes constituent une affection relativement rare. Ensuite, et surtout, ils n'apportent qu'exceptionnellement des troubles dans la marche de l'accouchement.

Il ne faut donc point s'étonner si à leur endroit les traités d'accouchements sont souvent muets ou, du moins, ne fournissent que peu de détails.

Le plus habituellement, en effet, l'histoire des tumeurs du vagin qui peuvent faire obstacle à l'accouchement y est résumée en quelques lignes : parmi ces tumeurs, en passant, sont mentionnés les kystes. — D'autre part, si l'on se reporte aux thèses et monographies qui ont pour objet l'étude des kystes du vagin, on ne trouve, au chapitre des troubles qu'ils peuvent déterminer dans les fonctions de la génération et de la parturition, que de très rares exemples reproduits avec une désespérante monotonie [1].

En laissant de côté les tumeurs liquides développées dans le voisinage du canal vaginal, et ne tenant compte que des véritables kystes du vagin, j'ai pu seulement

---

[1] Thalinger ; Thèse de Paris, 1885. — Combes ; Thèse de Paris, 1888. — Poupinel ; *Revue de Chirurgie*, 1889. — Villebrun ; Thèse de Montpellier, 1889.

réunir dix observations, établissant les rapports de ces kystes avec la grossesse et l'accouchement.

Huguier a publié un cas d'abcès sous-uréthral qu'il attribue à la pression exagérée de la tête en ce point, par suite du voisinage d'un kyste du vagin.

Le professeur Grynfeltt a communiqué au Dr Eustache (de Lille), qui l'a consignée dans son mémoire sur les *Kystes du vagin* [1], une observation dans laquelle la déviation du col de l'utérus par un kyste remplissant le cul-de-sac postérieur paraît avoir été une cause de stérilité, car la fécondation eut lieu après une opération suivie de guérison du kyste.

Morlanne (*Journal d'accouchements*, tome I, p. 198) parle d'un kyste situé à la partie supérieure du vagin, qui, à l'instant où l'on allait l'ouvrir, fut rompu par la pression de la tête fœtale.

Roux (*Journal de médecine de Sédillot*, 1828, t. III) raconte une opération qu'il pratiqua à une femme de 38 ans, pour une tumeur du vagin qu'il croyait solide. Dès qu'on l'eut incisée, il s'en écoula un liquide clair et des échinocoques ; il dut enlever la membrane blanc-nacré du kyste. Cette femme avait eu huit ans auparavant un accouchement long et pénible, à la suite duquel la santé fut satisfaisante pendant cinq ans ; dans les trois années suivantes, elle se plaignit de difficulté de la miction et de constipation opiniâtre. Il est possible, mais non pas certain, que l'accouchement antérieur à l'opération a été rendu difficile par la présence de la tumeur existant peut-être déjà à ce moment.

L'observation de Raimbert (*Revue médico-chirurgicale*, Paris 1851) a trait à une femme qui, après un premier accouchement, s'aperçut de l'existence d'une tumeur

[1] Eustache; *Archives de Tocologie*, 1878.

à l'orifice du vagin. A une seconde grossesse, la tumeur prit peu à peu du développement; de temps en temps même, elle sortait du vagin et, quand l'accouchement eut lieu, elle avait atteint à peu près le volume du poing ; au moment du passage de la tête de l'enfant, elle remonta au-devant du pubis, puis, l'accouchement terminé, elle rentra dans le bassin. — Deux mois plus tard, cette femme redevint enceinte. Comme lors de la précédente grossesse, la tumeur sortait de temps en temps, mais elle était facilement réduite. La tumeur sortit de nouveau à la fin du huitième mois; mais cette fois il fut impossible de la réduire. Des douleurs survinrent accompagnées de rétention d'urine ; le cathétérisme ne s'opérait que très difficilement. Raimbert, appelé alors, constata l'existence, entre les grandes lèvres, d'une tumeur qui les écartait fortement; cette tumeur était rouge, tendue, luisante, fluctuante; elle avait, au moins, le volume du poing et était irréductible. — Le diagnostic de kyste du vagin ayant été porté, on pratiqua une ponction qui amena la sortie d'un liquide muco-purulent. Tous les accidents cessèrent aussitôt, et bientôt après la guérison était complète.

Peters a relaté dans le *Monatschrift für Geburtskunde* de 1869, un cas ayant trait à une femme de 34 ans, arrivée au terme de sa quatrième grossesse. Les trois accouchements antérieurs, dont le dernier remonte à deux ans et demi, se sont accomplis très facilement et sans le secours de l'art. Quand, après cinq heures de travail et deux heures après la rupture de la poche des eaux, Peters fut appelé par la sage-femme qui soupçonnait quelque chose d'anormal, il constata dans le vagin la présence d'une tumeur molle, occupant toute la cavité vaginale et remplissant toute la main : elle laissait à peine la place suffisante à l'exploration pour se rendre compte que la

dilatation était complète et que la tête était profondément engagée. Etant données la mollesse de la tumeur,
l'intensité des contractions utérines, la descente de la tête
la première, il crut pouvoir abandonner à la nature la
terminaison de l'accouchement. A 10 heures du soir (le
travail était commencé depuis 5 heures du matin), il fallut
se rendre compte que cet espoir était vain : la tumeur,
légèrement diminuée à sa partie supérieure, était fortement refoulée en bas par la tête fœtale, au point d'ouvrir
l'anus ; la douleur cessant, tête et tumeur remontaient
dans l'excavation. Une application de forceps, faite à ce
moment, resta sans résultat. C'est alors que le Dʳ Walter,
consulté, ayant nettement reconnu la fluctuation de la
tumeur, en pratiqua la ponction par l'anus, pendant que
la tête était tirée en bas avec le forceps. Il s'écoula une
livre de liquide coloré en jaune, mais clair. La tumeur
s'affaissa et l'extraction devint très facile. La mère et l'enfant se portent bien.

La femme, dont Mundé a rapporté l'histoire dans *The
american journ. of. Ost.*, vol. X, p. 673, était enceinte
pour la neuvième fois, lorsqu'elle constata, au cours de
cette grossesse, la présence d'une tumeur vaginale siégeant à la partie antérieure, du volume d'une petite
orange, fluctuante, ne jouissant que très peu de mobilité
et pouvant être confondue avec une cystocèle. Cette
tumeur, qui était à peine apparente avant la grossesse,
s'était, depuis, développée considérablement, au point
d'oblitérer presque complètement le conduit vaginal.
Une ponction n'avait pas amené la guérison de ce kyste
et Mundé se décida à en tenter l'énucléation. Il ne put
y réussir, car pendant la dissection de la tumeur, la membrane mince du kyste se rompit et laissa écouler un
liquide clair et glutineux. On dut enlever la plus grande
partie de la poche, laisser suppurer la partie qu'on fut

obligé d'abandonner. On badigeonna la paroi non enlevée du kyste avec de la teinture d'iode. La guérison fut obtenue au bout de quelques semaines et l'accouchement eut lieu à terme.

Magnin (*Journal de médecine et de chirurgie pratiques*, 1883) cite un cas dans lequel un kyste du vagin se rompit au septième mois d'une grossesse, sans toutefois causer d'accidents consécutifs.

Dans le cas de Couvelaire (*Annales de gynécologie*, 1903), il s'agissait d'une femme de 35 ans, primipare, qui portait un kyste du vagin du volume d'un œuf de poule, assez largement implanté sur la paroi postéro-latérale droite. La tumeur, qui faisait saillie au dehors quand la malade était debout, gênait la marche et occasionnait, dans les derniers temps de la grossesse, de la pesanteur dans le bas-ventre, ainsi que des sensations gênantes du côté de la vulve et du rectum. Au cours de l'accouchement, qui se termina spontanément par la naissance d'un enfant volumineux, le kyste devint inaccessible au doigt lorsque la tête eut distendu le vagin. — Cinq semaines après, on procéda à son ablation ; son volume était devenu celui d'un œuf de poule, et sa consistance beaucoup plus ferme.

A la *Société d'obstétrique de Paris* (avril 1903), Chevallier a présenté l'observation d'une jeune femme de 20 ans, enceinte pour la seconde fois et portant un kyste volumineux de la région antéro-latérale du vagin. Lors du premier accouchement, le kyste s'ouvrit spontanément. Il s'est reformé six mois après ; et, depuis la grossesse actuelle, il est allé en grossissant progressivement.

A ces quelques observations, je puis ajouter une observation nouvelle : il m'a été donné, en effet, d'assister, deux fois, à deux ans d'intervalle, une femme entrée à la Clinique d'accouchements de Montpellier, et qui présentait un kyste du vagin.

Marie D..., 25 ans, repasseuse, domiciliée à Cette, entre, le
28 octobre 1891, à la Clinique d'accouchements, service de
M. le professeur Grynfeltt.

C'est une fille forte et bien constituée, qui n'a jamais été
malade et ne présente aucun antécédent héréditaire particulier. Elle a été réglée pour la première fois à l'âge de
13 ans ; depuis lors, menstruation régulière et sans souffrance, durant habituellement de trois à quatre jours, assez
abondante.

Devenue enceinte pour la première fois il y a cinq ans, elle
a eu une grossesse excellente, terminée par un accouchement normal et très rapide (trois heures). Les suites n'en ont
été marquées que par des gerçures au sein qui l'obligèrent à
cesser l'allaitement. — C'est peu de temps cependant après cet
accouchement qu'elle s'aperçut par hasard de la présence
près de l'entrée des voies génitales d'une tumeur ; cette
tumeur ne causait, en effet la moindre gêne, et, de son fait,
ni la marche, ni les rapports sexuels ne paraissent avoir été
troublés en quoi que ce soit. C'est aussi de cet accouchement
que date l'apparition d'un écoulement leucorrhéique abondant, exagéré encore au moment des deux grossesses qui ont
suivi.

De ces deux grossesses, l'une s'est terminée le 2 octobre 1889
à la Clinique d'accouchement, où j'étais alors interne. Voici
au sujet de la tumeur et de la manière dont l'accouchement
s'est accompli les renseignements relevés sur la feuille d'observation : Il existe dans le tiers inférieur du vagin, à l'union de
la paroi postérieure et de la paroi latérale, une tumeur du
volume d'un œuf de poule, arrondie, sessile, rénitente, lisse,
qui est constituée par un kyste du vagin. On décide qu'on
laissera les choses en l'état, quitte à faire au moment du
travail une ponction du kyste, au cas où celui-ci gênerait la
sortie du fœtus. — Dans la nuit du 2 octobre, vers 1 heure du
matin, apparition de quelques douleurs, très rapprochées et
très fortes à partir de 4 heures. Quand je suis appelé auprès
de la femme, le travail est près de finir. La tête, ayant par-
couru toute l'excavation, a terminé sa rotation. De la tumeur

vaginale on ne constate plus qu'une très petite partie, faisant à peine saillie à la vulve, tandis que le reste de la tumeur est fortement comprimé entre la tête fœtale et la partie gauche du bassin. Quelques minutes après, à 5 heures et quart, sous l'influence des contractions très intenses, l'expulsion s'effectuait sans qu'il eût été nécessaire d'intervenir. L'enfant, du sexe masculin, est de petit volume et pèse 2.700 gram. — Suites de couches normales. — Le 15 octobre, mère et enfant quittaient le service en excellent état.

Nous avons dit qu'une troisième grossesse y avait ramené la mère deux ans après, le 28 octobre 1891.

Les dernières règles remontent au 6 février de cette même année. C'est peu après que la femme est devenue enceinte. Grossesse absolument régulière, marquée seulement par quelques vomissements au début et des migraines. Le ventre et l'utérus ont les dimensions de ceux d'une femme arrivée près du terme. La tête est amorcée au détroit supérieur; le dos est à gauche. A gauche et au-dessous de l'ombilic, sont entendus les battements du cœur fœtal. Pas d'œdème, pas d'albumine dans les urines.

La tumeur du vagin offre les mêmes caractères et occupe le même siège que ceux notés lors de l'examen d'il y a deux ans, seulement son volume est plus considérable : il atteint actuellement celui d'une grosse mandarine. Mais toujours — à s'en rapporter aux dires de la femme — il n'occasionne aucun trouble ni dans la marche, ni dans les relations sexuelles.

Le 16 novembre, à 2 heures du matin, apparition des premières douleurs. Ces douleurs se rapprochent et deviennent de plus en plus violentes. provoquant surtout à la fin un état de surexcitation très grande.

A 8 heures, lorsque je pratique le toucher, j'arrive non sans peine sur le col, que je trouve dilaté comme une pièce de 5 fr. Pour atteindre l'orifice cervical, le doigt est en effet obligé de parcourir une sorte de canal étroit en S très allongé, déterminé par la saillie du kyste sur la paroi postérieure du vagin. — L'enfant, vivant, se présente en gauche-antérieure.

A 9 heures, lorsque, la visite dans les salles terminée, on

revient auprès de la parturiente, on trouve la dilatation complète. La tête est fortement engagée dans l'excavation et
repose sur l'espèce de coussinet formé par le kyste proéminent
Celui-ci, poussé en bas par la partie fœtale, s'aperçoit très
nettement dès qu'on écarte les grandes et les petites lèvres.
Étant donné le volume de la tumeur, d'autre part la progression de la tête semblant gênée du fait de sa présence, M. le
professeur Grynfeltt décide qu'il y a lieu de pratiquer la ponction de ce kyste.

Après lavages et précautions antiseptiques, il introduit deux
doigts dans le vagin, et, les glissant entre la tête fœtale et la
tumeur, il augmente encore la saillie de cette dernière à travers l'orifice vulvaire. La ponction, pratiquée alors avec un
trocart près de la partie la plus déclive de la tumeur, détermine l'issue en jet d'un liquide puriforme, de couleur café au
lait : la quantité de liquide ainsi recueilli après la ponction
est de 100 gram.

La constatation de la nature de ce liquide imposait la
nécessité de vider aussi complètement que possible la cavité
kystique et de la désinfecter soigneusement : par la canule du
trocart laissée en place, on injecte à plusieurs reprises une
solution de sublimé au 1/2000 ; et l'on ne cesse que lorsque le
liquide injecté ressort absolument propre. — Grande injection vaginale.

Le kyste est maintenant complètement affaissé. — On
replace la femme sur le lit d'accouchement, et on abandonne à
lui-même le travail, dont la terminaison, par suite de l'intensité des contractions utérines, semble ne devoir guère tarder.

À 9 heures et demie, la poche des eaux se rompt. La tête
descend franchement dans l'excavation, et à 10 heures un
quart avait lieu l'expulsion d'un gros enfant du sexe féminin,
vivant, et pesant 3,630 gram. — Un quart d'heure après, la
délivrance s'effectuait sans incident particulier. — Les suites
de couches ont été absolument apyrétiques et normales.

Le 26 novembre, quand la malade a demandé sa sortie,
onze jours après l'accouchement, le kyste s'était reformé à
nouveau : il atteint à ce moment les dimensions d'un œuf de

poule, c'est-à-dire celles qu'il avait lors de la précédente grossesse et du précédent accouchement. Malgré nos conseils, cette femme ne paraît pas plus décidée que la première fois à se soumettre à une opération.

A l'aide des observations qui précèdent, nous pouvons maintenant aborder ce point de l'histoire des kystes du vagin : *leurs rapports avec la grossesse et l'accouchement*.

INFLUENCE DES KYSTES SUR LA GROSSESSE ET L'ACCOUCHEMENT. — Sur la grossesse les kystes du vagin exercent d'ordinaire une influence à peu près nulle. Dans le cas de Raimbert comme dans celui que nous rapportons, la grossesse a pu deux fois se produire, malgré la présence du kyste constatée après un premier accouchement.

Lorsque la tumeur est volumineuse, elle pourrait gêner le coït et devenir ainsi cause de stérilité.— Les kystes du vagin peuvent mettre encore obstacle à la fécondation, en déterminant une déviation du col de l'utérus. Le cas observé par le professeur Grynfeltt en témoigne : après l'ablation de la tumeur, qui occupait le cul-de-sac postérieur, l'utérus reprit sa situation normale et une grossesse se produisit.

Comme la plupart des tumeurs exclusivement pelviennes, les kystes du vagin permettent à la grossesse d'évoluer normalement : aucune de nos observations ne mentionne d'accouchement prématuré. Néanmoins, dans le cas de Raimbert, la tumeur devenue irréductible occasionna, à la fin du huitième mois de la grossesse, des phénomènes douloureux et de la rétention d'urine, qui obligèrent à intervenir.

En ce qui concerne l'accouchement, il est facile de prévoir, par analogie avec ce qui se passe pour les tumeurs de l'excavation, et particulièrement les tumeurs liquides, les conséquences qu'entraîne la présence d'un kyste du vagin.

S'agit-il d'une tumeur de faible volume ou d'une tumeur médiocrement distendue ? Elle n'opposera guère d'obstacles à la sortie de la partie fœtale qui se présente. Pressée par cette dernière, elle s'aplatira, elle s'effacera, pour ainsi dire, devant elle, pour reparaître l'accouchement terminé. Tout au plus sa présence pourrait-elle contribuer à exagérer les pressions exercées par la tête du fœtus sur les parties molles qui tapissent l'intérieur du bassin : c'est à cette pression exagérée de la tête au niveau de la paroi antérieure du vagin qu'Huguier attribue dans son cas la formation d'un abcès sous-uréthral.

Lorsque la tumeur acquiert des dimensions un peu considérables, la descente de la présentation peut être réellement gênée : le kyste du vagin constitue alors une cause de dystocie. Malgré des douleurs énergiques ou des tractions exercées par l'opérateur, la partie fœtale est retenue au-dessus du kyste et n'apparaît point hors des voies génitales.

La levée de l'obstacle, exigée pour la terminaison de l'accouchement, n'implique pas fatalement l'intervention de l'art.

Poussée par la tête fœtale, la tumeur peut sortir hors du vagin, laissant ainsi libre voie au fœtus. Il en fut ainsi lors du second accouchement de la femme, dont Raimbert a rapporté l'histoire : la tumeur, qui avait le volume du poing, remonta au-devant du pubis, au moment du passage de la tête de l'enfant ; puis l'accouchement effectué, rentra dans le bassin. — D'autres fois, le kyste peut, ainsi qu'en témoigne l'observation de Couvelaire, effectuer un mouvement d'ascension.

Plus souvent on observe la rupture et l'évacuation spontanées du kyste sous l'influence de la pression exercée par la tête fœtale poussée par les contractions de l'utérus ou entraînée par le forceps.

Quand l'une ou l'autre de ces deux éventualités ne se produit point, quand le kyste ne se laisse pas refouler ou résiste sans se rompre aux efforts de la contraction utérine (Puech) ou aux tractions exercées avec le forceps (Peters), la ponction, en déterminant son affaissement, permettra la terminaison de l'accouchement.

En somme, à s'en référer aux quelques cas jusqu'ici publiés, les kystes du vagin, lorsqu'ils compliquent l'accouchement, ne constituent jamais qu'une dystocie de médiocre gravité. Si leur volume peut être parfois assez considérable, — celui d'une tête de fœtus, ainsi que l'a vu Veit, — leur constitution fournit les moyens de lever facilement l'obstacle qu'ils portent à l'acte de la parturition.

INFLUENCE DE LA GROSSESSE ET DE L'ACCOUCHEMENT SUR LES KYSTES. — De nombreuses opinions ont été émises sur la pathogénie des kystes du vagin.

Pour Huguier et von Preuschen, ces kystes proviendraient des glandes du conduit vaginal. — Hennig, Froment, les regardent comme formés par l'accolement des replis de la muqueuse ou l'oblitération de ses cryptes. — Klebs et Hunt placent leur origine dans les follicules, les espaces ou vaisseaux lymphatiques du vagin. — Pour Verneuil et Ladreit de la Charrière, dont l'opinion est acceptée par Courty, Eustache, Kaltenbach, Tillaux, ces kystes ne seraient que des hygromas ou des bourses séreuses accidentelles, développées dans le tissu conjonctif de la couche fibro-musculeuse du vagin.

Avec cette dernière manière de voir, une part considé-

rable dans le mécanisme de la formation des kystes
vaginaux revient à l'accouchement, comme, d'ailleurs, à
tout traumatisme s'exerçant d'une façon violente ou répétée au niveau du conduit vaginal. L'accouchement, en
effet, déterminerait une sorte de relâchement de la paroi
et du tissu sous-jacent, condition éminemment favorable
à la production d'une collection séreuse dans ses mailles.
Tillaux[1] même ne serait pas éloigné de croire que la
tumeur a pour origine un décollement ou un thrombus du
vagin survenus au moment de l'accouchement et passés
d'abord inaperçus : en pareil cas, le kyste, au début purement sanguin, deviendrait peu à peu séreux par transformation ou résorption des globules.

Sans doute, l'examen des faits nous apprend que les
kystes du vagin s'observent surtout chez les femmes ayant
eu une ou plusieurs grossesses : dans un travail paru en
1889 dans la *Revue de Chirurgie*, Poupinel, sur 69 cas
contenant des détails relatifs aux accouchements antérieurs, compte 49 femmes ayant accouché une ou plusieurs fois. Mais nous savons aussi que ces kystes peuvent
se produire en dehors de toute grossesse et de tout accouchement, puisqu'on a noté leur existence chez des femmes
demeurées stériles et même chez des vierges.

Au reste, la théorie de la « bourse séreuse acciden-
telle » n'a plus guère aujourd'hui de défenseurs. Avec
Veit et la plupart des anatomo-pathologistes modernes,
on admet que les kystes du vagin sont d'origine embryon-
naire, qu'ils se développent dans les restes du corps de
Wolff, persistant anormalement dans la paroi vaginale.

Le rôle de l'accouchement dans leur formation, pré-
pondérant avec la théorie de Verneuil, de Courty, de
Tillaux, devient dès lors bien minime. — On ne peut cepen-

---

[1] Tillaux ; *Gazette des Hôpitaux.* 1885.

dant refuser toute influence à la grossesse et à l'accouchement. Ainsi que le fait remarquer Pozzi, l'accouchement
aurait une certaine action « non comme conséquence du
traumatisme du vagin, mais par la suractivité nutritive
que la grossesse imprime à tout l'appareil génital et qui
peut avoir son retentissement sur les résidus fœtaux
anormalement persistants ».

De la même manière on peut expliquer l'influence
qu'exercent sur le kyste une fois formé la grossesse et
l'accouchement. Il semble bien, en effet, qu'au cours de
la grossesse et qu'à la suite de l'accouchement, les kystes
du vagin subissent une réelle augmentation de volume.
Tandis que, lors de l'accouchement de 1889, la tumeur,
chez notre malade, avait le volume d'un œuf de poule,
elle atteignait celui d'une grosse mandarine au moment
du dernier accouchement. — Chez la malade de Mundé, la
tumeur, à peine apparente avant la grossesse, s'était
depuis considérablement développée au point d'oblitérer
presque complètement le conduit vaginal. — Dans le cas de
Raimbert, le kyste, reconnu après un premier accouchement, acquiert surtout un certain développement au
cours de la seconde grossesse ; et, au huitième mois de la
troisième, arrivait à former entre les grandes lèvres une
grosse tumeur impossible à réduire dans le vagin. — La
rupture spontanée du kyste survenue au septième mois de
la grossesse, dans le cas de Magnin, doit être rapportée à
une augmentation rapide de volume due à une sécrétion
plus active du liquide dans l'intérieur de la cavité kystique.

Par les traumatismes, dont il est souvent l'occasion,
l'accouchement peut encore déterminer la transformation
purulente du contenu du kyste. C'est ainsi que, dans
notre cas, la ponction donna issue à un liquide séro-
purulent. A l'accouchement antérieur nous rapportons

cette modification dans la manière d'être du liquide, d'ordinaire filant, visqueux et de couleur citrine.

Nous avons vu qu'au cours de l'accouchement, la rupture du kyste pouvait s'opérer sous l'influence des pressions exercées par la partie fœtale.

La CONDUITE A TENIR pendant le travail à l'égard des kystes du vagin, lorsque ces kystes sont causes de dystocie, est des plus simples. Pour lever l'obstacle à la terminaison de l'accouchement, on s'adressera à la ponction, quitte à intervenir plus tard et d'une façon plus radicale, pour débarrasser complètement la malade de sa tumeur.

Refoulée au-devant de la partie fœtale, la tumeur se présente d'elle-même à l'orifice vaginal ; au besoin, on en exagérerait la saillie en glissant un ou deux doigts au-dessus, ainsi que nous l'avons vu faire par M. Grynfeltt. Peters a pratiqué la ponction du kyste par l'anus, à travers la cloison recto-vaginale. J'avoue ne guère comprendre la conduite de l'accoucheur allemand et doute fort qu'elle soit souvent imitée.

Pendant la grossesse, alors même qu'on pourrait craindre que la tumeur, en raison de son volume, crée quelque difficulté au moment de l'accouchement, l'expectation me paraît constituer la pratique la plus sage.

Sans doute, on a beaucoup exagéré les dangers des opérations pratiquées dans l'état gravidique ; toutefois, particulièrement lorsqu'il s'agit d'interventions chirurgicales portant sur les organes génitaux, il est plus prudent de s'abstenir, à moins d'indications formelles.

Même pratiquée à une époque voisine du terme dans le double but de ne point compromettre le sort du fœtus, au cas où se produirait un travail prématuré, et de débarrasser la femme d'une tumeur pouvant gêner l'accouchement, l'opération n'est point recommandable. Le volume de la tumeur, son siège élevé, peuvent, en effet, rendre l'extirpation complète du kyste difficile ou impossible. Il faudra donc se contenter d'en pratiquer l'excision partielle, et laisser ensuite le reste de la cavité se combler par bourgeonnement du fond vers la surface. Or la présence dans le vagin de ce reste de la poche kystique, bourgeonnant et d'asepsie malaisée, constitue un réel danger pour les suites de couches, si l'accouchement vient à se produire avant que la guérison soit complètement obtenue.

C'est pourquoi, quelle que soit l'époque de la grossesse, il vaut mieux s'abstenir de toute opération ayant pour but la guérison radicale du kyste, et attendre le moment de l'accouchement pour, si besoin est, en pratiquer la ponction.

Que si le kyste occasionnait quelques troubles pendant la grossesse, c'est encore à la ponction qu'il faudrait avoir recours : ainsi s'est conduit Raimbert. Mundé, au contraire, a opéré l'excision partielle du kyste. Dans les deux cas les résultats ont été favorables. — Les considérations qui précèdent justifient pleinement la conduite de Raimbert.

XIII

DYSTOCIE PAR RIGIDITÉ SYPHILITIQUE DU COL [1]

La dystocie tenant à la rigidité syphilitique du col n'est connue et n'a guère attiré l'attention des accoucheurs que depuis ces dernières années. Sans avoir la prétention de faire un historique complet, qu'il me suffise de rappeler que les premières observations sont dues à un Français, Putégnat, de Lunéville (1871). Quelques faits de cet ordre sont dès lors rapportés par les accoucheurs italiens et allemands, parmi lesquels je citerai : Chiarleoni, Chiara, Martinetti, Fasola, Welponer, Dougall. En 1884, Mme Mesnard, dans sa thèse sur l'*Influence des lésions syphilitiques du col de l'utérus sur l'accouchement*, avait réuni une quinzaine de cas empruntés à divers auteurs. — Au reste, je renvoie à l'excellente étude de M. Doléris sur la Rigidité du col d'origine syphilitique, parue en 1885 dans les *Archives de Tocologie* et au travail récent de Blanc paru dans le même recueil au mois d'avril dernier (1891), ceux qui voudraient s'édifier plus complètement sur ce sujet.

Malgré ces travaux, la rigidité syphilitique du col, acceptée en Allemagne et en Italie, n'est point cependant encore admise en France par tous les accoucheurs. En raison du doute dont est entourée pour quelques-uns cette forme de rigidité pathologique du col, en raison aussi du petit nombre d'observations publiées, j'ai cru devoir

[1] *Société de Médecine et de Chirurgie pratiques*, 23 mars 1892.

rapporter le fait suivant, recueilli dans le service de la
Clinique obstétricale. Je le ferai suivre de quelques commentaires.

La nommée V... B..., 19 ans, couturière, entre dans le service du professeur Grynfeltt, le 16 novembre 1891. Depuis
deux ou trois jours elle a éprouvé dans les reins et le ventre
des douleurs vagues, qui, depuis la veille, sont devenues plus
fortes et ont revêtu les caractères des douleurs de l'accouchement.

Les renseignements recueillis soit au moment de son
entrée, soit plus tard, sont les suivants :

L'hérédité et les antécédents personnels pathologiques jusqu'à la grossesse actuelle sont excellents. Menstruation à l'âge
de 14 ans ; depuis lors, règles normales, sans souffrances,
durant quatre jours.

Dernières règles le 22 avril 1891 ; c'est avec leur terminaison
que la femme fait coïncider la date du coït fécondant. La
grossesse s'est très bien passée ; elle n'a même pas été marquée par les troubles digestifs si communs au début. Le
5 septembre, les premiers mouvements du fœtus ont été perçus. Ecoulement leucorrhéique abondant.

Le ventre est peu volumineux ; le fond de l'utérus dépasse
à peine l'ombilic de deux travers de doigt. On sent la tête
fœtale appliquée sur le détroit supérieur ; le dos est à gauche ; à gauche aussi sont entendus les bruits du cœur.

Le toucher ne révèle aucune particularité du côté de la
vulve, du vagin et du promontoire. Il n'en est pas de même
au niveau du col de l'utérus. Son orifice ouvert permet l'introduction du doigt ; mais au lieu de trouver un bord mince
sans épaisseur, on sent au contraire, tout autour, un anneau
scléreux, épais, non douloureux au toucher. A droite et un
peu en arrière, cette épaisseur paraît plus considérable, en
même temps qu'en ce point le doigt éprouve une résistance
plus marquée, plus dure, comme cartilagineuse. En outre,
tout ce que l'on touche du col présente un état d'induration
marquée.

Songeant à la syphilis comme cause possible de cet état particulier du col, je portai alors plus spécialement mes investigations sur ce point. Il existe dans les deux aines de nombreux ganglions ; il en existe aussi à la région postérieure du cou. La peau ne présente pas d'éruptions ; mais la femme nous dit avoir constaté, il y a quelque temps, sur les membres inférieurs et sur le tronc, des taches rouges, dont elle ne se préoccupa guère, les mettant sur le compte de la grossesse. De plus, elle a eu, à la même époque, des maux de gorge et a observé que ses cheveux tombaient. — Sauf une rougeur intense, la vulve n'offre pas de lésions suspectes ; il s'en écoule une leucorrhée très abondante due à de la vulvo-vaginite.

Le travail ayant trainé toute la nuit du 15 au 16, sans amener de modification dans l'état du col, on résolut, la poche des eaux étant encore intacte et l'enfant vivant, d'arrêter les contractions utérines. Sous l'influence de lavements laudanisés, les douleurs se suspendent à peu près complètement jusque dans la soirée du 17. Mais à partir de huit heures, elles reprennent plus vives et plus rapprochées ; et, à minuit, la poche des eaux se rompt spontanément. Malgré tout, la dilatation du col ne se fait que très péniblement : dilaté comme une pièce de 2 francs dans l'après-midi du 18, l'orifice cervical avait à peine les dimensions d'une pièce de 5 francs à minuit, bien que les contractions soient énergiques. — L'utérus est comme tétanisé ; et la femme présente une surexcitation considérable. *On se pose la question du débridement du col.*

Enfin le 19, à 5 h. 15, assez brusquement a lieu l'expulsion, sous l'influence de douleurs très fortes, d'un enfant vivant du sexe féminin pesant 1,350 grammes. Cet enfant, placé dans la couveuse, a succombé le sixième jour.

Délivrance et suites de couches normales. — Le douzième jour, la femme est placée dans le service de gynécologie pour y être traitée de sa vulvo-vaginite. Là, on constate que le col est le siège d'une large déchirure transversale remontant jusqu'aux attaches du vagin. C'est cette déchirure qui a permis au col de s'ouvrir suffisamment pour laisser passer la tête

fœtale. En outre, il existe à la partie droite de la lèvre postérieure un noyau saillant induré. — Ce noyau était encore
apparent lorsque la malade est retournée dans le service au
mois de mars pour subir le curettage de l'utérus. Elle présentait à ce moment-là une poussée d'accidents secondaires des
plus nettes.

Nous avons eu dans ce cas incontestablement affaire à
une rigidité pathologique du col. Il est difficile, d'autre
part, de ne pas rapporter à la syphilis la cause de cet état
anormal : en dehors des renseignements fournis par
l'anamnèse et l'examen général, l'exploration de l'orifice
cervical permet, en effet, de constater nettement tous les
caractères attribués à la rigidité syphilitique ; notamment,
cette dureté extrême, comme cartilagineuse, reconnue
au toucher.

De différentes façons la syphilis peut produire la rigidité du col :

Ou bien, il s'agit d'une modification des tissus amenée
par l'accident primitif, un chancre cervical. Ou bien, la
même altération locale est consécutive à des accidents
secondaires ou à des accidents tertiaires : le col pouvant
être, en effet, le siège de syphilides papuleuses ou de
syphilides ulcéreuses, qui, comme le chancre, laissent
après elles des indurations plus ou moins étendues, plus
ou moins persistantes. Ou bien enfin, il peut se produire,
en dehors de lésions locales antérieures, une sclérose
spécifique du col, analogue à celle qui se fait du côté du
rectum et qui conduit au rétrécissement de cet organe.
— Dans le cas présent, c'est au premier de ces divers
modes pathogéniques que je me rallie.

Tous les auteurs qui se sont occupés de la rigidité syphilitique du col proclament sa gravité : la résistance des

tissus cervicaux peut, en effet, être telle, que le col, malgré des contractions énergiques de l'utérus, n'arrive pas
à se dilater suffisamment pour livrer passage au fœtus.
C'est ce qui s'observe, notamment, lorsque la sclérose, au
lieu d'être limitée à une portion du col, envahit tout l'organe et même s'étend jusqu'au segment inférieur. Fassola [1] a publié il y a six ans un cas de cet ordre, pour
lequel fut posée la question de l'opération césarienne,
suivie de l'amputation utéro-ovarique : malgré de multiples incisions faites sur le col, que six jours de travail
n'avaient pu qu'à peine ouvrir jusqu'à 3 centimètres,
l'embryotomie présenta les plus grosses difficultés ; et la
femme succomba peu après sa délivrance. — Dans les
cas graves, où l'accouchement ne peut aboutir, la rupture
utérine, l'épuisement, l'infection entraînent la mort de
la parturiente.

L'accouchement ne se termine pas toujours cependant
de façon aussi défavorable. Lorsque les altérations produites par la syphilis sont peu étendues, la dilatation
peut se faire aux dépens de la portion du col restée
indemne, et l'expulsion du fœtus s'effectuer spontanément et sans déchirure au bout d'un temps plus ou moins
considérable. D'autres fois, sous l'influence de contractions utérines énergiques, le col se déchire, et, grâce à
cette sorte de « débridement naturel », donne passage
au fœtus : ainsi se sont passées les choses dans notre
cas, où malgré le faible volume de l'enfant, le col, en
raison de l'induration dont il était le siège, n'a pu
atteindre le degré de dilatation suffisant. Hâtons-nous de
faire remarquer que ces déchirures ne sont pas toujours
sans dangers : peu graves quand elles ne dépassent pas
les insertions du vagin, elles peuvent être l'amorce de

[1] Fassola; *Ann. di Ostet.*, avril-mai, 1886.

délabrements plus considérables et se continuer sur la portion sus-vaginale du col et le segment inférieur de l'utérus.

Pour le traitement de la rigidité syphilitique, il ne faut point trop compter sur les moyens ordinairement employés pour dilater l'orifice cervical. Si dans les cas où l'hyperplasie conjonctive est peu prononcée, l'écarteur de Tarnier, le ballon de Champetier de Ribes, l'introduction successive des doigts et de la main tout entière arrivent parfois à vaincre la résistance du col, il n'en va plus de même quand la sclérose a envahi une grande partie de l'organe. En ces cas, il faut recourir aux incisions du col : avec le bistouri ou les ciseaux mousses, on pratiquerait sur les commissures droite et gauche du col une incision remontant jusqu'aux insertions du vagin ; et, s'il était nécessaire, on n'hésiterait pas à ajouter à ces deux débridements une incision en avant et une incision en arrière, sans jamais dépasser les attaches du vagin.

La question du débridement du col a été un moment discutée pour notre malade : si nous avons cru devoir attendre, c'est que, d'une part, ni l'état de la parturiente ni celui du fœtus ne fournissaient indication à une intervention immédiate ; et que, de l'autre, en raison du faible volume de l'enfant qui naissait au terme de sept mois, nous pouvions encore croire sans trop de témérité que les contractions utérines parviendraient à produire un degré de dilatation permettant une expulsion spontanée. On a vu comment avait eu lieu la terminaison de l'accouchement.

XIV

DES FIBROMES DE L'UTÉRUS

Les fibromes de l'utérus n'intéressent pas seulement le gynécologue et le chirurgien : par l'influence qu'ils exercent sur la marche de la grossesse, par les complications dont ils sont souvent le point de départ au cours de cette dernière, et enfin par les difficultés qu'ils créent au moment de l'accouchement, ils doivent, à un égal degré, solliciter toute l'attention de l'accoucheur.

I

HISTORIQUE. — L'histoire des rapports des corps fibreux de l'utérus avec l'accouchement n'est pas de date bien ancienne. En 1868, Depaul pouvait dire à la *Société de chirurgie* que la science était loin d'être faite sur ce point important : en somme, c'est aux travaux de l'époque contemporaine qu'appartient le mérite d'avoir bien établi le rôle de ces tumeurs dans la dystocie.

Dans les auteurs anciens on ne trouve que de vagues mentions ; et il faut arriver, en 1646, à Fabrice de Hilden pour rencontrer la première observation de fibrome utérin compliquant le travail : c'est celle d'une femme atteinte de fibrome volumineux du col, dont l'accouchement, qui durait depuis six jours, se termina par la rupture de

[1] *Gazette des hôpitaux*, 3 août 1895.

l'utérus ; à l'autopsie, on trouva la tête de l'enfant passée dans l'abdomen.

En 1749, parut le mémoire de Levret [1] justement loué dans sa thèse d'agrégation par Malgaigne, qui fait époque et qu'il faut toujours citer : il renferme, dans son chapitre troisième, plusieurs observations remarquables sur ce sujet.

Des observations de fibromes créant des obstacles à l'accouchement sont rapportées par Chaussier (1813), Béclard (1820), Mme Lachapelle (1825), Deneux (1829), Mme Boivin et Dugès (1833).

Puchelt [2], dans sa thèse soutenue, en 1840, à Heidelberg et consacrée à l'étude des tumeurs du bassin gênant l'accouchement, en réunit plusieurs exemples.

En Angleterre, Ashwell (1836) [3] montre la possibilité du ramollissement putride de ces tumeurs et les dangers qui en résultent pour la femme : il en conclut à la légitimité de l'accouchement prématuré provoqué. — La même année, Ingleby [4] consacre un long chapitre aux corps fibreux de l'utérus, causes de dystocie, et, en particulier, à la variété sous-péritonéale : il signale l'influence de la grossesse sur le développement de ces tumeurs et restreint les indications de l'avortement et de l'accouchement prématuré provoqués, dont Ashwell venait de se déclarer le partisan trop absolu.

Les années 1868 et 1869 marquent une date importante dans l'étude des fibromes au point de vue obstétrical. C'est à cette époque que s'élève à la *Société de chirurgie* la grande discussion, à laquelle prennent part

---

[1] Levret ; *Mém. de l'Acad. de chir.*, t. III.

[2] Puchelt ; *Comment. de tumoribus in pelvi partum impedientibus*, Heidelberg, 1840.

[3] Ashwell ; *Guy's Hosp. Rep.*, 1836, vol. I.

[4] Ingleby ; *Edinb. med. and surg. Journ.*, 1836.

Depaul, Tarnier, Guéniot, Blot, Trélat, — discussion qui fixe d'une façon définitive l'histoire de la grossesse compliquée de fibromes et de la dystocie spéciale à ces tumeurs.

Depuis lors, observations, travaux d'ensemble, thèses, ont paru, apportant leur contingent à cette intéressante étude. Il serait fastidieux et trop long de les énumérer tous. Nous aurons, d'ailleurs, au cours de cet exposé, l'occasion de citer les principaux. Qu'il nous suffise simplement de mentionner encore ici les travaux de Mangiagalli[1], de Gusserow[2], de Hoffmeier[3] et de Freund[4], à l'étranger, et les thèses françaises de Lambert (1870), de Lefour (agrég. 1880), de Chahbazian (1883) et de Marquézy (1891).

II

Anatomie et physiologie pathologiques. — Il est indispensable de rappeler, en quelques mots, certaines notions relatives à la structure, à la manière d'être, à la situation des corps fibreux de l'utérus, pour comprendre les particularités offertes par ces tumeurs au cours de l'accouchement, sur lesquelles nous allons avoir à insister.

Eu égard à leur structure histologique, les corps fibreux de l'utérus ont été désignés sous les noms de : fibromyomes, myomes, fibromes, suivant que les éléments musculaires et conjonctifs qui entrent dans leur constitution s'y trouvent en proportion à peu près égale, ou que prédominent soit l'élément musculaire, soit l'élément conjonctif. — Cette distinction n'a pas seulement un intérêt

---

[1] Mangiagalli, *Annali univ. di med.*, Milan, 1878.
[2] Gusserow ; *Handbuch der Frauenkrankheiten*, Stuttgard, 1878.
[3] Hoffmeier ; *Zeits. f. Geb. u. Gyn.*, Bd. XXX, Hft I, p. 199.
[4] Freund ; *Samml. Klin. Vortr.*, 1893, n° 68.

anatomique, elle a aussi un intérêt obstétrical. C'est surtout sur l'élément musculaire de l'utérus que la grossesse
fait sentir son action ; il est donc facile de prévoir que
les néoplasmes dans lesquels l'élément musculaire entre
en plus grande abondance se trouveront les plus influencés par la gravidité.

Eu égard à leurs rapports avec les différentes couches
qui composent l'utérus, les fibromes ont été divisés en :
fibromes interstitiels ou intra-muraux (Simpson), fibromes
sous-péritonéaux, fibromes sous-muqueux. Fibromes
sous-péritonéaux et fibromes sous-muqueux sont dits sessiles ou pédiculés, suivant qu'ils sont rattachés aux parois
de l'utérus par une base large ou par un pédicule plus
ou moins long et étroit. — Là encore toutes ces distinc-
tions ont une réelle importance au point de vue qui nous
occupe. Plus les connexions du néoplasme avec l'utérus
seront étroites, plus sensibles seront les modifications à
lui imprimées par la grossesse : un fibrome noyé au sein
de la couche musculaire de l'utérus ne se comportera
pas de la même façon qu'un fibrome sous-péritonéal à
pédicule grêle et long, qui ne le relie que vaguement à
l'organe. D'autre part, l'existence d'un pédicule donne à
la tumeur une mobilité plus ou moins grande, qui facilite
son déplacement ; c'est là un fait dont on peut dès maintenant concevoir toute la valeur.

Eu égard enfin à leur siège par rapport aux différentes
régions de la matrice, les fibromes ont été distingués
en : fibromes du corps et fibromes du col. Et cette classi-
fication adoptée par les gynécologues n'est pas moins
précieuse pour l'accoucheur. — Au col et au corps de
l'utérus sont, pendant la grossesse comme pendant l'accouchement, dévolues des fonctions différentes. C'est le
corps qui, pendant la grossesse, s'amplifie pour fournir
au produit de conception un habitat en rapport avec ses

dimensions progressivement croissantes ; tandis que le
col reste, pour ainsi dire, organe inerte, ne prenant qu'une
part nulle ou presque nulle aux changements qui surviennent du côté du corps. Pendant le travail, au
contraire, le col joue un rôle considérable : il doit être
forcé par la contraction utérine, pour livrer passage au
contenu de l'utérus ; plongeant, en outre, dans l'excavation, il embarrasse cette dernière des tumeurs dont il
peut être le siège. Abstraction faite de ce que cette formule renferme de trop absolu, on peut donc dire d'une
manière générale que : aux fibromes du corps appartiennent surtout les troubles de la grossesse, avortement et
accouchement prématuré ; aux fibromes du col et du segment inférieur, les troubles du travail de l'accouchement.

Ces données d'anatomie pathologique doivent être
complétées par quelques notions concernant l'évolution
des fibromes pendant la grossesse. Sous l'influence de
cette dernière, les tumeurs fibreuses subissent généralement deux modifications : elles augmentent de volume ;
elles deviennent moins dures, se ramollissent, s'assou-
plissent, pour employer l'expression de Depaul. — La
similarité de structure des fibromes et de l'utérus, les
connexions qui existent entre ces tumeurs et la matrice,
expliquent suffisamment l'hypertrophie. Quant au ramollissement, il est dû à une sorte d'imbibition des tissus de
la tumeur tenant à une vascularisation plus intense,
imbibition que Depaul croyait limitée aux couches superficielles du fibrome, tandis que, comme le pense Tarnier,
elle peut se faire dans la tumeur tout entière. Au reste,
peu importe l'explication ; retenons surtout la réalité du
phénomène qui vient, en quelque sorte, compenser les
fâcheux effets de l'hypertrophie, puisqu'il permet l'aplatissement du fibrome au moment du travail sous la poussée de la partie fœtale.

III

INFLUENCE DES FIBROMES SUR L'ACCOUCHEMENT. — L'accouchement dans les cas de fibromes utérins a souvent lieu avant terme : c'est ainsi que, dans la statistique dressée par M. Lefour [1] portant sur 227 observations, l'accouchement prématuré est noté 23 fois, soit 1 fois sur 9,8. — Le défaut d'extensibilité des parois de la matrice, les hémorragies amenant un décollement placentaire, la contractilité musculaire réveillée par la présence de la tumeur qui joue vis-à-vis de l'organe le rôle d'épine irritatrice, expliquent la production avant l'heure de l'accouchement, lorsque le fibrome a pour siège le corps de l'utérus. Lorsqu'il s'agit d'un fibrome du col, arrivant jusqu'au niveau de l'orifice interne ou s'engageant à travers cet orifice, la tumeur, à la façon d'un corps étranger, provoque par voie réflexe les contractions douloureuses dont le travail est la résultante.

Beaucoup plus rarement le fibrome est l'occasion d'un retard dans le moment de l'accouchement. Cela s'observe lorsque le fœtus a succombé dans la cavité utérine. Dans le cas publié par le professeur Hergott (de Nancy) [2], la mort de l'enfant se produisit au huitième mois de la grossesse ; le terme de la gestation arriva sans que le travail se déclarât ; un mois après, devant l'absence de toute tentative de l'utérus pour se débarrasser de son contenu, M. Hergott se demandait s'il n'y aurait pas grossesse extra-utérine, lorsque les membranes s'étant rompues, du liquide amniotique s'écoula et des accidents de putréfaction se montrèrent ; le bassin était obstrué

---

[1] Lefour ; Th. d'agrég., Paris 1880, p. 111.
[2] Hergott ; Ann. de gyn., 1889, t. XXXII, p. 412.

en partie par un gros fibrome inséré sur le segment inférieur de l'utérus ; il fallut extraire par l'opération césarienne le fœtus en voie de putréfaction, menaçant pour
la vie de la mère. Dans une observation due au professeur Pinard et reproduite dans la thèse de Marcopoulos [1],
il fallut, douze mois et demi après le début de la grossesse, provoquer artificiellement l'accouchement pour
débarrasser l'utérus fibromateux d'un fœtus mort vers
l'époque du terme.

Quel que soit le moment où il ait lieu, le travail de
l'accouchement présente un certain nombre de particularités variant avec les diverses manières d'être des
fibromes. — Trois facteurs entrent en jeu dans le mécanisme du travail :

1° La force constituée par la contraction de la partie
active de l'utérus ;

2° Le fœtus, ou corps qui doit traverser la filière pelvi-
génitale ;

3° Le canal pelvi-génital composé à la fois de parties
molles et de parties dures.

C'est dans l'harmonie du fonctionnement de ces trois
facteurs, dans leur action réciproque, que réside le mécanisme normal de l'expulsion du fœtus. Or, chacun de ces
facteurs peut subir, de par la présence des tumeurs
fibreuses, des modifications qui ont une influence fâcheuse sur la marche et la terminaison du travail.

1° Si le fibrome siège au niveau du col, si, ayant son
point de départ dans le corps, il n'a que des connexions
peu profondes avec la paroi de l'organe, la contraction du
muscle utérin est peu troublée. — Il n'en va plus ainsi,

---

[1] Marcopoulos ; *De la grossesse dite prolongée*, Th. de Paris, 1893,
p. 71.

14

lorsque le fibrome, ayant envahi l'épaisseur même de la paroi, se substitue, pour ainsi dire, à la fibre musculaire. Placé sur le trajet des faisceaux contractiles, il joue, en outre, le rôle d'écran, qui brise et dévie leur force, et partant, modifie les conditions de l'impulsion imprimée au fœtus. Dans ces cas, la somme de travail fournie par l'utérus n'est pas égale à celle qu'il peut donner à l'état normal ; il y a là une véritable inertie primitive, bien différente de celle qui se produit secondairement dans les cas où le fibrome constitue un obstacle mécanique, comme toutes les fois que la matrice est obligée de lutter pendant longtemps et avec énergie contre une résistance qui ne cède pas. Le travail languit, la dilatation ne s'achève pas, l'expulsion du fœtus n'a point lieu. Mais la filière pelvi-génitale est libre ; et seule, l'altération du mode de contraction de l'utérus doit être incriminée.

2° La forme et la capacité de l'utérus commandant la situation du fœtus dans sa cavité, nous devons nous attendre à voir cette situation influencée par la présence des fibromes, puisque forme et capacité se trouvent modifiées : la forme de l'utérus devenant irrégulière, irrégulière aussi deviendra la présentation ; c'est le résultat de l'accommodation.

Ces légitimes présomptions sont confirmées par l'examen des observations : on y voit se multiplier avec une fréquence peu commune les présentations autres que celles du sommet. Sur 22 cas, étudiés par Tarnier[1], 9 fois le fœtus se présenta par le siège et 13 fois seulement par le sommet. Toloczinow, cité par Schrœder[2], note pour 25 présentations de l'extrémité céphalique,

---

[1] Tarnier; *Soc. de Chir.*, 1869.
[2] Schrœder ; *Traité d'accouchements*, trad. par Charpentier, 1875, p. 444.

13 présentations de l'extrémité pelvienne et 10 présentations transversales. La statistique de Lefour[1], basée sur un nombre plus considérable de cas, nous montre que, sur 102 fois où la présentation a été indiquée, il y a eu : 52 présentations du sommet, 33 présentations du siège et 17 présentations du tronc.

En somme, les présentations autres que les présentations de l'extrémité céphalique arrivent à égaler ces dernières, alors que, dans les conditions ordinaires, il est admis que les présentations du sommet s'observent 93 ou 95 fois sur 100 accouchements, d'après les classiques, et même 98,67 p. 100, d'après certains (Ribemont-Dessaignes et Lepage).

3° Mais c'est surtout en altérant les dimensions de la filière pelvi-génitale, en obstruant plus ou moins les voies que le fœtus doit traverser, que les corps fibreux sont causes de dystocie. Il s'agit alors d'un véritable obstacle mécanique, contre lequel viennent se heurter les efforts de la contraction utérine, tout comme lorsqu'il existe une pelviviciation.

Cette variété de dystocie s'observe dans les cas de fibromes intra-pelviens ; elle appartient donc plus particulièrement aux corps fibreux implantés sur le segment inférieur et sur le col. Divisant l'utérus en trois zones, suivant l'exemple de Barnes à propos du mécanisme de l'hémorragie par insertion vicieuse du placenta, Lefour[2] a pu faire justement remarquer que la zone inférieure mérite encore dans les cas de fibromes de recevoir le nom de « zone dangereuse ». Comme le placenta inséré au-dessous du cercle polaire inférieur, les tumeurs qui ont leur siège dans cette région constituent de véri-

---

[1] Lefour; *Loc. cit.*, p. 120.
[2] Lefour; *Loc. cit.*, p. 115.

tables fibromes *prœvia*. — Il n'y a pas cependant que les fibromes de la portion inférieure de l'ovoïde utérin qui soient prœvia ; une tumeur sous-péritonéale, née du corps même de l'utérus, mais munie d'un pédicule allongé, pourra descendre jusque dans la cavité de Douglas, au-dessous de la partie fœtale ; solidement maintenue dans certains cas par des adhérences, qui l'incarcèrent dans l'excavation pelvienne, elle obturera cette dernière plus ou moins suivant son volume, et apportera les plus grands obstacles à l'accouchement.

Les conséquences de cette obstruction pelvienne pour le travail de l'accouchement sont faciles à prévoir : ce sont toutes celles que nous sommes habitués à rencontrer quand existe un obstacle mécanique à la sortie du fœtus.

Normales dans leur intensité et dans leur mode de production, au début, les contractions utérines deviennent irrégulières, se rapprochent de plus en plus, prennent la forme tétanique ; puis, après ces vains efforts, l'utérus, s'il ne s'est pas rompu, se relâche épuisé, anéanti par ce véritable surmenage. Ce travail laborieux se prolonge des heures et des jours : nombreuses sont les observations où l'on a noté comme durée les chiffres de deux jours, trois jours, quatre jours (Soumain, Stolz), six jours (Banetche, Hall-Davis, Hiron, Pordham), sept jours (Anger), et même davantage ; dans le cas de Mayor, il y avait seize jours que la femme était en travail lorsqu'elle succomba !

Avec l'inertie et l'irrégularité des contractions s'observe aussi la rigidité du col, due à son infiltration néoplasique : comme dans les cas de cancer, la dilatation, ne pouvant se faire qu'aux dépens des portions de l'organe restées saines, sera forcément plus pénible. Ou bien cette dilatation s'opère imparfaitement, par suite de la dévia-

tion par trop prononcée du col, écrasé contre la paroi antérieure du bassin par un fibrome plongeant dans le cul-
de-sac rétro-utérin.

La rupture prématurée des membranes est loin d'être
rare. C'est là une complication fâcheuse, en l'espèce ;
fâcheuse pour l'enfant, dont la vitalité est compromise en
raison de la longueur du travail ; plus redoutable encore
pour la mère, exposée, lorsque le fœtus a succombé et
reste retenu dans la cavité utérine, à tous les dangers de
la septicémie.

Comme les phénomènes physiologiques, les phénomènes mécaniques du travail ne sont pas moins troublés.
Poussée par la contraction utérine, la partie fœtale sollicite son entrée au détroit supérieur ; elle rencontre
l'excavation remplie plus ou moins exactement par le
corps fibreux, qui va gêner ou même empêcher d'une
façon absolue son engagement. La contraction passée, la
partie fœtale un moment rapprochée du détroit supérieur
s'en éloigne et redevient mobile au-dessus de lui : de là,
la possibilité de voir se transformer au cours du travail
une présentation favorable en une présentation moins
propice à la terminaison de l'accouchement ; de voir à
une présentation de l'extrémité céphalique succéder une
présentation de l'épaule (Mangiagalli[1]).

Par cette gêne à l'engagement de la partie fœtale dans
les cas de fibromes intra-pelviens s'explique aussi la production des procidences du cordon ombilical : Lefour les
a relevées 13 fois sur 307 cas, soit 1 fois sur 23,6. Il n'a
trouvé qu'un seul cas publié par Danyau où il y avait
procidence des membres : la tumeur fibreuse, du poids
de 650 grammes, siégeait sur la lèvre postérieure du
col.

[1] Mangiagalli; *Loc. cit.*, Obs. IV.

Quand enfin, grâce à des efforts énergiques, le muscle utérin est parvenu à enfoncer la présentation dans la portion de filière pelvienne laissée libre, la descente ne s'opère pas sans déterminer, du côté des parties fœtales, des phénomènes plastiques, en rapport avec les compressions qu'elles subissent de la part du fibrome et des parois du bassin. Dans les cas légers, il s'agit d'une simple empreinte, d'une ecchymose ; dans les cas où la compression a été plus énergique, on a vu se produire de véritables déformations, des lésions assez graves pour compromettre la vie de l'enfant : Lever[1] a rapporté une observation dans laquelle les extrémités inférieures de l'enfant, très déformées, semblaient avoir été moulées sur un corps arrondi, que l'examen montra être un fibrome volumineux siégeant dans la paroi antérieure de l'utérus à l'union du corps et du col. Simpson, Kuchenmeister, Mme Lachapelle, Blot [2], ont cité des faits où le crâne fœtal a été déprimé et aplati par la tumeur. Dans les cas de Chaussier et de Boivin et Dugès, la tête du fœtus sortit complètement écrasée par la tumeur. E. Martin [3] a trouvé une fois une rupture de la petite fontanelle, et dans un autre cas, une déchirure du sinus longitudinal.

Et tout cela a comme aboutissant encore trop fréquent, outre la mort de l'enfant, la mort de la mère. — Son mode de production est, au demeurant, le même que pour tous les accouchements longs et difficiles, le même que pour les accouchements qui n'ont pu être terminés par les seules forces de la nature ou par l'intervention de l'art. Lorsque la femme a été délivrée, elle peut succomber, dans les jours qui suivent, aux accidents de la septicémie,

---

[1] Lever ; *Guy's Hosp. Rep.*, 1842.

[2] Charpentier; *Traité d'accouchements*, 1re édit., t. II. p. 289.

[3] E. Martin ; *Berlin. Klin. Wochens.*, nov. 1875.

cette compagne redoutable des accouchements laborieux.
Elle peut encore mourir d'infection sans avoir été délivrée, en particulier dans les cas où le fœtus ayant succombé dans la cavité utérine subit la putréfaction. Dans
cet ordre de faits, lorsque l'accouchement n'a point abouti
malgré les efforts de la nature ou de l'art, il est cependant
plus commun de voir la mort survenir soit à la suite de
désordres de l'état général, par excès de fatigue, par surmenage physique, exactement comme chez les animaux
forcés à la chasse ou chez les bêtes de somme auxquelles
on demande un travail exagéré (cas de Zeller et de Mayor,
où les femmes restèrent treize et seize jours en travail);
soit à la suite d'une rupture de l'utérus. Nauss[1] ne cite
pas moins de dix observations de cette complication; et
Susserott[2] en a relevé cinq cas : l'amincissement des
parois utérines au pourtour de la tumeur expliquerait
cette prédisposition de l'utérus fibromateux à la rupture.

Avec l'expulsion du fœtus n'est pas terminé le travail
de l'accouchement. Il reste encore l'expulsion du placenta
et des membranes. Or, cette dernière phase de l'accouchement est marquée, elle aussi, dans certains cas, par
des accidents redoutables.

Le plus commun est l'hémorragie, due à l'impossibilité
mécanique dans laquelle se trouve l'utérus de se rétrac-
ter complétement et par là même d'obturer l'orifice béant
des vaisseaux. Lorsque le placenta s'insère sur la tumeur,
le danger est particulièrement grand : dans les 9 cas
de ce genre réunis par Lefour dans sa thèse, 6 fois la
mort de la femme fut amenée par l'abondance de la perte
de sang.

---

[1] Naus ; Dissert. inaug., Halle 1872.
[2] Susserott ; Dissert inaug., Rostock, 1870.

On a vu aussi se produire l'inversion de l'utérus, avec son cortège habituel de symptômes : douleur déchirante, hémorragies graves, collapsus... Elle peut, d'autres fois, passer inaperçue et n'être révélée qu'à l'autopsie, comme Tarnier l'a observé dans un cas.

Enfin, la rétention du délivre a été notée également, moins fréquente toutefois qu'on pourrait le croire. Elle s'explique par la déviation extrême du col, par l'absence ou l'insuffisance des contractions utérines, par l'existence d'adhérences trop intimes entre le placenta et l'utérus, le placenta et la tumeur.

Nous venons de voir comment les corps fibreux peuvent agir sur le travail de l'accouchement, comment ils peuvent l'entraver, en influençant chacun de ses facteurs. Ces troubles et ces accidents du travail se rencontrent-ils dans tous les cas ? De ce qu'il existe un corps fibreux doit-on regarder comme fatale la production au cours de l'accouchement de telle ou telle de ces complications?

Si l'on interroge la clinique à ce point de vue, on trouve que les observations peuvent être rangées en trois catégories :

Ou bien l'accouchement, s'est terminé spontanément, après un travail qui, comme durée et comme allures, n'a en rien différé de ce qui se passe à l'état normal ;

Ou bien le fibrome a été l'occasion d'une véritable dystocie ;

Ou bien l'accouchement, tout en se terminant, comme dans le premier cas, spontanément ou à l'aide d'une intervention facile, a demandé un travail long et pénible, qui semblait à un moment donné nécessiter, comme dans le second cas, la mise en usage des moyens les plus graves de l'art.

*L'accouchement peut se faire spontanément et norma-
lement.* Quand la tumeur est de faibles dimensions, elle
n'apportera guère d'entraves au jeu des contractions utérines et à l'évolution du fœtus dans la filière pelvienne.
« Pour qu'un fibrome puisse devenir un obstacle sérieux
à l'accouchement, disait Tarnier dans son discours à
la *Société de Chirurgie,* il faut qu'il ait un certain volume
que j'estime arbitrairement à celui d'un œuf de poule. »
— Nous avons déjà fait pressentir le rôle du siège de la
tumeur : un fibrome sous-séreux, haut placé sur le corps
de l'utérus, restera sans influence sur le cours régulier du
travail.— Il y a lieu aussi de tenir compte des résistances
offertes par le fœtus : son petit volume, sa malléabilité
plus grande lorsqu'il a succombé depuis plusieurs jours,
ont pu faciliter son expulsion rapide à travers la filière
pelvienne.

La tumeur est cause de dystocie. Ces cas appartiennent surtout aux fibromes volumineux, aux fibromes
multiples, aux fibromes interstitiels du col et du segment
inférieur de l'utérus, aux fibromes sous-péritonéaux immo-
bilisés dans le cul-de-sac de Douglas par des adhérences,
tous fibromes agissant essentiellement en amenant l'obstruction des voies que le fœtus doit traverser, en diminuant la capacité du petit bassin, que quelques-uns même
remplissent dans sa totalité. Nous avons exposé les
conséquences de cette angustie pelvienne.

Reste la catégorie très intéressante des cas intermédiai-
res, des cas dans lesquels l'on pouvait croire, et très
légitimement, puisqu'il s'agissait de tumeurs plongeant
dans l'excavation, que l'accouchement ne se terminerait
pas et où néanmoins celui-ci a pu se faire soit spontanément, soit à l'aide d'une intervention simple et facile,

d'une application de forceps, par exemple. — De ce qui se passe en pareille occurrence nous allons trouver l'explication, en recherchant quelle est l'influence exercée sur les fibromes par le travail de l'accouchement.

IV

INFLUENCE DE L'ACCOUCHEMENT SUR LES FIBROMES. — Les déplacements subis par le fibrome constituent la plus importante des modifications qui s'effectuent sous l'influence de l'accouchement. Ces déplacements peuvent se faire en deux sens différents : ou de haut en bas, ou de bas en haut.

C'est surtout dans les cas où la tumeur est implantée sur le col, ou même sur le segment inférieur, et pédiculée, que s'observe le déplacement en bas : la partie fœtale qui se présente vient appuyer sur le fibrome, et le repousse au-devant d'elle, étirant son pédicule, si bien que la tumeur apparaît à la vulve, où elle se dégage plus ou moins complètement, laissant ainsi libre passage au fœtus. Il peut même arriver que le pédicule se rompe et que la tumeur se détache avant de sortir : on assiste alors à un double accouchement, celui du polype, puis celui du fœtus. Lorsque le pédicule a résisté, le fibrome, si ce pédicule est long, restera à la vulve après l'expulsion du fœtus, comme en témoignent les faits relatés par Forget, Ramsbotham, Marchal (de Calvi) ; si le pédicule est court, la tumeur rentrera dans les organes génitaux après la sortie de l'enfant, comme attirée par un lien de caoutchouc fortement distendu, ainsi que Depaul l'a observé.
— Cette descente du corps fibreux au-devant de la partie fœtale ne s'observe pas seulement dans les cas de tumeurs faisant saillie du côté de la cavité utérine. Les tumeurs sous-séreuses peuvent, elles aussi, permettre l'accouche-

ment en sortant de l'excavation pelvienne ; c'est là
cependant un fait exceptionnel et qui n'a été observé que
deux fois : une première fois par Brachet[1], une seconde
fois par Porro[2]. Dans ces deux cas, la tumeur pédiculée
et implantée à la partie inférieure de la paroi antérieure
de l'utérus, logée dans le cul-de-sac utéro-vésical, sortit
à la vulve revêtue de la paroi vaginale ; l'accouchement
eut lieu spontanément.

Avec un fibrome sous-séreux, avec un fibrome sessile
et haut inséré sur le segment inférieur de l'utérus, il est
beaucoup plus habituel d'observer le déplacement de bas
en haut, l'ascension de la tumeur. Par suite de ce mouvement les corps fibreux peuvent s'élever soit en partie,
soit en totalité au-dessus du détroit supérieur et désobs-
truer ainsi le petit bassin. Son mécanisme est bien connu
aujourd'hui ; il a été complètement établi, lors de la discussion de la Société de Chirurgie en 1868, par Depaul,
Tarnier et Guéniot.

Si déjà ce déplacement peut se produire au cours de la
grossesse et, en particulier, pendant les derniers jours
qui précèdent le travail, c'est surtout au moment où l'utérus lutte contre son contenu qu'il s'accomplit. Depaul et
Tarnier expliquent le mouvement ascensionnel du fibrome
par le raccourcissement des fibres longitudinales du corps
de l'utérus pendant la contraction : ces fibres, en se con-
tractant, tireraient à la fois sur la tumeur et sur l'orifice
utérin, dont elles amènent la dilatation, si bien que le
corps fibreux se déplace avec le col, pendant que celui-ci
s'ouvre et se relève sur la partie fœtale qui se présente.
Blanc (de Lyon[3]) a montré l'influence d'un autre élé-

---

[1] Brachet. *Soc. de chir.*, 1870.
[2] Porro. *Bull. des sc. méd. de Bologne*, 1873.
[3] Blanc. *Ann. de gynécol.*, mars 1891, p. 200.

ment sur la production de ce déplacement : pour lui, le déplacement de certains fibromes qui s'insèrent à la base du col ou sur le segment inférieur serait essentiellement lié à la formation de ce segment inférieur et à l'allongement qu'il subit pendant le travail.

A ces causes essentielles du mouvement d'élévation des fibromes viennent s'ajouter des causes adjuvantes. M.Guéniot fait jouer un certain rôle à la rupture de la poche des eaux et l'écoulement du liquide amniotique, « lequel, pense-t-il, en produisant une déplétion partielle de la matrice, provoque le retrait des parois utérines et, par conséquent, à un faible degré, l'élévation du segment inférieur de l'organe ». — Une part plus considérable revient au mode de présentation de l'enfant. Pour Tarnier, les présentations de l'extrémité pelvienne seraient plus favorables dans le cas de fibromes siégeant dans l'excavation : le siège, en effet, forme un coin à la fois plus petit et plus malléable que la tête, et qui, par suite, peut s'engager plus facilement dans la filière pelvi-génitale rétrécie par le fibrome. De plus, ainsi qu'y insiste M. Maygrier [1], le siège, en s'insinuant entre la paroi de l'excavation et la tumeur, favorise le refoulement de cette dernière au-dessus du détroit supérieur : le fibrome s'échappe comme le noyau de cerise pressé entre les deux doigts.

Le déplacement de la tumeur n'est pas le seul phénomène auquel donne lieu le travail. Le ramollissement du corps fibreux que nous avons vu se produire au cours de la grossesse se trouve porté à un très haut degré pendant l'accouchement, par l'effet mécanique d'un travail long et prolongé. De là pour la tumeur la possibilité de s'amoin-

[1] Maygrier. *Leçons de clinique obstétricale*, Paris 1893, p. 101.

drir, ou mieux de s'aplatir, de s'étaler au moment du passage de la partie fœtale, cette tumeur semblant comme passée à la filière.

Déplacement en bas, mouvement ascensionnel, assouplissement et étalement du fibrome, telles sont les différentes particularités qui expliquent les faits cliniques de la troisième catégorie, ceux dans lesquels, après un travail plus ou moins laborieux, parfois même contre toute apparence, l'accouchement a lieu spontanément.

A côté des effets heureux de l'accouchement sur les fibromes, les effets malheureux : le traumatisme du travail détermine, en effet, dans quelques cas, des complications du côté des corps fibreux qui assombrissent le pronostic pour les suites de couches. — On a vu l'inflammation, la gangrène s'emparer de ces tissus à nutrition mauvaise, à basse vitalité ; de là des accidents très sérieux, tels que tranchées violentes, hémorragies, phénomènes septiques, métrite et métro-péritonite, auxquels les femmes succomberont dans les jours qui suivent l'accouchement. La mort de la femme n'est pas toutefois la conséquence fatale de ce sphacèle ; bien plus, celui-ci a pu avoir, en certaines circonstances, un effet curateur sur le fibrome qui, sphacélé, s'est éliminé sous forme de lambeaux et de détritus putréfiés ou même a été expulsé en totalité. J'ai, pour ma part, publié [1] un exemple de cette élimination d'un corps fibreux, consécutivement à l'accouchement : l'expulsion de l'enfant avait eu lieu normalement et à terme ; seule la délivrance s'était accompagnée d'une hémorragie très grave ; au dixième jour des couches, la température jusque-là normale, s'éleva en même temps que les lochies prenaient un peu d'odeur ; quatre

---

[1] P. Puech. *Nouveau Montpellier méd.*, suppl. janv. 1893, p. 60.

jours plus tard, en pratiquant une injection intra-utérine, on constata l'existence d'une masse de la grosseur d'un œuf de poule, faisant saillie à travers le col ; c'était un fibrome en voie de sphacèle, dont on hâta la sortie à l'aide d'une légère traction exercée avec une pince de Museux.

Retenons encore, en vue des suites de couches, que l'utérus fibromateux est, plus qu'un autre, un terrain favorable au développement de la septicémie, pour veiller d'une manière minutieuse à l'observation des règles de l'antisepsie pendant et après l'accouchement.

V

Pronostic. — L'examen des faits nous a montré combien variables sont les allures de l'accouchement dans les cas de fibromes utérins. D'autre part, l'étude de l'influence réciproque des fibromes sur l'accouchement et de l'accouchement sur les fibromes nous a permis de comprendre la production de ces différentes éventualités. Il faut maintenant se demander dans quelles proportions celles-ci se rencontrent, c'est-à-dire essayer d'établir le pronostic des corps fibreux au point de vue obstétrical.

C'est là œuvre délicate. En effet, les statistiques faites dans ce but ont été édifiées avec des observations, publiées dans les Annales de la science, parce que, pour la plupart, elles relataient des cas exceptionnels par les difficultés dont la tumeur avait été l'occasion ou par les interventions qu'elle avait nécessitées. Forcément le pronostic s'en trouve très assombri. Aussi ne doit-on point s'étonner des résultats différents dans l'appréciation de ce pronostic, auxquels ont été conduits et ceux qui se sont basés sur des statistiques ainsi dressées et ceux qui ont fait appel à leur propre observation.

Sur les 307 cas qu'il a réunis, M. Lefour a noté que l'accouchement à terme par les voies naturelles a eu lieu 165 fois et que 90 fois l'expulsion fut spontanée. Cherchant à apprécier d'une façon générale la gravité du pronostic pour la mère et pour l'enfant, que l'accouchement ait lieu à terme ou avant terme, que la terminaison ait été spontanée ou artificielle, il trouve que : sur les 286 cas où le sort de la mère a été indiqué, 141 femmes ont succombé, soit 1 sur 2,02 et que, sur les 220 observations portant mention du sort de l'enfant, 130 sont nés morts, soit 1 sur 1,69 ! Les statistiques de Susserott (mortalité maternelle, 53 p. 100; mortalité fœtale, 66 p. 100), de Nauss (mortalité maternelle, 53,92 p. 100; mortalité fœtale, 57,2 p. 100), de Gusserow (mortalité maternelle, 57 p. 100; mortalité fœtale, 66 p. 100) sont toutes aussi mauvaises, sinon plus.

De son côté, Hoffmeier [1], dans la proposition V de son travail, formule la conclusion suivante : « les myomes ne causent que *rarement* pendant la grossesse, l'accouchement et les suites de couches, des dangers réels, des dangers sérieux. Patience, direction prudente de l'accouchement, surtout antisepsie rigoureuse, surveillance judicieuse de la délivrance, voilà des conditions qui permettent de diminuer considérablement ces dangers. » Et Hoffmeier fait suivre cette proposition de l'analyse critique des cas qu'il a eu à diriger et qui la justifient.

En somme, tout en étant sérieux, le pronostic des fibromes, compliquant le travail, le serait beaucoup moins que l'indiquent les statistiques faites avec les observations éparses dans la science.

C'est dans les diverses manières d'être des fibromes qu'il faut chercher pour chaque cas les éléments du pro-

[1] Hoffmeier *Zeits. f. Geb. u. Gyn.* Bd. XXX, Hft. 1, p. 199.

nostic; nous avons déjà montré l'importance, dans l'appréciation de la gravité, de certains facteurs, tels que le
volume des tumeurs, leur nombre, leur siège, leur consistance, leur mobilité. D'une manière générale, et toutes
choses égales d'ailleurs, le pronostic au point de vue du
travail est plus sévère pour les fibromes du segment inférieur que pour les fibromes du corps; pour les tumeurs
interstitielles que pour les sous-péritonéales; pour les
tumeurs sessiles que pour les tumeurs à long pédicule.
— Il faudra tenir compte de la disposition du fœtus dans
la cavité utérine; de la possibilité d'une procidence du
cordon, toujours menaçante avec une présentation tenue
pendant une bonne partie du travail élevée au-dessus du
col et du détroit supérieur. — En même temps que le
fibrome, peut se rencontrer une insertion vicieuse du
placenta : les statistiques de Nauss et de Lefour ont, en
effet, mis hors conteste l'action des fibromes utérins sur
la production de cette complication; il n'est pas besoin
d'insister sur ses dangers. — Rappelons-nous que la rupture prématurée de la poche des eaux est fréquente et
que cet accident vient beaucoup assombrir le pronostic
quand le fœtus est mort et que son expulsion est lente à
se faire. — La délivrance, avons-nous vu, n'est pas toujours exempte de difficultés : hémorragie et rétention du
placenta se rencontrent encore trop souvent au cours de
cette période du travail. — Pendant les suites de couches, il y a lieu de craindre l'apparition des phénomènes
d'infection liés aux modifications survenues du côté du
fibrome.

VI

Diagnostic. — Bien que, dans bon nombre de cas,
l'obstacle apporté à l'accouchement par le fibrome ait été
facilement reconnu, les erreurs de diagnostic sont encore

fréquentes. On pourrait aisément en dresser une liste assez longue avec les exemples publiés par les auteurs.

Merrimann cite une observation et Smellie rapporte deux cas dans lesquels le médecin crut, en touchant un polype, sentir une tête d'enfant.

Armand cite, lui aussi, dans son *Traité d'accouchements*, un fait dans lequel une tumeur fibreuse fut prise pour une présentation du siège.

Dans le cas consigné par le docteur Fredet, dans les *Annales de la Société de médecine de Saint-Etienne*, la tumeur fut prise pour la tête de l'enfant par la sage-femme, pour une présentation des fesses par le médecin. On appliqua le forceps et on retira une tumeur fibreuse ayant le volume d'une tête d'enfant de sept mois.

Même erreur aurait été commise et même conduite suivie par Fergusson cité par Lambert[1] : la malade succomba à une déchirure de l'utérus.

Dans le tome II de son *Traité d'accouchements*, Charpentier rapporte une observation personnelle, où la cause de la dystocie resta absolument méconnue : on avait porté le diagnostic de fœtus mort et putréfié avec emphysème consécutif et développement exagéré du fœtus. L'autopsie démontra que la difficulté à l'accouchement était due à une tumeur fibreuse énorme, implantée à l'union du corps et du col de l'utérus et qui avait échappé à toutes les investigations.

Convaincus par ces quelques exemples de la possibilité des erreurs de diagnostic, recherchons donc quelles sont celles qui ont le plus de chance d'être commises et par quels moyens on s'en mettra à l'abri.

1° *Le fibrome a été pris pour le fœtus ou pour une*

---

[1] Lambert ; Th. de Paris, 1870, p. 119.

15

partie fœtale. — Dans cette classe rentrent les faits où
on a cru à une grossesse et à un accouchement imminent, alors que la femme n'était pas enceinte ; ceux où
le fibrome en a imposé pour une présentation autre que
celle qui existait réellement ; ceux où l'on a pu croire à la
présence de deux fœtus.

Picaud a consigné, dans les *Bulletins de la Société
anatomique*[1], une observation remarquable dans laquelle
le diagnostic de grossesse et de travail fut porté, tandis
qu'il s'agissait simplement d'un corps fibreux : la malade,
entrée dans le service de Bouillaud, souffrait par intervalles de douleurs lombaires ayant les mêmes caractères que dans l'avortement ; le col était effacé. Capuron,
qui examina la malade, prétendit toucher la tête du fœtus,
dont il crut sentir la fontanelle triangulaire. La femme
ayant succombé au bout de quelque temps, on trouva un
utérus fibromateux.

Dans tous les cas de cet ordre, dans ceux où on a cru à
une présentation autre que celle qui existait, dans ceux
où l'on a conclu à l'existence d'un accouchement gémellaire, parce qu'on avait la sensation de deux pôles fœtaux
s'offrant au détroit supérieur, ce sont les dépressions,
les bosselures, les sillons, que les fibromes présentent
parfois à leur surface et que perçoit le doigt explorateur,
qui ont conduit à ces erreurs de diagnostic. Un examen
superficiel, une exploration incomplète peuvent seuls les
expliquer. On les évitera facilement, si, au lieu de se
contenter d'un seul signe pour être affirmatif, on cherche
à reconnaître soigneusement les divers caractères des
présentations : il ne suffit pas d'avoir senti sous le doigt
une dépression pouvant faire penser à une fontanelle
pour en conclure à une présentation du sommet ; il faut

---

[1] Picaud; *Bull. de la Soc. anat.*, 1847.

encore explorer les parties environnantes de cette dépression et avoir constaté qu'à son niveau viennent se réunir
les sutures pour poser le diagnostic. Au besoin, l'introduction de la main dans les voies génitales viendrait
lever tous les doutes.

Lorsque les fibromes siègent au niveau du corps de
l'utérus, l'existence, révélée par le palper, de masses
distinctes de deux extrémités fœtales peut conduire au
diagnostic d'accouchement gémellaire. On se rappellera
que, tandis que les bosselures dues aux parties fœtales
disparaissent au moment où l'utérus se contracte, les
saillies que forment les fibromes s'exagèrent sous l'influence de cette contraction.

2° Le fibrome a été confondu avec d'autres tumeurs.
— a. Kyste de l'ovaire. Si le kyste est abdominal, le
diagnostic sera relativement facile : la palpation donnera
la sensation de deux tumeurs complètement indépendantes : l'une constituée par l'utérus gravide ; l'autre plus
ou moins fluctuante, indolente, ayant son point d'implan-
tation sur l'un des côtés de l'abdomen, de forme arrondie,
régulièrement circonscrite, qui est le kyste ovarique.

Le diagnostic devient plus difficile quand la tumeur
est intra-pelvienne : sous l'influence de la compression
qu'il supporte pendant le travail, le kyste de l'ovaire
peut acquérir une tension telle qu'il revêt tous les caractères d'une tumeur solide. Tarnier racontait, dans ses
cours, qu'il prit de cette façon un kyste de l'ovaire pour
un fibrome de l'utérus ; et rien ne peut mieux rendre
compte du degré de résistance que sont susceptibles
d'acquérir ces tumeurs, que l'exemple rapporté par
Baudelocque, où un kyste, développé dans l'épaisseur de
la trompe, fit croire, au moment de l'accouchement, à une
exostose. — Les modifications imprimées aux fibromes

par la grossesse et l'accouchement nous expliquent aisément la production de l'erreur inverse ; imbibés et
ramollis, les fibromes peuvent présenter, dans certains
cas, une sorte de fluctuation qui les a fait prendre pour
des kystes. Cazeaux rapporte longuement dans son livre
un fait de cet ordre, où Paul Dubois et Danyau avaient
conclu à l'existence d'un kyste et conseillé la ponction.

Il est bon d'être prévenu de ces sensations, relativement à la consistance de la tumeur, fournies par le toucher. Cependant, la consistance du kyste de l'ovaire
devenant moins solide dans l'intervalle des douleurs, si
l'on a soin de pratiquer l'exploration à ce moment-là et,
en même temps, de ne pas exercer une pression trop
forte ou trop prolongée, on pourra percevoir de la réni-
tence. L'anamnèse donnera des renseignements importants : dans les cas de kyste de l'ovaire, confirmé avant la
grossesse, il y a quelquefois des hémorragies, le plus
souvent des irrégularités menstruelles, de la dysménor-
rhée ou de l'aménorrhée ; dans les cas de tumeur fibreuse,
les ménorragies, les métrorragies sont la règle ; de plus,
ces hémorragies auront quelquefois continué pendant
la grossesse. Dans les cas douteux, pour établir définitivement le diagnostic, il faudra pratiquer une ponction
exploratrice avec un fin trocart ou avec un appareil aspirateur.

b. Le diagnostic aura assez souvent à se poser entre le
cancer du col et le fibrome. Dans le premier cas, on
sent par le toucher une tumeur irrégulière se laissant
facilement déchirer par le doigt, saignant au moindre
toucher, souvent propagée aux parois du vagin, donnant
lieu à un écoulement fétide ; il existe en même temps un
état général grave avec la teinte spéciale des cancéreux.
Le fibrome du col est habituellement une tumeur arrondie,
régulière, très circonscrite, ne donnant pas lieu à un

écoulement fétide et ne retentissant que rarement sur la santé générale.

c. Les *fibromes*, les *ostéomes*, les *enchondromes* nés des parois du bassin pourraient être facilement confondus avec les tumeurs fibreuses de l'utérus plongeant dans l'excavation. Dans ces différents cas, on devra surtout s'attacher à rechercher avec grand soin le point sur lequel les tumeurs sont implantées. L'exploration de toute l'excavation avec la main introduite dans le vagin, le toucher rectal après anesthésie de la femme, rendront ici les plus grands services : c'est par eux qu'on arrivera à se rendre compte de l'indépendance complète de l'utérus et de la tumeur.

d. On ne devra jamais négliger l'évacuation des réservoirs rectal et vésical pour éviter les confusions grossières avec une tumeur formée par des *matières stercorales* ou par une *vessie distendue* : Braxton-Hicks [1] a publié une observation dans laquelle le médecin qui l'avait fait appeler croyait que l'obstacle à l'accouchement était dû à l'accumulation de l'urine dans la vessie, alors qu'il s'agissait d'un fibrome utérin.

e. *Placenta prœvia.* Pendant le travail de l'accouchement, la femme affectée d'un corps fibreux peut perdre du sang, comme celle qui a un placenta prœvia ; dans l'un et l'autre cas, le toucher peut déceler l'existence d'une tumeur sur le col.

L'histoire antérieure de la malade apprendra qu'il y a eu des hémorragies. Mais ces hémorragies ont des caractères tout à fait différents : dans l'insertion vicieuse du placenta, ce sont des hémorragies tardives ne se montrant guère que dans les trois derniers mois de la grossesse ; elles sont silencieuses. S'il s'agit de fibromes, les

---

[1] Braxton-Hicks ; *Obst. Transact. of London,* 1871, p. 273.

hémorragies sont continues pendant toute la durée de la
gestation; elles s'accompagnent de coliques utérines.
Enfin le doigt pratiquant le toucher dans les cas de placenta prœvia tombera sur une masse mollasse, comme
pâteuse, au niveau de laquelle il reconnaîtra la lobulation
due aux cotylédons placentaires.

3° *Le fibrome peut rester méconnu.* — On a lu plus
haut l'observation de Charpentier, dans laquelle la cause
de la dystocie resta absolument ignorée. Les erreurs de
ce genre se produisent plus particulièrement lorsque le
fibrome est inséré sur la paroi postérieure de l'utérus :
Marquezy [1] a montré les difficultés du diagnostic dans
ces cas.

La première pensée qui s'offre à l'esprit est qu'il s'agit
d'un *rétrécissement du bassin* et, en particulier, d'un
bassin généralement rétréci : le toucher vaginal ne fait
pas sentir de tumeur au-devant de la partie fœtale; celle-
ci, malgré la succession des contractions, ne s'engage
pas au détroit supérieur ; en outre, ainsi que l'a fait
remarquer M. Bonnaire [2], la tête, si l'on a affaire à une
présentation de l'extrémité céphalique, offre une flexion
très prononcée, comme dans les cas de bassin généralement rétréci. Un toucher vaginal attentif empêchera de
s'arrêter longtemps au diagnostic d'angustie pelvienne ;
si, prévenu, on pratique alors le toucher intra-utérin, on
arrivera à sentir le fibrome saillant sur la face postérieure
de l'utérus et jusque-là ignoré.

Méconnaissant la tumeur, on pourrait encore croire à
une dystocie créée par la *brièveté du cordon*, comme
Hamon du Fresnay en cite un exemple. Mais dans les

---

[1] Marquezy ; Th. de Paris, 1891.
[2] Bonnaire ; *In* Th. de Marquezy.

cas de brièveté du cordon, l'allure de l'accouchement est toute différente : c'est après la rupture des membranes, quand la tête est descendue dans l'excavation, que se produit la gêne à l'évolution de la partie fœtale ; à chaque contraction, la tête s'abaisse sur le périnée, puis, la contraction terminée, elle remonte aussi haut qu'auparavant ; au moment de la contraction, la femme ressent une douleur violente correspondant au point d'insertion du placenta qui, tiraillé, peut se décoller, ce qui détermine la production d'un écoulement sanguin. Ici encore une exploration profonde servira à lever tous les doutes.

VII

TRAITEMENT. — Tous les modes de délivrance, les plus simples interventions de l'art comme les plus graves, ont été tour à tour mis en usage dans le traitement des corps fibreux de l'utérus compliquant le travail. Au reste, cette variabilité de la thérapeutique s'explique bien par la variabilité grande des cas : les indications étant loin d'être les mêmes dans tous, il va de soi que les moyens propres à les remplir devront aussi être très différents.

On a vu, au début de cette étude, que les fibromes pouvaient influencer le travail de l'accouchement :

En troublant le jeu de la contraction utérine ;

En contrariant la régulière accommodation du fœtus ;

En agissant comme obstacle mécanique, en diminuant les dimensions de la filière pelvi-génitale.

Il n'y a guère à insister sur les moyens à mettre en usage pour parer aux troubles dans la marche du travail, résultant de l'inertie utérine ou de la vicieuse orientation du fœtus. Dans le premier cas, il faudra surveiller attentivement l'état de la mère et de l'enfant ; activer la

marche de la dilatation par des injections vaginales
chaudes et terminer, s'il y a lieu, l'accouchement par
une simple application du forceps, lorsque la dilatation est
complète. — Si l'on se trouve en face d'une présentation
transversale, on aura recours à la version externe ou à
la version interne, suivant qu'existeront les conditions
opératoires de l'une ou l'autre de ces interventions.

La conduite devient bien plus délicate quand la dystocie est due à la présence du corps fibreux dans l'excavation.

Tant qu'il n'y a aucun péril pour la mère, tant que la
vie de l'enfant n'est pas menacée, l'*expectation* s'impose :
« Il faut attendre d'abord, écrit Lefour, en faisant à la
nature la part aussi large que possible, mais limitée par
l'intérêt de la mère et de l'enfant. » La possibilité, dans
un certain nombre de cas, d'un accouchement spontané,
malgré la présence d'un obstacle qui semble s'opposer
absolument à la sortie du fœtus, légitime pleinement
l'expectation.

Mais lorsque la nature s'est montrée incapable d'opérer
la *désobstruction pelvienne*, alors l'accoucheur doit
suppléer à ses efforts impuissants. L'imitant dans ses
actes, il cherchera, en premier lieu, à provoquer l'ascension du fibrome dans la cavité abdominale, au-dessus du
détroit supérieur. — Pour atteindre ce but, on placera la
parturiente dans la position génu-pectorale, et avec la
main introduite dans le vagin on exercera sur la tumeur
des pressions assez fortes dans l'intervalle des contractions. L'attitude génu-pectorale facilite beaucoup ces
manœuvres : Fritsch [1] déclare avoir réussi plusieurs fois
à rendre ainsi le canal génital libre, alors que d'autres

---

[1] Fritsch; *Traité clinique des opérations obstétricales*, 4e édit.,
1892, p. 236.

médecins avaient fait de vaines tentatives, la femme se
trouvant dans le décubitus dorsal, et annoncé l'opération
césarienne inévitable.

Si la tumeur insérée bas, sur le col et sur le segment
inférieur, vient s'offrir par le vagin, poussée au-devant
de la partie fœtale, on devra ententer l'*extirpation*.
L'ablation du fibrome sera opérée de différentes façons,
suivant que la tumeur est pédiculée ou interstitielle : dans
le premier cas, on emploiera la torsion, la ligature, l'excision ; s'il s'agit d'une tumeur interstitielle, on incisera
avec un bistouri sur la partie la plus saillante de la tumeur
et on l'énucléera avec les doigts ou à l'aide d'une spatule
mousse. Cette manière de procéder fournira, dans les cas
où elle est applicable, d'excellents résultats : Chahbazian,
qui a réuni douze observations d'ablations de fibrome
pendant l'accouchement, n'a compté qu'un cas de mort ;
et encore cette mort est due à la septicémie, c'est-à-dire
qu'elle est bien plus le fait de l'opérateur que de l'opération.

Malheureusement le refoulement des fibromes au-dessus du détroit supérieur ne réussit pas toujours ; et leur
ablation par la voie vaginale n'est praticable que dans des
circonstances assez rares.— L'obstacle mécanique n'ayant
pu être levé, il va dès lors falloir se conduire comme dans
les cas où existe une angustie pelvienne.

Quand la tumeur laisse entre elle et la paroi du bassin un vide suffisant, à travers lequel on peut espérer
engager le fœtus sans qu'il ait à subir une réduction par
trop dangereuse et quand, en même temps, l'enfant est
vivant, la question du *forceps* et de la *version* se pose
comme pour les rétrécissements du bassin.— Relativement
à la préférence à accorder à l'un ou à l'autre de ces
modes d'extraction du fœtus, en dehors des cas où leurs
indications sont bien nettes, les avis sont partagés :

Depaul, Charpentier, Susserott, Lefour, Chahbazian recommandent l'emploi du forceps. Tarnier se déclare partisan de la version, à laquelle il reconnaît l'avantage de dilater progressivement le passage à travers le col, d'écarter de plus en plus la tumeur du centre de l'excavation et de la rejeter de côté ou en haut ; H. Fritsch exprime la même opinion et considère l'extraction par le siège comme favorable, « attendu que les jambes offrent un bon point d'appui et que la compression graduelle du myome est très bien faite par l'enfant qui descend ». On a essayé de juger le débat à l'aide des statistiques. En réunissant les chiffres de Susserott, de Tarnier, de Lefour, de Chahbazian, on trouve que les 57 applications de forceps fournissent 38 mères vivantes et 25 enfants vivants, soit 67 p. 100 de mères vivantes et 44 p. 100 d'enfants vivants ; tandis que les 29 versions donnent 7 mères vivantes et 7 enfants vivants, soit seulement 25 p. 100 de femmes et d'enfants vivants.

Sans aucun doute, ces chiffres plaident en faveur de l'emploi du forceps. Mais on est peut-être en droit de se demander si tous les cas étaient bien comparables, si justement la version n'a pas hérité des cas mauvais, ceux dans lesquels l'opérateur, redoutant des difficultés trop grandes pour la mise en place des cuillers du forceps sur une tête mobile et élevée, à travers une excavation plus ou moins encombrée, a préféré courir les chances d'une extraction par les pieds. Il est incontestable — nous y avons insisté — que la version, en enfonçant le coin pelvien du fœtus dans l'espace libre, facilite sa pénétration à travers la filière génitale. Aussi ne faut-il point trop se laisser entraîner par les brutales injonctions de la statistique et rejeter, de parti pris, en se basant sur elle, une opération qui peut permettre la terminaison de l'accouchement.

Si l'enfant a déjà succombé, les opérations conservatrices devront faire place aux opérations mutilatrices : *basiotripsie* et *embryotomie.*— La basiotripsie ne trouve pas seulement son emploi dans les présentations de l'extrémité céphalique. M. Ribemont-Dessaignes [1] a montré qu'elle pouvait encore être heureusement utilisée, alors que le fœtus présente le siège mode des fesses : grâce au basiotribe, il put terminer un accouchement rendu des plus laborieux par la présence d'un myome inséré sur le segment inférieur de l'utérus. Mais, en raison de la gêne plus ou moins considérable apportée par la tumeur, les diverses opérations mutilatrices et, en particulier, l'embryotomie dans les présentations de l'épaule, ne sont pas sans présenter parfois des difficultés considérables et sans faire courir à la mère de grands dangers. « Ce qui, écrit M. Maygrier [2], constitue surtout la gravité de l'embryotomie en général, ce sont les froissements inévitables subis par la tumeur et les parties molles au cours de l'opération.» Et de fait, la mortalité de l'embryotomie pratiquée dans des conditions aussi défavorables est de 50 p. 100, c'est-à-dire exactement semblable, ainsi que nous allons le voir, à celle que donne l'opération de Porro.

Dans ces cas, dans ceux surtout où, l'enfant étant vivant, on pourra craindre que son extraction par les voies naturelles sera dangereuse et pour lui et pour la mère, comme dans ceux où l'obstacle est véritablement infranchissable, restent l'opération césarienne ou l'opération de Porro.

Mais, avant d'exposer les résultats fournis par la section abdominale, suivie ou non de l'amputation de l'utérus, il y a lieu de voir si l'on ne pourrait pas, avec la

---

[1] Ribemont-Dessaignes. *Ann. de gyn.*, avril 1890, p. 241.

[2] Maygrier. *Leçons de clinique obstétricale*, Paris 1893, p. 131.

symphyséotomie, obtenir un agrandissement suffisant du
bassin, qui permît encore l'extraction de l'enfant vivant
par les voies naturelles.

Les documents touchant la symphyséotomie, dans le
traitement de la dystocie due à l'obstruction de l'excavation par des tumeurs pelviennes, sont, à l'heure actuelle,
bien peu nombreux. Nous n'avons pu réunir que quatre
observations. Novi, cité par Maygrier [1], aurait pratiqué
la première fois, en 1881, la symphyséotomie dans un cas
de tumeur occupant le côté droit du bassin. — Dans
l'observation de Maygrier, il s'agissait d'un fibrome
du périoste implanté sur la face postérieure du pubis
gauche et oblitérant une partie de l'excavation. Malgré la
symphyséotomie, il fut impossible d'extraire l'enfant à
l'aide du forceps, et, plusieurs applications de l'instrument
étant restées infructueuses, il fallut recourir à la basiotripsie, qui n'offrit pas de difficultés. La femme, qui
n'avait reçu aucun soin antiseptique avant son entrée à
l'hôpital, eut des couches fébriles, une phlegmatia du membre inférieur gauche, et succomba brusquement le vingt
et unième jour à une embolie pulmonaire. — L'opération
fut suivie d'un succès complet pour la mère et pour l'enfant dans le cas rapporté par Lepage [2] à la *Société obstétricale de France*; le diagnostic, d'ailleurs très réservé,
était : Fibrome siégeant à la partie postérieure du segment inférieur. — Enfin, l'observation de Rein [3] a trait
à une femme chez laquelle il pratiqua la symphyséotomie
au cours du travail pour une obstruction pelvienne due
à des tumeurs d'origine périostique : la symphyséotomie

---

[1] Maygrier. *Progrès méd.*, 15 avril 1893.

[2] Lepage. *Ann. de gyn.*, avril 1893.

[3] Rein. Soc. d'acc. et de gyn. de Kief, in. *Ann. de gyn.*, sept. 1893,
p. 224.

permit d'extraire un enfant vivant; la mère se rétablit rapidement.

Quelles conclusions tirer de ces faits? Dans les commentaires qui accompagnent son observation, Lepage déclare que « la symphyséotomie ne doit pas être réservée aux femmes ayant des viciations osseuses du bassin; qu'elle peut être indiquée dans certains cas où une tumeur utérine ou juxta-utérine vient s'engager au-dessous de la partie fœtale et obstrue en partie l'excavation pelvienne, sans pouvoir être refoulée en haut; qu'elle peut de même être utilisée lorsque la tumeur fait partie intégrante des parois de l'excavation». — J'avoue que, pour ma part, autant je crois la symphyséotomie opération excellente, appliquée aux rétrécissements du bassin, autant je suis prêt, malgré les succès de Lepage et de Rein, à la juger défavorablement dans les cas qui nous occupent ici. Avec un rétrécissement du bassin, on peut, en effet, déterminer à l'avance et d'une façon quasi-mathématique si oui ou non l'écartement inter-pubien, pratiqué dans les limites où il est sans dangers, fournira l'agrandissement nécessaire au passage du fœtus. Dans les cas de tumeurs pelviennes, au contraire, on ne peut qu'approximativement juger le degré de la diminution de capacité du bassin, et dès lors la symphyséotomie devient une opération tout à fait aléatoire, risquant fort de ne donner que des résultats insuffisants : témoin l'observation rapportée par M. Maygrier.

L'opération césarienne, l'opération de Porro et mieux l'hystérectomie totale s'offrent donc comme une dernière ressource, qu'il faut savoir délibérément accepter, lorsqu'il y a obstacle absolu au passage du fœtus, que l'enfant est vivant, ou même lorsque, l'enfant étant mort, l'embryotomie se présente dans des conditions qui rendent son exécution difficile et dangereuse. Il est beaucoup

plus rationnel dans ces cas de pratiquer la laparotomie
et d'enlever ensuite l'utérus : cette conduite chirurgicale
possède, en effet, le double avantage de débarrasser la
femme de sa tumeur, et de supprimer le foyer d'infection
qu'est l'utérus lorsque le travail a duré longtemps,
lorsqu'il y a eu des explorations répétées, des tentatives
de réduction du fibrome ou des manœuvres d'extraction.

Les conditions défectueuses, au milieu desquelles
elles ont été le plus habituellement entreprises, rendent
compte en partie de la mortalité élevée de la césarienne
et de l'opération de Porro. M. Lefour, qui a rassemblé,
dans sa thèse d'agrégation de 1880, 27 cas d'opération
césarienne simple, trouve 22 morts, soit une léthalité de
81,48 p. 100. Dans le mémoire publié en 1890 par Pestalozza se trouvent 18 observations nouvelles ; l'opération
a été faite suivant toutes les règles de l'antisepsie et avec
les modifications apportées par Sœnger ; il y a eu pourtant 12 morts, soit une léthalité de 66 p. 100 (Maygrier [1]).
Les résultats fournis par l'opération de Porro dans les
cas de fibromes sont moins défavorables : sur 18 cas,
dont 17 rapportés par Pestalozza et 1 dû à Freund, il y a
eu 9 guérisons et 9 morts, soit une mortalité de 50 p. 100.
— Nul doute que ces résultats n'aillent en s'améliorant,
lorsqu'on opérera sur des femmes dont le travail aura
été antiseptiquement surveillé jusqu'au moment de l'intervention, et qu'on n'aura pas laissé s'épuiser pendant un
long temps en de vains efforts. Apfelstedt (*Archiv. f.
gynœk.* 1895), en ne tenant compte que des cas publiés
depuis 1886, constate que la mortalité due au Porro est
tombée à 20 pour 100.

Une fois le ventre ouvert, on se comporte différemment
suivant les cas.

---

[1] Maygrier. *Leçons de clinique obstétricale*, p. 132.

C'est à l'hystérectomie totale qu'on doit donner la préférence : on la pratiquera après section césarienne et
extraction du fœtus, si ce dernier est vivant ; sans ouverture de l'utérus, si l'enfant a succombé (Varnier).

L'opération de Porro avec pédicule externe sera réservée aux cas où la femme est affaiblie par un long travail
et des tentatives mal dirigées de délivrance par les voies
naturelles, à ceux où l'outillage et l'assistance sont insuffisants.

Tout à fait exceptionnellement, si l'on avait affaire à
un fibrome sous-séreux pédiculé, unique, et facilement
accessible, on pourrait après l'opération césarienne enlever seulement la tumeur, en conservant l'utérus.

Quant aux divers accidents de la délivrance que peut
entraîner la présence de fibromes, ils comportent le même
traitement que lorsqu'ils se produisent en dehors de cette
complication.

KYSTE DERMOÏDE DE L'OVAIRE

COMPLIQUANT L'ACCOUCHEMENT [1]

Tous les auteurs reconnaissent que les kystes dermoïdes sont, parmi les tumeurs kystiques dont l'ovaire
peut être le siège, celles qui créent les plus grandes difficultés au travail de l'accouchement. Alors que le rapport
habituel des dermoïdes aux autres kystes de l'ovaire est
seulement de 3,5 p. 100 (Olshausen), cette proportion
s'élève considérablement si l'on ne considère que les
observations de kystes compliquant la puerpéralité : c'est
ainsi que Vinay[2] donne la proportion de 18,6 p. 100 ;
que Rémy[3] sur 257 cas en compte 58 de kystes dermoïdes ; que Mangin[4], qui a réuni 47 faits publiés postérieurement à la thèse de Rémy, en trouve 17 concernant des
tumeurs dermoïdes.

La fréquence relative des kystes dermoïdes comme
cause de dystocie s'explique facilement.

D'ordinaire, de volume médiocre, ces kystes restent
volontiers dans l'excavation pelvienne, sans tendance à
s'élever au-dessus du détroit supérieur. Ils sont souvent
fixés aux organes voisins et aux parois de l'excavation
par des adhérences solides. La nature de leur con-

---

[1] *Gazette des Hôpitaux*, 17 décembre 1901.

[2] Vinay, *Maladies de la grossesse*, Paris 1894, p. 175.

[3] Rémy ; *De la grossesse compliquée de kyste ovarique*. Th. d'agrég.,
1886.

[4] Mangin ; *La gynécologie*, 15 juin 1896.

tenu, d'évacuation moins aisée que le liquide des kystes
mucoïdes, les rend plus ou moins irréductibles. Enfin,
ainsi que Fritsch [1] le fait justement remarquer, ils se
rencontrent souvent chez des personnes jeunes, comme
tumeurs congénitales.

Je me suis trouvé une fois aux prises avec les difficultés créées à l'accouchement par un kyste dermoïde
de l'ovaire. Cette observation, dont mon élève Dravet a
pris texte pour consacrer sa thèse inaugurale [2] à l'étude
des kystes dermoïdes de l'ovaire compliquant la grossesse, m'a paru digne d'être publiée en raison des enseignements qu'elle fournit.

P... (Julie), vingt-six ans, primipare, domiciliée à G...

Antécédents héréditaires et personnels excellents. Pas de
maladies antérieures.

La menstruation s'est établie à l'âge de quatorze ans ; depuis, elle s'est montrée toujours très régulièrement, durait de
trois à quatre jours et était assez abondante en même temps
qu'un peu douloureuse. Dans l'intervalle et de temps en
temps, quelques pertes blanches.

Mariée depuis un an, elle est devenue grosse trois mois
après. A part quelques varices qui se sont montrées sur le
membre inférieur droit dès le quatrième mois, la grossesse a
été absolument normale : il n'y a jamais eu de phénomènes
de compréssion, ni du côté de la vessie, ni du côté du rectum.

Le samedi 5 mai 1900, dans la matinée, au terme de la grossesse, apparition des premières douleurs de l'accouchement.
Ces douleurs restent faibles et espacées toute la journée ; et
ce n'est que le soir que les douleurs devenant plus fortes,

---

[1] Fritsch; *Traité clinique des opérations obstétricales*, traduct. de
Stass, 1892, p. 238.

[2] Dravet; Th. de Montpellier, 22 mai 1901.

la sage-femme est appelée. Elle constate que le col et la partie fœtale ne sont pas accessibles.

Toute la nuit du samedi au dimanche et toute la journée du dimanche, les contractions utérines se produisent régulièrement et assez énergiquement ; dans la soirée du dimanche, rupture spontanée de la poche des eaux. Le travail ne paraissant toutefois faire aucun progrès, on prie le médecin de la localité de venir voir la parturiente. L'examen auquel il se livra ne lui fournit que des constatations peu nettes : le col, difficilement accessible, lui parut dévié en avant et à gauche ; l'excavation est occupée en arrière par une masse ronde et assez résistante ; d'autre part, à travers le col, on avait la sensation de petites parties fœtales (mains ou pieds?). Aussi, en me faisant appeler le lundi matin pour terminer l'accouchement, mon confrère croyait-il avoir affaire à une grossesse gémellaire avec un fœtus se présentant par le sommet, l'autre par le siège ou l'épaule

Quand, à une heure de l'après-midi, je procédai, à mon tour, à l'examen de la femme, je fis les constatations suivantes :

Femme fatiguée, pouls à 104 ; température 37°2 Les contractions utérines sont faibles et espacées et permettent de pratiquer assez facilement dans leurs intervalles l'exploration de l'abdomen.

L'utérus, dont le grand axe est dirigé longitudinalement, a son fond très élevé. Au niveau de la région épigastrique, on perçoit très nettement le ballottement de la tête fœtale ; du côté gauche on sent le dos ; à la région hypogastrique on trouve le siège du fœtus, un peu déjeté vers la fosse iliaque gauche. En explorant profondément la fosse iliaque droite, on a une sensation de résistance assez grande.

L'auscultation m'apprend que le fœtus est vivant.

Après avoir fait placer la femme en position obstétricale et introduit dans la vessie une sonde molle qui n'amena que très peu d'urine, je pratiquai le toucher vaginal A peine l'orifice du vagin franchi, le doigt tombe sur une tumeur remplissant aux trois quarts l'excavation pelvienne. Cette tumeur, arron-

die, lisse, de consistance plutôt molle, n'offre pas de fluctuation ; elle semble provenir de la paroi postérieure du bassin,
et repousse fortement en avant vers le pubis, la paroi postérieure du vagin. Le doigt glissé dans l'étroit canal qui
existe entre la tumeur et le pubis arrive difficilement au
niveau du col, haut placé, et qui me parut complètement
dilaté ; à travers le col je sentis très nettement un des pieds
du fœtus.

Par le toucher rectal, je pus me rendre compte que la tumeur était complètement indépendante des parois de l'excavation.

Bien que la tumeur ne présentât pas la résistance fournie
par les tumeurs solides, je pensai, en l'absence de fluctuation,
que j'avais affaire à un fibrome développé au niveau du segment inférieur de l'utérus.

Avec ce diagnostic, dans l'espoir que le cône pelvien du
fœtus pénétrant dans l'excavation faciliterait le mouvement
ascensionnel de la tumeur, j'allai saisir le pied que j'avais
senti au niveau du col et, avec lui, j'abaissai le membre correspondant (membre inférieur gauche). La femme fut replacée
dans son lit, et nous laissâmes pendant deux heures agir les
contractions utérines.

Au bout de ce temps, je constatai que la situation n'avait
pas changé : la tumeur encombrait toujours l'excavation et le
siège n'avait aucune tendance à s'engager. En raison de
l'état de la femme je ne crus pas devoir différer plus longtemps l'intervention, et me mis en mesure de terminer l'accouchement.

J'essayai tout d'abord de refouler la tumeur au-dessus du
détroit supérieur : la femme placée sur une table et anesthésiée par mon confrère, j'introduisis la main gauche dans les
voies génitales et, avec cette main, j'appuyai fortement sur
la tumeur, tandis qu'avec l'autre je tirai sur le membre inférieur du fœtus précédemment abaissé. Ces manœuvres restèrent sans résultat.

Je me voyais dans la nécessité de pratiquer une opération
césarienne, à laquelle j'avais beaucoup de peine à me décider,

étant donné le milieu où je me trouvais, la longue durée du
travail, la négligence jusqu'à l'arrivée du médecin des plus
élémentaires précautions d'antisepsie.

Aussi, avant de l'entreprendre, espérant qu'en ce qui con-
cernait la nature de la tumeur, j'avais peut-être commis une
erreur de diagnostic, je pratiquai par le vagin une ponction.
Cette ponction, faite avec un trocart ordinaire, amena l'écoulement d'un liquide puriforme (environ 5 ou 600 grammes) et
l'affaissement presque complet de la tumeur.

Les voies génitales étant libres, je procédai alors à l'extraction du fœtus. La sortie du siège s'opéra aisément, le
relèvement des bras rendit déjà plus difficile le passage des
épaules ; mais ce fut surtout pour extraire la tête dernière
que se rencontrèrent les plus grosses difficultés. Quand enfin
j'eus amené dehors cette tête, l'enfant, vivant jusque-là, avait
succombé : c'était un garçon de très gros volume. Délivrance
sans incident.

Les suites de couches ont évolué normalement. Au sixième
jour, la malade attirait l'attention de son médecin sur une tumeur du volume du poing occupant la fosse iliaque droite et
qui rapidement atteignait le volume que je lui trouvai le
1er août lorsqu'elle entra, sur mes conseils, dans le service de la
Clinique obstétricale et gynécologique. — Le vingt et unième
jour, la malade s'est levée : pendant les premiers temps, elle
éprouvait de la gêne pour marcher ; il existait encore des
douleurs dans l'abdomen, particulièrement au niveau de la
région occupée par la tumeur. Pas de troubles de la déféca-
tion La miction est un peu douloureuse à la fin. En juin et en
juillet, menstruation normale.

Le 5 août, je pratiquai par la laparotomie l'ablation de la
tumeur. Pas d'incidents opératoires. — L'examen de la tumeur,
qui avait le volume d'une tête d'enfant de cinq ans, montra
qu'il s'agissait d'un *kyste dermoïde de l'ovaire droit* renfermant de nombreux cheveux libres dans le liquide, mais pas de
productions cartilagineuses et osseuses.

Quatre semaines après, la malade quittait le service complètement rétablie. Je l'ai revue dans les derniers jours du

mois d'avril 1901 : les règles, qui avaient eu lieu normalement depuis l'opération, se sont montrées pour la dernière fois le 25 janvier. A l'exploration, on constate un utérus gravide de trois mois[1].

I.— Le premier point qui, dans cette observation, mérite de nous arrêter est l'absence complète de troubles pendant tout le cours de la grossesse. Bien que la tumeur eût un volume assez considérable, à en juger d'après les difficultés de l'accouchement et le liquide évacué par le trocart, elle n'a donné lieu à aucun phénomène de compression ; jusqu'au moment du travail, sa présence est restée absolument inaperçue, n'entravant en rien l'évolution de la grossesse.

Ce fait démontre une fois encore l'importance au point de vue obstétrical de la division des tumeurs ovariques en tumeurs extra-pelviennes et tumeurs intra-pelviennes : lorsqu'il s'agit de kystes abdominaux, la tumeur d'ordinaire considérable, ajoutant son volume à l'utérus gravide, détermine un développement du ventre tel, que des accidents peuvent surgir au cours de la grossesse ; par contre, la filière pelvienne restant libre, la sortie du fœtus s'opère d'ordinaire sans trop de difficulté. Lorsqu'il s'agit de kystes intra-pelviens, pendant la grossesse les phénomènes seront peu ou point marqués ; au contraire, pendant l'accouchement, si la tumeur ne remonte point au-dessus du détroit supérieur, elle produit un véritable rétrécissement qui empêche l'engagement du fœtus. C'est ce que Rémy a très heureusement résumé dans la formule suivante : aux kystes intra-pelviens les troubles, les accidents pendant l'accouchement ; aux kystes abdominaux les malaises, les accidents pendant la grossesse.

[1] Dans les premiers jours de novembre, cette femme a accouché normalement et à terme d'un enfant pesant 3900 grammes.

II.— Comme on l'a vu, nous avons commis, mon confrère et moi, une erreur de diagnostic, lorsque nous avons voulu déterminer la cause qui rendait l'accouchement difficile : le médecin traitant en croyant à la présence de deux fœtus, moi en prenant la tumeur pour un fibrome utérin.

De pareilles méprises sont loin d'être rares dans l'histoire des tumeurs pelviennes compliquant la puerpéralité.

En ce qui concerne notamment la confusion entre les kystes de l'ovaire intra-pelviens et les tumeurs fibreuses, il suffit de se rappeler les modifications que leur font subir la grossesse et le travail de l'accouchement, pour comprendre combien l'erreur est souvent difficile à éviter. Sous l'influence de la compression exercée par la poussée du muscle utérin, les kystes de l'ovaire acquièrent une tension considérable, qui leur donne les caractères d'une tumeur solide : partout se trouve cité le cas de Baudeloc-que, prenant un kyste dermoïde pour une exostose du petit bassin. Tarnier[1] racontait dans ses cours qu'il crut une fois avoir affaire à une tumeur fibreuse de l'utérus, alors qu'il s'agissait d'un kyste de l'ovaire, ainsi que le démontra l'autopsie de la femme morte dans les jours qui suivirent la délivrance. — Inversement les fibromes utérins, ramollis pendant la grossesse, perdent leur consistance habituelle et peuvent même donner parfois la sensation d'une fausse fluctuation.

Aussi, bien que dans le cas présent la tumeur n'eût point offert au toucher la sensation qu'en dehors de la grossesse l'on trouve aux tumeurs solides, j'écartai tout d'abord l'idée d'un kyste de l'ovaire en raison de l'absence de toute fluctuation, et m'arrêtai au diagnostic de fibrome de l'utérus.

[1] Tarnier ; cité par Rémy, *loc. cit.*, p. 112.

III.— La ponction, comme dans la plupart des cas de ce genre, où le diagnostic reste hésitant entre une tumeur solide et une tumeur liquide, m'a fait reconnaître la nature de l'obstacle à la terminaison du travail. Elle a eu encore ce résultat précieux d'assurer la désobstruction de la filière pelvienne, et consécutivement de me permettre d'engager le siège du fœtus, jusque-là maintenu au-dessus du détroit supérieur et de terminer l'accouchement.

J'avoue ne m'y être décidé qu'en dernier ressort, après que mes tentatives de refoulement eurent échoué, alors que, croyant à une tumeur fibreuse, je me voyais dans la nécessité de pratiquer une opération césarienne.

Conseillée en pareils cas par bon nombre d'accoucheurs, la ponction du kyste par le vagin a cependant soulevé certaines objections. Heiberg[1] a produit une statistique défavorable et la redoute. Fischel[2] va jusqu'à conclure que des essais de reposition même forcés, malgré le danger de rupture, doivent être préférés à la ponction.

A la plupart des reproches formulés contre l'évacuation du kyste par le trocart ou par l'aspirateur, il est facile de répondre. Si la statistique de Litzmann, mise en avant par Fischel, donne sur sept cas deux morts maternelles, quatre puerpéralités très sérieusement compromises et un unique enfant vivant, celle de Playfair, basée sur neuf cas où la ponction fut le seul traitement employé, ne fournit, par contre, aucun décès maternel, et six fois l'accouchement se termina par la naissance d'un enfant vivant. — Si jadis la ponction a été bien des fois le point de départ d'accidents d'infection, aujourd'hui, grâce à l'emploi des précautions antiseptiques, ces accidents sont

---

[1] Heiberg ; Dissert. inaug., Copenhague 1881, et *Centralbl. f. Gynæk*, 1882, p. 405.

[2] Fischel ; *Prag. med. Wochens.*, 1884, p. 14-16.

devenus de plus en plus rares. — Si la ponction ne suffit pas dans tous les cas, nombreux encore sont ceux où elle donne de bons résultats et où, en amenant la désobstruction totale ou partielle de l'excavation pelvienne, elle permet à l'accoucheur de faire par les voies naturelles l'extraction du fœtus.

En somme, comme l'avait remarqué Litzmann, à qui sa statistique n'a point inspiré les mêmes conclusions défavorables qu'à Fischel, la ponction d'un kyste ovarique par le vagin ne doit pas être rendue responsable de tous les accidents qu'on lui a plus ou moins légitimement attribués. Pour ma part, j'hésiterai à l'avenir beaucoup moins à y recourir, ne serait-ce que pour éclairer le diagnostic bien souvent incertain sur la nature de la tumeur pelvienne apportant obstacle à l'accouchement.

Il faut bien reconnaître, en effet, qu'au cas de kyste dermoïde de l'ovaire, la ponction peut ne pas suffire pour amener l'évacuation de la tumeur et lever l'obstacle. La constitution anatomique du kyste, la consistance particulière de son contenu, expliquent les échecs observés en pareils cas. C'est pour éviter les ponctions blanches que Fochier a donné le conseil de se servir d'un trocart chauffé à une température au moins égale à 37 degrés, si l'on ne veut pas que le contenu graisseux du kyste, maintenu à l'état liquide dans la poche par la chaleur intérieure, se coagule au contact des parois froides du trocart. Pratiquée avec ces précautions, la ponction, si elle ne détermine pas à tout coup une diminution suffisante du volume de la poche, du moins fournira toujours des renseignements utiles au diagnostic.

XVI

DU BASSIN CYPHOTIQUE

AU POINT DE VUE OBSTÉTRICAL [1]

I

HISTORIQUE. — La connaissance de la déformation imprimée au bassin par la déviation de la colonne vertébrale qui constitue la cyphose est de date relativement récente. Il n'y a là d'ailleurs rien de particulier à cette variété de pelviviciation. Pendant longtemps, en effet, les accoucheurs ont vécu sur cette idée, que les déviations du rachis avaient peu d'influence sur la conformation du bassin et, partant, que leur étude n'offrait aucun intérêt au point de vue obstétrical.

Tout au plus étaient-ils arrivés à établir une distinction entre les déviations de la colonne vertébrale d'origine rachitique et celles qui reconnaissaient une autre cause : on admettait que les premières étaient souvent accompagnées d'une déformation de la ceinture pelvienne et que les autres laissaient le bassin complètement indemne de malformation. Ainsi que le fait remarquer Hirigoyen [2], tous les traités d'accouchement ont pendant longtemps reproduit deux gravures dont l'une représente le squelette d'une femme porteuse d'une courbure rachitique de la colonne vertébrale avec bassin déformé, tandis que

---

[1] *Nouveau Montpellier Médical*, supplément, t. II, 1893.

[2] De l'influence des déviations de la colonne vertébrale sur la conformation du bassin. Thèse d'agrégation. Paris, 1880, p. 4.

l'autre montre un squelette non rachitique dont la colonne vertébrale est incurvée et dont le bassin est normal.

A nous en tenir à l'histoire seule de la cyphose, nous voyons que, si Herbiniaux[1], à la fin du dix-huitième siècle, et Joerg[2], au commencement du dix-neuvième, ont fourni quelques indications relatives aux déformations cyphotiques du bassin, c'est en réalité Rokitansky[3], qui le premier, en 1856, a bien décrit le bassin cyphotique comme un type spécial dépendant de la cyphose et montré les particularités relatives à la forme et à l'inclinaison du bassin.

Se basant sur l'examen de trois pièces anatomiques, Neugebauer[4], à l'Assemblée des naturalistes de Stettin, tenue en 1863, décrit avec plus de précision encore les caractères du bassin déformé par la cyphose et insiste, en particulier, sur l'existence d'un rétrécissement plus ou moins prononcé au niveau du détroit inférieur. « Il existe, écrit-il, une forme particulière du bassin, dans laquelle le rétrécissement transversal se présente comme une conséquence de la cyphose lombaire ou lombo-sacrée de la colonne vertébrale, ayant sa source dans un mal de Pott. Le sacrum est atrophié, et le rétrécissement transversal du bassin est la conséquence de cette atrophie. Rokitansky a donné à cette forme le nom de *bassin cyphotique*, sans prendre assez en considération le rétrécissement transversal. »

L'opinion de Neugebauer relative à l'origine de ce rétrécissement du diamètre transversal du détroit infé-

---

[1] Traité sur divers accouchements laborieux, etc. Bruxelles, 1782.
[2] Ueber die Verkrümmargen des manschlichen Korpers. Leipzig, 1810.
[3] Lehrbuch der path. Anat. Bd. 2. Wien, 1856.
[4] *Monatsschrift für Geburtskunde*, oct. 1863.

rieur fut contestée par Breisky [1], dont l'important travail,
quoique purement anatomique, fait date dans l'histoire
de la cyphose au point de vue obstétrical. Pour Breisky,
le rétrécissement transversal du bassin des cyphotiques
n'est point, ainsi que le croyait Neugebauer, le résultat
de l'atrophie du sacrum ; pour lui, les changements qui
surviennent dans l'inclinaison et la forme du bassin doivent être attribués au poids du corps, aux conditions
d'équilibre de la colonne vertébrale.

Cette même année 1865, paraissent deux observations
intéressantes de dystocie due à un rétrécissement transversal du bassin lié à la cyphose : l'une est due à Moor [2]
(de Zurich), assistant du professeur Breslau ; l'autre au
Dr Jenny [3] (de Lucerne).

En 1868, Schmeidler [4] (de Breslau) et, en 1869, le professeur Hugenberger [5] (de Saint-Pétersbourg) publient
encore deux cas de bassin cyphotique.

Jusqu'à cette dernière date, on le voit, les travaux et
les observations concernant les déformations cyphotiques
du bassin sont exclusivement d'origine étrangère. En
France, ce genre particulier de viciation pelvienne ne
paraît guère avoir attiré l'attention des accoucheurs, si
l'on en juge par le silence gardé à son égard par les maî-
tres en obstétrique de l'époque : P. Dubois, Jacquemier,
Chailly, Cazeaux, Joulin n'en font aucune mention dans
leurs traités. Même abstention de la part des auteurs des
articles *Rétrécissements du bassin* des deux Diction-

---

[1] *Medizinische Jahrbücher Zeitschrift*, Heft I. Wien, 1865.

[2] Das in Zurich befindliche kyphotisch-querverengte Becken. Zurich,
1865.

[3] *Wurzburger medicinische Zeitschrift*, Bd. 6, pag. 335, 1865.

[4] Geburt bei einen durch lumbosacral Kyphose querverengten Becken.
Breslau, 1868.

[5] Ein kyphotisch-querverengtes Becken aus dem Hebammen — Insti-
tute Helene Pawlowna, 1868.

naires de médecine, le professeur Depaul et le docteur Bailly.

Mais à partir de cette époque, l'attention est désormais attirée dans notre pays par la publication de l'important travail de Chantreuil [1]. Témoin d'un fait observé dans la pratique de Bailly, Chantreuil réunit les cas publiés dans la littérature étrangère, et, s'appuyant sur ces documents et sur l'examen de pièces recueillies dans les collections anatomiques de Paris, fait dans sa thèse inaugurale une étude du bassin cyphotique à laquelle on devra toujours se reporter.

Choisil, dans sa thèse de doctorat [2], Hirigoyen dans sa thèse de concours [3], ne font guère que reproduire les descriptions données par Chantreuil. C'est encore d'après le travail de ce dernier qu'est rédigé dans les Traités d'accouchements le chapitre qui, depuis sa publication, est consacré à l'étude des rapports de la cyphose avec la conformation du bassin.

Si je n'avais exclusivement en vue dans ces pages l'étude du bassin déformé par la cyphose seule, le bassin cyphotique pur, il m'aurait fallu, suivant l'ordre chronologique, mentionner les publications de Hœning (1870), de Schilling (1873), de Kœnig (1876), de Martin (1876), de Léopold (1878). Mais la plupart de ces travaux, d'origine allemande, ont surtout trait aux formes de bassins cyphotiques avec complication de rachitisme ou de scoliose.

[1] Etude sur les déformations du bassin chez les cyphotiques au point de vue de l'accouchement. Thèse de Paris, 1869.

[2] Les vices de conformation du bassin au point de vue des rétrécissements du diamètre transverse du détroit inférieur. Thèse de Paris, 1878.

[3] De l'influence des déviations de la colonne vertébrale sur la conformation du bassin. Thèse d'agrégation, 1880.

Freund [1], en 1881, émet sur la pathogénie du bassin cyphotique une théorie diamétralement opposée à celle admise jusqu'alors. Tandis que, pour les auteurs qui l'ont précédé, la déformation du bassin était la conséquence de la déviation vertébrale, Freund soutient que les caractères essentiels du bassin cyphotique préexistent à l'apparition de cette déviation : le bassin cyphotique serait surtout un bassin infantile, ayant conservé sa forme primitive; la déviation vertébrale ne se produirait que consécutivement.

En 1883, F. Champneys lit à la *Société obstétricale de Londres* un important travail basé sur l'analyse de vingt observations. La marche du travail, ses modes de terminaison, les procédés chirurgicaux employés, les résultats pour la mère et l'enfant, dans les cas de bassin cyphotique y sont soigneusement étudiés. En voici les principales conclusions : 1° L'accouchement prématuré spontané n'est pas rare. — 2° Les présentations de la tête surtout en position occipito-iliaque droite postérieure sont plus fréquentes que d'habitude ; les positions transverses sont communes ; les cas de rotation postérieure sont rares. — 3° Il est probable que la tête ne se présente presque jamais antéro-postérieurement. — 4° Il n'existe pas de chiffres de mensuration qui puissent donner une indication certaine du forceps, de la version, de l'opération césarienne ou de la date à laquelle on doit faire l'accouchement prématuré. — 5° La mobilité des jointures pelviennes rend l'accouchement d'un pronostic plus favorable qu'on ne pourrait le supposer d'après le résultat des mensurations. — 6° Dans un accouchement chez une primipare, s'il y a présentation de la tête, il faut atten-

[1] Ueber des sog. kyphotische Becken nebst Untersuchungen über Statik und Mechanik des Beckens. Strasbourg, 1885.

dre et agir selon les circonstances, c'est-à-dire faire une application de forceps, la crâniotomie ou l'opération césarienne ; chez une multipare, où il est permis de soupçonner le fait, par suite d'accouchements antérieurs, on provoquera l'accouchement prématuré. — 7° La mortalité fœtale immédiate a été de 40,6 °/₀; celle de la mère de 28,1 °/₀.

Pour ne point allonger cet historique en rapportant ici les noms de tous les auteurs à qui sont dues des observations de bassin déformé par la cyphose, je me contenterai, pour finir, de mentionner le travail de A. Gotze inséré dans les *Archiv für Gynækologie*[1], le travail de Lauro publié dans les *Annali di obstetricia*[2], la très intéressante leçon de M. Budin, rapportée dans ses *Cliniques*[3], les deux mémoires du professeur Treub[4] (de Leyden), parus l'un en 1889, l'autre en 1892 dans les *Archives de Tocologie*, et les études anatomiques de Sulger-Buel[5] et de Wegscheider[6] publiées dans les *Archiv für Gynækologie*.

II

ANATOMIE ET PATHOGÉNIE. — Considéré dans son ensemble, le bassin cyphotique pur, indemne de déformation surajoutée, offre des caractères spéciaux qui le distinguent nettement des autres viciations pelviennes.

[1] Beitrag zum kyphotisch nicht rachitischen und zum kyphoskoliotisch rachitischen Becken. *Arch. f. Gynæk.*, 1885, pag. 393.

[2] *Annali di Obstetricia*, 1886 et 1887.

[3] Leçons de clinique obstétricale. Paris, 1889.

[4] Recherches sur le bassin cyphotique. Leyde, 1889, et Contribution à l'étude du bassin cyphotique. *Arch. de Tocol.*, mars 1892.

[5] Zur Casuistik des kyphotisch-querverengten Beckens. *Arch. f. Gynæk.*, 1890, Bd. XXXVIII, Hft. 3, pag. 523.

[6] Ein kyphotisch-querverengtes Becken aus der Sammlung der Göttinger Frauenklinik. *Arch. f. Gynæk.*, 1892, Heft 2, pag. 229.

Tandis que les dimensions du grand bassin et du détroit supérieur sont conservées ou même augmentées, celles de l'excavation, du détroit moyen et du détroit inférieur sont rétrécies. En d'autres termes, les os iliaques ont subi un mouvement de rotation, dont l'axe peut être représenté pour chacun des ces os par une ligne qui joindrait la symphyse sacro-iliaque à la symphyse pubienne, et par suite duquel les crêtes iliaques s'écartent l'une de l'autre, les deux tubérosités ischiatiques convergeant au contraire vers le centre de l'excavation. De son côté, le sacrum a exécuté, lui aussi, autour de ses articulations sacro-iliaques un mouvement de bascule, éloignant du pubis le promontoire et en rapprochant le coccyx. Il résulte de ces divers déplacements que le bassin prend la forme d'un *entonnoir*, dont la grande ouverture se trouve au détroit supérieur, la petite au détroit inférieur. — Ce qui caractérise le bassin déformé par la cyphose est donc : 1° l'élargissement du grand bassin et du détroit supérieur ; 2° le rétrécissement du détroit inférieur surtout dans sa direction transversale.

A cette modification dans la forme générale du bassin correspondent des modifications propres à chacune des parties qui rentrent dans sa constitution.

Pour en exposer les détails, les auteurs ont coutume d'établir des divisions, suivant que la cyphose siège au niveau de la région dorso-lombaire ou au niveau de la région lombo-sacrée. Incontestablement, le point de la colonne vertébrale où se trouve la déviation cyphotique joue un rôle dans la genèse et l'intensité de la malformation du pelvis : nous aurons plus loin à y insister. Mais, à vrai dire, les modifications anatomiques, jusqu'ici soigneusement distinguées dans les deux variétés de cyphose, dorso-lombaire et dorso-sacrée, susceptibles de déformer le bassin, ne nous paraissent pas assez tranchées pour qu'il y ait utilité à maintenir cette division rigoureuse. Aussi les confondrons-nous dans une description commune, nous réservant d'indiquer, chemin faisant, ce qui appartient plus particulièrement à l'une ou à l'autre variété.

La hauteur du sacrum est plus grande que normalement dans les cas de cyphose dorso-lombaire ; elle est diminuée dans la cyphose lombo-sacrée. — Sa largeur est moindre que dans un bassin ordinaire, et ce, dans les deux variétés de cyphose : les bords antérieurs des surfaces auriculaires proéminent de chaque côté en avant des surfaces correspondantes des os iliaques adjacents, de telle sorte que la concavité transversale du sacrum est augmentée, surtout au niveau des vertèbres supérieures. — La base est portée en arrière et en haut : il en résulte que l'articulation sacro-vertébrale se trouve beaucoup au-dessus des ailerons du sacrum et de la ligne innominée ; au niveau de cette ligne, on trouve la partie supérieure de la deuxième vertèbre sacrée ou son articulation avec la première. — La face antérieure du sacrum est plate ou légèrement convexe en haut et concave en bas. Cela est dû à ce que la face antérieure du sacrum forme avec les dernières vertèbres lombaires une surface légèrement convexe, une sorte de lordose à laquelle les vertèbres sacrées supérieures participent seules, les vertèbres sacrées inférieures formant au contraire avec le coccyx une concavité qui fait proéminer cet os en avant. — Parallèlement à cette déformation de la face antérieure du sacrum, dont la concavité dans le sens longitudinal est devenue moindre, la convexité de la face postérieure est diminuée ; elle se dirige en outre en bas et en avant.

Les os iliaques sont plus minces qu'à l'état normal, allongés d'avant en arrière par atténuation de leur cour-

bure; les cavités cotyloïdes sont placées proportionnelle-
ment plus latéralement et ont une inclinaison plus forte
qu'à l'ordinaire. — Les fosses iliaques sont moins creuses
et plus éloignées l'une de l'autre ; les épines iliaques postérieures et supérieures sont rapprochées l'une de l'autre
et occupent une position élevée par rapport à la partie
supérieure de la face postérieure du sacrum, disposition
très prononcée surtout dans la cyphose sacro-lombaire;
les épines iliaques postéro-inférieures sont au contraire
plus éloignées l'une de l'autre que les supérieures. — Les
branches qui constituent l'arc du pubis forment un angle
aigu ; puis elles prennent, tout en s'écartant moins que
d'habitude, une direction fortement inclinée en arrière :
d'où la moindre largeur de l'arcade du pubis ; au niveau
de la symphyse pubienne, les surfaces articulaires sont
plus rapprochées en bas qu'en haut. — Les tubérosités
ischiatiques sont plus rapprochées l'une de l'autre ; elles
sont aussi plus arrondies qu'habituellement et leurs faces
sont moins développées. — Enfin les épines sciatiques,
comme les tubérosités, sont également moins écartées.

Le mode suivant lequel se produit la déformation pelvienne est facile à comprendre, si l'on réfléchit aux conditions nouvelles d'équilibre qui résultent du fait de la
déviation vertébrale.

A l'état normal, la verticale passant par le centre de
gravité du corps tombe sur la ligne qui joint la tête des
fémurs. Dans ces conditions, la pression transmise par
la colonne vertébrale au sacrum s'exerce sur la partie
antérieure de cet os, tendant à porter sa base en avant
et sa pointe en arrière ; celle-ci étant retenue par les ligaments sacro-sciatiques, il se produit l'incurvation normale du sacrum. Mais, lorsque des corps vertébraux ayant
été détruits, il s'est opéré une déviation angulaire du

17

rachis, la verticale du centre de gravité tombant en avant
de la ligne intercotyloïdienne, le tronc serait à son tour
entraîné en avant, une chute serait imminente si des
modifications de nature diverse ne ramenaient la verticale du centre de gravité dans la base de sustentation.

Le mécanisme de ce déplacement est le suivant : il se
produit une courbure de compensation dans la partie
supérieure du rachis ; le sommet de la gibbosité se porte
en arrière, en même temps que le bassin bascule dans le
même sens sur la ligne bicotyloïdienne rapprochant le
plan du détroit supérieur de l'horizontale et le sacrum de
la verticale.

La pression transmise par la colonne vertébrale au
sacrum ne s'exerce donc plus sur le même point de cet
os qu'à l'état normal : elle s'exerce à la partie postérieure.
L'effet de cette pression serait donc maintenant d'accen-
tuer le mouvement de bascule en arrière du bassin ; mais
ce mouvement est limité par la tension des ligaments
iléo-fémoraux. L'excès de pression transmis au sacrum a
pour effet de faire tourner celui-ci autour d'un axe transversal en éloignant sa base du centre du bassin et en
en rapprochant sa pointe. Les rapports de cet os avec les
os iliaques seront donc modifiés ; et, à cause de la direction oblique d'arrière en avant et de dedans en dehors
des surfaces articulaires, d'une part, à cause de la traction que les ligaments ilio-fémoraux fortement tendus
exercent sur le sourcil cotyloïdien, d'autre part, les os
iliaques subissent un mouvement de rotation autour des
lignes innominées : d'où éloignement des crêtes iliaques
et rapprochement des tubérosités ischiatiques.

Telle est l'interprétation pathogénique la plus généralement admise.

Nous avons signalé dans l'historique l'opinion de
Freund relative à l'origine du bassin cyphotique. Pour

Freund, la malformation du bassin est primitive : le bassin cyphotique est un bassin infantile persistant jusqu'à l'âge adulte. La cyphose rachidienne se produirait secondairement, de la façon suivante : la direction générale de la colonne vertébrale est commandée par celle du sacrum ; en raison de l'orientation anormale de la base de cet os en haut et en arrière, le rachis, au lieu de s'incurver en S italique, et de décrire une série de courbures alternes, prend une disposition uniformément convexe en arrière. De cette attitude vicieuse des vertèbres résulterait une prédisposition spéciale aux inflammations ostéo-arthritiques du rachis, et aux troubles de nutrition des pièces constituantes de cette tige, altérations dont la tuberculose localisée représente la forme la plus commune. — Cette théorie de Freund ne semble pas avoir obtenu grand succès auprès de la plupart des accoucheurs. Treub, dans sa *Contribution à l'étude du bassin cyphotique* [1], a vivement discuté les théories du professeur de Strasbourg et s'est efforcé d'en démontrer le mal fondé.

Mais il ne suffit pas que la colonne vertébrale présente une déviation cyphotique pour voir nécessairement se réaliser du côté du bassin les modifications que nous venons de passer en revue : une bossue peut, en effet, ne pas avoir un bassin de bossue.

Pour que la cyphose influe sur la forme définitive du bassin, il faut que la déviation vertébrale se soit produite dans certaines conditions bien déterminées. Ces conditions, nous les trouvons nettement résumées dans une leçon clinique consacrée par M. Rivière (de Bordeaux) au « bassin des bossues » [2].

Il faut, avant tout, que la lésion originaire de la

---

[1] Treub; *Archives de Tocologie*, 1892, p. 172.
[2] M. Rivière ; *Archives cliniques de Bordeaux*, mai 1893, p. 215.

cyphose évolue dans la première enfance, alors que le bassin n'a pas acquis sa forme et ses dimensions définitives, alors surtout que les articulations ont encore une élasticité et une mobilité très grandes. Plus tard, en effet, le bassin peut bien basculer tout entier sur l'axe bicotyloïdien et rétablir ainsi l'équilibre du corps, mais les rapports des os entre eux ne peuvent changer ou changent si peu qu'il ne doit pas en résulter de modification appréciable dans la forme du bassin.

Il faut, en second lieu, que la lésion ne siège pas trop haut, sous peine de voir la compensation s'établir dans les régions vertébrales situées au-dessous du point lésé et être complète avant d'arriver au bassin. De même, les altérations de forme du bassin seront d'autant plus prononcées que le sommet de la gibbosité vertébrale sera situé plus inférieurement.

Il faut encore que la lésion soit notable et que la femme soit véritablement une bossue et n'ait pas simplement le dos rond. Aussi est-ce la tuberculose des vertèbres survenant dans l'enfance et donnant lieu à une cyphose angulaire, qui détermine le plus souvent, ainsi que le fait remarquer Chantreuil, les déformations du bassin.

Telles sont les conditions qui président à la formation du bassin cyphotique pur, celui que nous avons seul en vue dans ces pages. — A la cyphose, en effet, peuvent s'ajouter d'autres causes susceptibles à leur tour de vicier le bassin : de cette association, il résulte des déformations complexes, qui altèrent complètement les caractères du bassin et qui lui donnent une physionomie spéciale, tout à fait anormale.

Nous nous contenterons simplement de signaler, à ce sujet, deux particularités concernant les bassins sur lesquels s'exercent ces actions combinées.

Si la cyphose et le rachitisme viennent à coexister chez la même femme, leur influence se neutralise plus ou moins complètement ; dès lors, le bassin se trouve moins vicié qu'il le serait, toutes choses égales d'ailleurs, sous l'influence exclusive d'une seule de ces deux causes (Chantreuil, Pinard).

Lorsque à l'influence propre de la déviation cyphotique vient s'ajouter une cause, telle que le rachitisme ou la scoliose, le rétrécissement transversal du détroit inférieur est, des caractères du bassin cyphotique pur, celui qui disparaît le plus facilement : Hirigoyen [1], à qui est due cette remarque, a pu constater sur plusieurs pièces soumises à son examen l'agrandissement du diamètre antéro-postérieur du détroit supérieur, l'aplatissement du sacrum, et d'autres particularités encore dues à la cyphose, tandis que sur ces mêmes bassins il n'existait pas de rétrécissement transversal au détroit inférieur.

III

Signes et diagnostic. — Comme pour toute pelviviciation, seule l'exploration méthodique du bassin permettra de se rendre compte des modifications que lui a fait subir la cyphose vertébrale. Aussi aurons-nous à insister longuement sur les moyens destinés à fournir des renseignements aussi précis que possible sur la topographie du bassin cyphotique. — Il est bon, cependant, de rappeler tout d'abord les particularités que l'on rencontre dans la manière d'être et dans l'habitus extérieur des femmes atteintes de déviation cyphotique du rachis : elles s'offrent les premières à l'examen, attirent l'attention de l'explorateur, et, partant, sollicitent de sa part les recherches plus

---

[1] Hirigoyen ; *loc. cit.*, p. 102.

minutieuses qui doivent aboutir à un diagnostic rigoureux.

Dans toutes les observations, la petitesse de la taille est soigneusement relevée : 1^m,20 (Bailly), 1^m,28 (Schmeidler), 1^m,26 (Chantreuil), 1^m,31 (Puech).

Par suite de la dépression et de l'affaissement du thorax sur lui-même, les membres supérieurs descendent jusqu'aux genoux et quelquefois même plus bas ; les membres inférieurs sont absolument droits, et leur longueur, comparée à celle du tronc, fait ressembler jusqu'à un certain point ces femmes aux oiseaux échassiers.

En découvrant l'abdomen, on est frappé par la forme du ventre : le raccourcissement de la colonne vertébrale déterminant le rapprochement des fausses côtes et des os coxaux, le ventre n'a plus la place nécessaire pour se développer entre la base du thorax et le bassin ; il forme dès lors une proéminence considérable. Chantreuil, dans une observation recueillie à la clinique de Depaul et publiée dans la *Gazette hebdomadaire*[1], a parfaitement décrit cet aspect particulier du ventre : on dirait une énorme mamelle dont le mamelon serait représenté par l'ombilic. Cette description est de tous points applicable à la femme que nous avons pu observer dans le service de notre maître, le professeur Grynfeltt[2]. — Dans quelques cas même, le ventre est complètement pendant en avant et retombe sur la face antérieure des cuisses (Hugenberger, Birnbaum). — L'utérus, ainsi développé presque en dehors de la cavité abdominale, se trouve en antéversion marquée ; aussi faut-il s'attendre, lorsqu'on pratiquera le toucher, à n'atteindre que difficilement son

[1] Chantreuil ; *Gaz. hebd. de méd. et de chirurg.*, 1870.
[2] Puech ; Compte rendu de la Clinique obstétricale, *Nouveau Montpellier Médical* ; suppl. janvier 1894.

col fortement porté en haut et en arrière, si l'on n'a pas
soin de relever le fond de l'utérus, de manière à replacer
le col dans l'axe du conduit vulvo-vaginal. Dans les cas
où le déplacement est très accentué, au point que l'abdomen retombe au-devant des cuisses, les rapports de l'utérus peuvent être profondément modifiés : de supérieur
son fond devient inférieur, tandis que la face postérieure
devient antérieure. On comprend que cette disposition,
s'il n'y est point remédié, puisse conduire, au cours d'une
opération césarienne, à ouvrir l'utérus sur la paroi postérieure, qui s'offre la première à travers l'incision de
l'abdomen ; l'observation déjà ancienne de Belloc, quoique se rapportant à une autre espèce de pelviviciation,
fournit un exemple frappant à cet égard. — Nous aurons
à revenir sur cette obliquité utérine en étudiant la marche de la grossesse et de l'accouchement dans les cas de
bassin cyphotique.

L'examen de la colonne vertébrale fera facilement
reconnaître la déviation anormale. On devra encore chercher à apprécier le nombre des vertèbres détruites, le
point qu'occupe la cyphose, la forme de la courbure
rachidienne. En palpant soigneusement la colonne vertébrale, il sera possible, lorsqu'il s'agira d'une cyphose
lombo-sacrée, de reconnaître l'existence d'un changement du côté de l'angle formé par le rachis et le sacrum ;
cet angle, en effet, n'est plus ouvert en arrière, comme
à l'état normal ; il présente un effacement plus ou moins
complet. Par suite de l'inclinaison en avant et en bas du
sacrum d'une part, et, d'autre part, de l'inclinaison en
arrière et en haut de la partie inférieure de la colonne
vertébrale, l'ouverture de l'angle est augmentée ; quelquefois même celui-ci disparaît et par la palpation extérieure on ne trouve plus trace de l'ensellure normale de
la région lombo-sacrée. — Dans certains cas plus mar-

qués encore, comme lorsque la cyphose est très prononcée et siège à l'extrémité inférieure de la colonne lombaire, le sacrum et le rachis pourront former par leur
réunion un angle ouvert en avant, si bien qu'il n'existe
plus de promontoire.

Point n'est besoin de dire que l'interrogatoire sera
venu ajouter ses renseignements à ceux déjà fournis par
cette enquête préliminaire. Il apprendra à la suite de
quelles circonstances et à quel âge est survenue la déviation du rachis : nous savons déjà, en effet, qu'une des
conditions nécessaires pour constituer le bassin cyphotique est l'évolution des lésions productrices de la cyphose
pendant la première enfance, alors que le bassin n'a pas
accompli son développement définitif, alors surtout que
ses articulations ont encore une élasticité et une mobilité
très grandes.

L'attention éveillée par les constatations ainsi faites,
sachant d'autre part l'influence que la cyphose peut
exercer sur la conformation du bassin, l'accoucheur
procédera alors aux recherches qui lui permettront de
conclure à l'existence de la pelviviciation et d'en déterminer le degré.

Si la simple exploration faite avec le doigt introduit
dans le vagin permet dans bien des cas de se rendre
rapidement compte du rapprochement des ischions et
aussi des épines sciatiques, il n'est pas toujours facile
d'apprécier d'une façon rigoureuse le degré du rétrécissement. Au détroit inférieur plus encore qu'au détroit supérieur la précision est difficilement obtenue.

Breisky [1] conseille de procéder à la mensuration du
détroit inférieur de la façon suivante. Pour évaluer la
longueur du diamètre qui va de la pointe du sacrum au

[1] *Med. Jahrb.*, t. XIX, Wien, 1870.

bord inférieur de la symphyse du pubis, il fait placer la
femme sur le côté : en cette situation, le point de repère
postérieur frappe déjà les yeux puisqu'il correspond à
l'extrémité supérieure de la fente anale et que chez les
personnes maigres il forme une saillie légère. Pour procéder avec certitude, on introduit l'index dans le rectum
et l'on peut ainsi, en faisant mouvoir le coccyx entre le
pouce et l'index, déterminer exactement le point où se
trouve l'articulation et, partant, le sommet du sacrum.
Comme point de repère antérieur, on prend le bord aigu
du ligament triangulaire dans le sommet de l'arcade
pubienne. Alors, tandis qu'une main maintient un des
boutons du pelvimètre sur le point postérieur, le pouce
de l'autre main applique l'autre bouton sur le ligament
triangulaire. La dimension ainsi obtenue est, puisqu'il
s'agit d'une mesure externe, naturellement plus grande
que le diamètre droit. On ne sait pas encore exactement
ce qu'il faut en retrancher pour obtenir ce dernier diamètre ; cependant on se rapprochera beaucoup de la vérité
en enlevant 1 centim. à 1 centim. 1/2 à la dimension pre-
mièrement obtenue.

Breisky mesure encore le diamètre transverse du détroit
inférieur en faisant placer la femme sur le dos, le siège
élevé et les cuisses fléchies et médiocrement écartées. Il
tâte alors les bords internes des ischions et mesure
ensuite la distance qui les sépare au moyen du pelvimètre
d'Osiander introduit à l'intérieur (les branches de ce
pelvimètre sont dirigées en dehors). Comme entre les
boutons du pelvimètre et les points osseux il existe des
parties molles, il faut à la mesure ainsi obtenue ajouter
en moyenne 1 centim. 1/2.

Chantreuil a aussi conseillé, pour évaluer approximativement le diamètre transverse du détroit inférieur, d'introduire successivement dans le vagin deux, trois, quatre

doigts en les plaçant l'un à côté de l'autre et de chercher
soit au niveau des tubérosités ischiatiques, soit à une
distance déterminée du sommet de l'arc, si ces deux,
trois ou quatre doigts peuvent pénétrer jusqu'à la 2e ou
la 3e phalange.

Dans son *Traité d'accouchement*, Charpentier ensei-
gne le procédé suivant : la femme étant placée sur les
coudes et les genoux, un aide tend de chaque côté la
peau des fesses de façon à ce que la vulve devienne un
peu béante ; cherchant alors avec le doigt le bord externe
des tubérosités sciatiques, on trace à l'encre un point
noir à ce niveau, de chaque côté, et au moyen d'un mètre
on mesure la distance qui les sépare. On obtient ainsi le
diamètre transverse externe. — Introduisant alors un
doigt dans le vagin on cherche le bord interne de la
tubérosité des ischions, et à ce niveau on place une des
branches du pelvimètre de Depaul. On ouvre alors le pelvimètre jusqu'à ce qu'il vienne buter de l'autre côté ;
avec le doigt on s'assure qu'il est bien appliqué sur le
point analogue de la tubérosité. Lisant alors sur l'é-
chelle graduée, on compare le chiffre ainsi obtenu au
précédent et on obtient la distance bi-ischiatique.

A la plupart des procédés de mensuration interne, on
peut reprocher la difficulté de leur application. En outre,
tous provoquent chez la femme une douleur d'autant plus
vive qu'avec cette variété de pelviviciation existe souvent
une sensibilité particulière du vagin. Moor, Bailly, l'ont
signalée dans leurs observations ; nous l'avons très nettement constatée chez la femme soumise à notre examen.

Au reste, on doit savoir que les procédés de mensuration externe donnent des résultats, sinon rigoureusement précis, tout au moins parfaitement suffisants en
pratique. Les quelques recherches entreprises à ce sujet
par Frankenhauser sont là pour en témoigner.

On peut donc, en pratique, se contenter du procédé
préconisé par Chantreuil dans ses *Cliniques* : il consiste
à placer la femme à quatre pattes sur le bord de son lit,
appuyée sur les genoux et sur les coudes, les cuisses à
demi fléchies, de façon à faire saillir fortement les
ischions. A l'aide des deux indicateurs, on explore les
deux tubérosités ischiatiques. Ces deux points trouvés,
on y maintient immobile les ongles des indicateurs, la
face palmaire des mains tournée en dehors, et l'on fait
mesurer par un aide l'intervalle entre les index ainsi placés au moyen du compas de Budin.

La connaissance de la longueur du diamètre bisciatique,
diminuée elle aussi dans le bassin cyphotique, n'est pas
moins précieuse pour l'accoucheur que celle des modifications éprouvées par le diamètre bi-ischiatique. Nous
verrons que, dans certains cas, l'obstacle à l'accouchement
réside justement au niveau des épines sciatiques rapprochées l'une de l'autre. « Il serait important, écrit Breisky,
de trouver un moyen de mesurer la distance qui va
d'une épine sciatique à l'autre. » Malheureusement cette
lacune n'est pas encore comblée. Tout au plus, par l'exploration digitale peut-on se rendre compte de la saillie
plus ou moins prononcée que présentent les deux épines
sciatiques, et en tirer des conclusions au point de vue des
obstacles qu'elles mettront à la sortie du fœtus : il en
fut ainsi dans le cas de Budin[1]. Dans celui que nous
avons observé à la Clinique de Montpellier, on était également frappé par la saillie des épines sciatiques dans
l'excavation : on les sentait, pour ainsi dire, à fleur de vagin,
au point qu'il semblait qu'une légère pression du doigt
allait suffire pour déterminer une perforation de la paroi,
et permettre l'issue à travers de l'épine proéminente.

---

[1] Leçons de clinique obstétricale. Paris, 1889, pag. 217.

Au détroit supérieur, l'exploration reste négative : le doigt introduit dans le vagin se dirige vainement en haut et en arrière à la recherche de l'angle sacro-vertébral, qu'il ne peut atteindre, le diamètre antéro-postérieur du détroit supérieur conservant ses dimensions normales ou même ayant subi une augmentation par suite de l'ascension et du renversement en arrière de la base du sacrum.

La mensuration externe viendra confirmer et rendre même plus précis les renseignements fournis par le toucher. Au diamètre de Baudelocque, c'est-à-dire à la distance du sommet de l'apophyse épineuse de la première vertèbre sacrée à la partie supérieure de la symphyse, on trouve la même longueur que celle qui lui est normalement assignée ; ou bien encore une longueur plus considérable : c'est ainsi qu'elle était de 19^{cm},5 dans l'observation de Bailly, et de 21^{cm},5 dans celle de Schmeidler, alors que la moyenne donnée par Cazeaux n'est que de 19 centimètres.

Cette double constatation, rapprochement des ischions d'une part, de l'autre conservation ou même augmentation du diamètre antéro-postérieur du détroit supérieur, qui sont la caractéristique du bassin cyphotique pur, suffit pour établir le diagnostic. On ne devra point cependant s'en contenter. Il faudra encore aller à la recherche des autres particularités qui se rencontrent dans les cas de cet ordre et qui, pour ne pas avoir l'importance des précédentes, n'en sont pas moins intéressantes à relever.

C'est aussi au moyen de la mensuration externe que l'on appréciera la diminution du diamètre crête relativement au diamètre épine ; et l'écartement moins grand des épines iliaques postérieures et supérieures.

La diminution du diamètre bitrochantérien est importante à connaître puisque, ainsi que le fait remarquer Chantreuil, c'est là un fait qui jusqu'à présent a été constaté seulement dans les bassins rétrécis transversalement au niveau du détroit inférieur. Schmeidler, qui l'évalue à l'état normal à 29 centim. 7, ne l'a trouvé que de 24 centim. 3 pour le bassin cyphotique qu'il a décrit; il était de 25 centim. 7 dans le cas qui nous est personnel.

La symphyse a été généralement trouvée plus haute que dans l'état normal, solide, comme épaissie et un peu projetée en avant.

Le bassin tout entier est symétrique, quand on a affaire à une cyphose pure, sans complication de rachitisme ou de lésion unilatérale.

Enfin le canal pelvien ayant éprouvé sur les têtes fémorales un mouvement d'extension dont l'effet est de rapprocher de la verticale l'axe du détroit supérieur, l'orifice vulvaire se trouve reporté en haut et en avant et devient plus apparent que de coutume (Bailly).

La réunion des données précédentes qui caractérisent à un si haut point le bassin cyphotique empêchera aussi de le confondre avec les diverses variétés de pelviviciation. Quelques-unes cependant pouvant en imposer dans certains cas pour un bassin altéré par la cyphose, il est utile de rappeler, à l'exemple de Chantreuil, les principaux éléments du diagnostic différentiel.

Ostéomalacie. — Dans le bassin ostéomalacique, le sacrum est en général fortement courbé; sa face postérieure est facilement contournée, surtout chez les individus maigres, et l'on constate alors qu'elle est convexe. Dans la cyphose, le sacrum est aplati et sa convexité postérieure a disparu complètement; on ne trouve plus son excavation antérieure, en pratiquant le toucher vaginal.

Dans le bassin ostéomalacique, le promontoire et la pointe du sacrum sont rapprochés l'un de l'autre ; de même les crêtes iliaques sont tournées en dedans au point qu'on les a comparées à des cornets d'oublie. C'est l'inverse qui se produit dans le bassin cyphotique.

Dans l'ostéomalacie, le rétrécissement est le plus souvent irrégulier, asymétrique. La symétrie caractérise au contraire le bassin que nous étudions, lorsque la déviation vertébrale ne se complique pas d'autres lésions.

Dans l'ostéomalacie, en dehors du bassin et de la colonne vertébrale, la déformation peut atteindre aussi tous les os du squelette : ceux-ci deviennent sensibles à la moindre pression, et, en se ramollissant, subissent des incurvations plus ou moins prononcées.

Enfin, l'interrogatoire apprendra que la lésion qui a déterminé la déformation du bassin s'est produite dans l'ostéomalacie à un âge relativement avancé, à la suite d'une grossesse antérieure, alors que le bassin cyphotique est le fait d'une altération survenue dans la jeunesse, ou plutôt dans l'enfance.

Rachitisme. — La confusion est ici impossible, la forme des deux bassins étant absolument inverse. Rappelons donc simplement que dans le rachitisme le diamètre antéro-postérieur du détroit supérieur est toujours diminué ;

Que la courbure du sacrum est diminuée aussi ;

Que les diamètres du détroit inférieur sont pour la plupart normaux et, dans un certain nombre de cas, le diamètre transversal est plus grand ;

Que l'angle formé par l'arcade pubienne est élargi.

Bassin rétréci transversalement d'une manière uniforme. — Ce qui caractérise le bassin de Robert, c'est la

diminution progressive des dimensions transversales de
haut en bas, depuis le grand bassin jusqu'au détroit inférieur de l'excavation : aussi trouve-t-on un rapprochement des crêtes iliaques et des épines iliaques antérieures ; dans ce cas encore, il n'y a pas de déviation
vertébrale, ni de diminution de la taille.

Bassin en entonnoir partiellement trop petit. — Le
diamètre antéro-postérieur du détroit supérieur, au lieu
d'être agrandi, se trouve plus petit que normalement par
suite de la diminution générale du bassin. Il n'existe pas
non plus ni d'aplatissement du sacrum, ni de déviation de
la colonne vertébrale.

Bassin uniformément rétréci. — Dans ce bassin, le
rétrécissement est général et régulier ; la colonne vertébrale a, en outre, conservé sa courbure normale. Il faut
savoir que la cyphose peut exister avec ce vice de conformation et déformer le détroit inférieur d'un bassin
uniformément rétréci.

Bassins spondylolisthésique et spondilyzématique.
— Dans le spondylolisthésis, il y a une exagération de
l'angle sacro-vertébral, ou plutôt cet angle est remplacé
par l'énorme saillie que forment au-devant du sacrum les
corps vertébraux des dernières vertèbres lombaires : il
en résulte une diminution considérable du diamètre
antéro-postérieur du détroit supérieur au lieu de l'augmentation du même détroit constatée pour le bassin
cyphotique.

Dans le bassin spondilyzématique, le promontoire étant
remplacé par un angle rentrant n'est pas, comme dans
le bassin cyphotique, accessible au doigt explorateur ;
mais, ainsi que le fait remarquer Hirigoyen, il n'existe

pas dans ce cas de déformation du côté de l'excavation et du détroit inférieur.

L'examen général de la malade, l'aspect extérieur du bassin et de la colonne vertébrale, la mensuration de la distance bi-ischiatique, suffiront à faire repousser l'idée d'un bassin rétréci transversalement au détroit inférieur par la cyphose dans les cas où un obstacle quelconque (tumeurs osseuse ou fibreuse, résistance du releveur de l'anus), arrêtant la progression du fœtus arrivé au niveau du plancher du bassin, aurait pu en imposer pour un rétrécissement du détroit inférieur.

IV

Marche de la grossesse et de l'accouchement. Pronostic. — A. Ce qui frappe tout d'abord à la lecture des observations concernant l'évolution de la grossesse chez les cyphotiques, c'est la fréquence des accouchements prématurés, — que ceux-ci soient le résultat de l'intervention de l'accoucheur, ou qu'ils aient été déterminés par les seuls efforts de la nature : c'est ainsi que, sur les 20 observations recueillies au cours de nos lectures, fournissant un total de 30 accouchements, nous avons relevé 16 accouchements prématurés, dont 10 artificiels et 7 spontanés.

Les premiers trouvent leur origine dans la crainte des difficultés qui pourraient surgir, lors d'un accouchement à terme, par la mise en présence d'une tête volumineuse et d'un détroit inférieur rétréci ; ou encore dans l'apparition des phénomènes graves, dyspnée, congestions pulmonaires, vomissements, résultant de la compression exercée sur les organes voisins par l'utérus à l'étroit dans l'enceinte abdominale (observations de Bailly, de Chantreuil et de Charpentier). — Cette gêne apportée au développement de l'utérus par la diminution de capacité de la cavité abdominale, que détermine le rapprochement de la cage thoracique et du bassin, explique aussi les accouchements prématurés spontanés.

En dehors de cette influence de la déformation rachidienne sur la situation de l'utérus, Hirigoyen [1] pense que, dans certains cas, la déformation pelvienne peut agir elle-même directement pour provoquer un travail prématuré : si, dit-il, l'entrée de l'excavation est plus spacieuse, l'engagement de l'utérus, favorisé par la pression des viscères que la déviation de la colonne vertébrale exagère, se fera plus tôt. Le col et le segment inférieur poussés par la partie fœtale viendront buter sur les surfaces osseuses soit du sacrum devenu plat ou convexe, soit des os iliaques dont la partie ischiatique est aussi inclinée en dedans et en bas.

Cet engagement du segment inférieur de l'utérus et de la partie fœtale qu'il recouvre est loin cependant de se rencontrer dans tous les cas, ou même aussi souvent qu'on pourrait le supposer *a priori*, en se reportant à la configuration du bassin, dont l'entrée se trouve agrandie. Budin [2], dans l'observation qui a été le point de départ de son intéressante clinique, mentionne le non-engagement de la tête fœtale et sa mobilité au détroit supérieur. Chez la femme dont nous avons pu pendant longtemps suivre la grossesse à la Clinique de Montpellier, l'extrémité céphalique est restée bien au-dessus du détroit supérieur, jusqu'au moment où le travail s'est déclaré. Dans une observation relatée par Chantreuil dans ses *Cliniques* [3], il fallut, dans l'espace de cinq jours, pratiquer à deux

[1] Hirigoyen ; Thèse d'agrégation, pag. 111.
[2] Budin ; Leçons de clinique obstétricale. Paris, 1889, p. 226.
[3] Chantreuil ; Leçons faites à l'hôpital des cliniques. Paris, 1881, pag. 100.

18

reprises la version par manœuvre externe, l'enfant, qui était au début en occipito-droite postérieure, ayant deux fois présenté l'épaule.— L'antéversion de l'utérus, si prononcée en pareil cas, vient expliquer ce fait, d'abord un peu étrange, du non-engagement de la partie fœtale dans un bassin dont l'entrée s'ouvre pour la recevoir plus largement que de coutume.

A la même cause on peut rattacher la fréquence, signalée par les auteurs, de la position postérieure du dos du fœtus dans ses différentes présentations. « Les présentations de la tête, surtout en position occipito-iliaque droite postérieure, sont plus fréquentes que d'habitude, les positions transverses sont communes », formule Champneys dans le travail dont nous avons reproduit les conclusions dans notre historique. Et, de fait, dans les 9 observations où nous avons trouvé bien indiqués les rapports de la présentation fœtale avec le bassin maternel, il est relativement peu souvent fait mention de « dos en avant »: 5 postérieures, 1 transversale, 3 antérieures, tel est le bilan que leur examen nous permet de dresser.

B. Les considérations anatomiques dans lesquelles nous sommes entrés plus haut, relativement à la forme du bassin déformé par la cyphose peuvent faire prévoir la plupart des particularités offertes par le mécanisme de l'accouchement. Il est incontestable que c'est au détroit inférieur que se trouveront accumulés les obstacles à son régulier accomplissement. Mais déjà au détroit supérieur les changements opérés dans le sens du diamètre antéro-postérieur modifient les phénomènes habituels qui marquent l'engagement de la partie fœtale et sa descente dans l'excavation.

Chantreuil et, avec lui, la plupart des auteurs insistent sur la position directe que prend, pour s'adapter à la direction du plus grand diamètre de l'entrée du bassin qui est ici antéro-postérieur, la tête fœtale, au lieu de la position oblique comme dans un bassin normal ou transversale comme dans un bassin rachitique. La tête descend dans cette position l'occiput tourné en avant ; d'où, par suite, l'absence du troisième temps ou temps de rotation interne puisque l'occiput se trouve dans l'orientation voulue pour que s'opère le temps de dégagement.

Il ne faudrait point croire toutefois que cette disposition soit constante. Bien plus, l'examen attentif des faits semble au contraire démontrer qu'elle est relativement peu commune.

Sans aller jusqu'à déclarer avec Champneys « que la tête ne se présente presque jamais antéro-postérieurement », il suffit de se reporter aux observations qui ont été publiées pour se convaincre de l'erreur dans laquelle sont tombés ceux qui ont cru à la fréquence de l'engagement de la tête en occipito-pubienne. — Au reste, à l'appui des faits déjà suffisants pour entraîner cette conviction, on peut invoquer encore certaines considérations qui se dégagent de l'étude du diamètre antéropostérieur dans les bassins cyphotiques, conciliant les constatations de la clinique avec les données de l'anatomie. Très justement Hirigoyen a fait remarquer que, si le diamètre antéro-postérieur *vrai*, c'est-à-dire la distance sacro-pubienne prise de l'angle sacro-vertébral au bord supérieur de la symphyse est augmenté d'une façon variable, le diamètre antéro-postérieur *utile*, c'est-à-dire la distance allant non plus de l'angle sacro-vertébral, mais du point le plus saillant du sacrum à la face postérieure de la symphyse, est moindre que le précédent d'une quantité notable, tout en conservant cependant une longueur presque toujours sensiblement égale à celle du diamètre antéro-postérieur vrai dans les bassins normaux. De là une conclusion facile à tirer : au point de vue de son engagement, la tête se trouve dans des conditions sensiblement les mêmes, qu'il s'agisse d'un bassin cyphotique ou d'un bassin normal. Puisque, de ce fait, les diamètres obliques restent toujours les plus grands diamètres du détroit supérieur, il n'y a rien d'étonnant que dans un bassin cyphotique ce soient encore les positions obliques qui dominent de fréquence.

Les difficultés que le rétrécissement du détroit inférieur crée au passage de la partie fœtale constituent donc, en définitive, la caractéristique de l'accouchement dans les bassins cyphotiques : le travail marche tout d'abord régulièrement; la tête s'engage et descend dans l'excavation jusqu'au niveau du détroit inférieur, et là se trouve immobilisée, malgré les efforts du muscle utérin pour déterminer son expulsion.

La persistance de cette sorte d'enclavement varie naturellement avec le degré du rétrécissement, le volume du fœtus, et aussi avec certaines circonstances particulières. Parmi ces dernières, il faut citer le ramollissement, la mobilité des articulations du bassin permettant l'écartement des pièces osseuses dont il est formé, et le mode de présentation du fœtus.

Relativement à la mobilité des articulations pelviennes, le fait a été constaté par Moör, cité par Chantreuil [1] dans sa thèse. Brewis [2] insiste également dans son observation sur la mobilité des ischions en dehors, et de la pointe du sacrum en arrière, ce qui permit le dégagement de la tête avec le forceps, malgré une étroitesse considérable du détroit inférieur. De son côté, Champneys [3] remarque que la mobilité des jointures pelviennes rend l'accouchement d'un pronostic plus favorable qu'on pourrait le sup-

---

[1] Chantreuil; Thèse de Paris, 1869, pag. 115.

[2] Brewis; *Edinb. medic. Journ.*, février 1888.

[3] Champneys; *Trans. of the obst. Society of London*, 1883, vol. XXV.

poser d'après le résultat des mensurations. — Relativement au mode de présentation, la présentation de la face
semblerait, au dire de Moor, plus favorable que celle du
sommet. Chantreuil, qui reproduit cette opinion, s'est
attaché à expliquer le mécanisme suivant lequel l'expulsion spontanée peut alors se produire : si, dit-il, le menton est tourné en avant, sa pointe, qui est la partie la plus
mince de la face, vient se placer sous l'arc du pubis, ici
particulièrement étroit, et la partie fœtale finit par s'adapter progressivement à la filière du détroit inférieur.

Pour qui est ignorant des particularités offertes par le
bassin cyphotique, ou a méconnu l'existence du rétrécissement, la physionomie de l'accouchement dans cette
sorte de pelviviciation ne laisse pas que de surprendre.
Elle contraste, en effet, avec ce qu'on est habitué à rencontrer dans les dystocies dues aux rétrécissements du
bassin, avec lesquels l'accoucheur a plus de chance d'être
familiarisé : c'est au détroit supérieur altéré par le
rachitisme que se trouve le plus communément l'obstacle
à la marche régulière de l'accouchement ; le détroit une
fois franchi, ce dernier devient facile et sa terminaison a
lieu spontanément. Dans le bassin cyphotique les phénomènes sont tout différents : alors que l'on peut croire
que l'expulsion du fœtus va se terminer à bref délai, sur-
gissent des difficultés souvent considérables allant jusqu'à
nécessiter dans certains cas, comme nous le verrons plus
loin, la mise en pratique des opérations les plus graves
de l'obstétrique.

Si le plus souvent c'est le diamètre bi-ischiatique qui
s'oppose surtout à la terminaison de l'accouchement,
dans certains cas l'obstacle siège au niveau des épines
sciatiques.— A M. Budin [1] revient le mérite d'avoir bien

---

[1] Budin; Leçons de clinique obstétricale, pag. 235.

mis en relief l'importance, — entrevue cependant déjà
par Breisky, Fischel, Chantreuil, — du rétrécissement du
diamètre bi-sciatique dans les bassins cyphotiques. Budin a montré, en effet, que, dans le mouvement de bascule des os iliaques, les épines sciatiques comme les
tubérosités de l'ischion tendent à se rapprocher l'une de
l'autre et que, dans certains cas, lorsque ce mouvement
de bascule n'est que peu prononcé et que les épines sciatiques sont très saillantes, le diamètre bi-sciatique se
trouvait aussi ou même plus rétréci que le diamètre bi-
ischiatique. On comprend qu'alors la tête, avant d'arriver
au niveau des tubérosités de l'ischion, sera arrêtée par
les épines sciatiques. C'est donc le diamètre bi-sciatique
qui constitue parfois le principal et même le seul obstacle
à la sortie du fœtus. Très net dans l'observation de Budin
et dans le cas observé par nous, cet arrêt de la tête fœtale
a été encore mentionné dans la relation de Brewis (1888)
et dans celle toute récente (1893) de M. Rivière (de Bordeaux).

Outre les obstacles qu'elles apportent ainsi à l'accouchement, les épines sciatiques saillantes peuvent déterminer du côté des parties molles maternelles, comprimées
entre elles et la tête fœtale, des lésions qui revêtent parfois un certain caractère de gravité. Plusieurs observateurs, et Budin entre autres, ont signalé des faits de ce
genre : on a trouvé le vagin lacéré, et les déchirures
partaient en général de la saillie d'une des épines sciatiques. — Il n'est pas jusqu'au cuir chevelu du nouveau-
né qui n'ait, lui aussi, présenté quelquefois des lésions.

Des considérations qui précèdent découle le *pronostic*
de cette variété de pelviviciation : grossesse souvent traversée par des accidents sérieux, interruption prématurée
fréquente de cette grossesse, accouchement dystocique

terminé dans un trop grand nombre de cas malheureusement et pour la mère et pour l'enfant, voilà tout autant
d'éléments qui suffisent pour faire considérer comme
grave le pronostic du bassin cyphotique. — Nous voyons
en effet que, sur 20 femmes fournissant un total de
30 accouchements, il y a eu 8 décès pour les mères et
9 pour les enfants. Champneys, de son côté, a trouvé
comme mortalité fœtale immédiate 40,6 %, et comme
mortalité maternelle 28,1 %.

Pour expliquer de tels résultats et en atténuer l'impression fâcheuse, il est bon de faire remarquer que les
statistiques n'ont pu, en somme, être édifiées qu'avec
des cas graves, ceux auxquels, en raison justement de ce
caractère, les auteurs ont attribué un certain intérêt et
qui, par suite, ont été seuls livrés à la publicité.

V

INDICATIONS ET TRAITEMENT. — Pour les rétrécissements du bassin dus à la cyphose vertébrale, les indications thérapeutiques, comme aussi les moyens propres à
les remplir, sont sensiblement les mêmes que pour les
autres variétés de rétrécissement.

A. Lorsque, au cours de la *grossesse*, on a reconnu
l'existence d'un rétrécissement transversal du détroit
inférieur, la question de l'accouchement prématuré se
pose tout naturellement.

L'époque où ce dernier devra être pratiqué varie avec
les dimensions du diamètre bi-ischiatique rétréci. Les
préceptes énoncés à cet égard pour les angusties siégeant
au détroit supérieur sont ici également applicables : on
se reportera, d'une part, aux dimensions reconnues par
les classiques au diamètre bi-pariétal suivant l'âge du
fœtus, de l'autre aux résultats obtenus par la mensura-

tion du diamètre transverse du détroit inférieur rétréci,
pour déterminer le moment de l'intervention ; on se rappellera, en outre, que le crâne est susceptible d'un certain
degré de réductibilité (5 à 10 millim.).

Ainsi que nous allons le voir, les bassins à détroit
inférieur rétréci sont ceux qui bénéficient le plus de la
section des symphyses. Si donc l'on admet que la symphyséotomie recule pour les autres formes de pelviviciation
l'époque de l'intervention, et peut même se substituer
dans certains cas à l'accouchement prématuré, on voit
que les mêmes avantages s'appliquent plus encore au
bassin cyphotique.

Si l'on n'avait pu, dans le cas que nous venons d'observer à la Clinique de Montpellier, compter sur la symphyséotomie, on n'aurait certainement pas laissé évoluer la
grossesse jusqu'à une époque aussi rapprochée du terme
(commencement du neuvième mois), étant donnés les
résultats fournis par la mensuration (7^{cm},5 de diam.
bi-ischiatique). Plutôt que s'exposer à recourir à une opération mutilatrice, on aurait bien antérieurement provoqué
le travail, au risque de donner naissance à un enfant de
bien moindre viabilité.

B. Pendant le *travail*, l'accoucheur, avant d'intervenir, devra tout d'abord par l'expectation se rendre
compte que l'expulsion du fœtus ne peut se faire par les
seules forces de la nature. Il devra s'assurer qu'il ne se
produit point de mobilité dans les articulations du bassin ;
que la tête enclavée ne progresse en aucune façon ; et
que, à attendre plus longtemps, mère et enfant courent
des dangers sérieux.

La nécessité de l'intervention reconnue, les divers
moyens permettant la terminaison artificielle de l'accouchement pourront, suivant les cas, trouver leur mise en

usage : nous voyons, en effet, par la lecture des observations que, si dans quelques cas une simple application
de forceps a suffi, dans d'autres, il a fallu recourir à la
céphalotripsie ou même à l'opération césarienne. — Tout
dépend naturellement des dimensions variables qu'offre
le détroit inférieur rétréci.

Il est difficile, sauf dans les cas extrêmes, d'établir à
l'avance et suivant une catégorisation rigoureuse l'opération qui conviendra à tel ou tel cas. Le plus habituellement, ce n'est qu'après avoir essayé le forceps et avoir
pu ainsi juger de son inefficacité, qu'on se décidera à
user des instruments embryotomes. Ici, comme au détroit
supérieur, le basiotribe de Tarnier constitue l'instrument réducteur par excellence de la tête du fœtus. Toutefois, dans l'espèce, le crânioclaste de Simpson, comme
le fait remarquer Chantreuil, pourrait rendre de réels
services : les défauts qu'on lui a reconnus quand il s'agit
de l'appliquer au détroit supérieur, devenant des avantages, lorsque la tête se trouve arrêtée dans l'excavation.

Mais à ces opérations fœticides l'accoucheur devra préférer, lorsqu'il peut espérer obtenir par elle un agrandissement suffisant des parties rétrécies, la symphyséotomie,
dont la rentrée parmi les opérations obstétricales vient de
s'effectuer si brillamment. — Chantreuil[1] avait déjà com-
pris la précieuse ressource qu'elle fournit dans les cas de
rétrécissement cyphotique du bassin. Les raisons qui la
lui faisaient accepter avec une certaine timidité n'existent
plus à l'heure actuelle, grâce à l'antisepsie. Pour en
justifier la mise en pratique dans les rétrécissements
transversaux du bassin, il suffit de rappeler que ce
sont les diamètres transversaux qui augmentent le plus
par la section des symphyses. Cazeaux, qui ne reconnaît

[1] Chantreuil ; *in* Thèse de doctorat, 1869, p. 123.

à la symphyséotomie qu'une faible influence sur le rétrécissement quand il porte sur le diamètre antéro-postérieur du détroit supérieur, déclare que « les *diamètres transversaux* peuvent être *singulièrement agrandis.* Il résulte, en effet, des expériences de Desgranges que l'augmentation du diamètre transversal est presque la moilié de l'écartement obtenu dans toute la hauteur de l'excavation, et que l'agrandissement de l'arcade du pubis est à peu près égal à cet écartement, de telle sorte que l'opération qui semblait devoir être applicable aux cas où le rétrécissement portait sur l'intervalle sacro-pubien, donne surtout des résultats avantageux, lorsque les *diamètres transversaux de l'excavation ou du détroit inférieur* sont rétrécis. » Bouchacourt [1], Morisani [2], ont établi que, pour chaque centimètre d'écartement pubien, on obtient une augmentation de 2 millim. et demi pour le diamètre A. P. du détroit supérieur, de 5 millim. pour les transversaux, et *plus encore pour le bi-ischiatique.*

La clinique est venue déjà confirmer la légitimité de ces considérations théoriques et expérimentales : tout récemment, en effet, Schauta communiquait à la *Société d'obstétrique et de gynécologie de Vienne* [3] un remarquable succès dû à la symphyséotomie pratiquée pour un bassin cyphotique. Il s'agissait d'une primipare de 24 ans, affectée depuis l'âge de 4 ans d'une cyphose lombaire ; le bassin était en entonnoir et son diamètre transverse mesurait 75 millimètres : grâce à la symphyséotomie, on put extraire un enfant du poids de 3,250 grammes, dont la tête en présentation du sommet se trouvait bloquée dans l'excavation.

[1] Art. *Pubiotomie,* in *Dictionnaire de Dechambre.*

[2] Morisani ; *Ann. de Gynécologie,* avril 1892.

[3] Compte rendu officiel de la Société d'obstétrique et de gynécologie de Vienne (séance du 31 mars 1893). *Archives de Tocologie,* juin 1893.

L'opération de Kraske, qui consiste à couper le sacrum en travers au-dessous des troisièmes trous sacrés, après avoir détaché les ligaments sacro-sciatiques de leurs insertions sacrées et coccygiennes, a aussi été utilisée pour agrandir le bassin. Solovnikoff a communiqué en 1891 une observation de bassin en entonnoir pour lequel il y a eu recours.

Quant à l'opération césarienne, elle ne trouvera que rarement son indication dans les cas de bassin cyphotique.

XVII

RUPTURE DE LA SYMPHYSE PUBIENNE

ET ABCÈS PRÉVÉSICAL D'ORIGINE PUERPÉRALE[1]

Le 25 février 1899, je fus appelé à Mauguio auprès d'une jeune femme, sur laquelle mon confrère et ancien élève, le docteur Vailhé, me fournit les renseignements que je rapporte ici.

Agée de vingt-trois ans, primipare, Mme X .. n'offre aucun antécédent héréditaire digne d'être relevé. Elle a accouché, après une grossesse conduite normalement à terme, le 1er février : le travail a débuté le 30 janvier, à six heures du soir, par la rupture prématurée des membranes; les douleurs se sont montrées presque aussitôt, mais très espacées au début, et n'ont pris quelque intensité, en même temps qu'elles devenaient plus fréquentes, que dans la journée du 31. A dix heures du soir, la dilatation était complète. Mais bien qu'il s'agisse d'une présentation du sommet en G. A. et que la tête soit engagée, la terminaison du travail se fait encore attendre assez longtemps ; ce que voyant, la sage-femme, qui présidait à l'accouchement, crut devoir faire mettre la parturiente en travers du lit. les deux pieds appuyés sur une chaise, dans l'espoir que cette attitude favoriserait les douleurs d'expulsion. Il y avait à peine quelques minutes que la femme était en position obstétricale, lorsque brusquement, au cours d'un effort énergique accompagnant une contraction utérine, elle perçut au niveau de la symphyse pubienne une sensation très nette de craquement en même temps qu'elle éprouvait une douleur atroce. Et tout aussitôt était expulsé un enfant vivant,

---

[1] *Gazette des Hôpitaux*, 1er juin 1899.

de sexe masculin, de moyen volume (1er février, quatre heures du matin).— La délivrance s'effectua sans incident. Ni avant, ni pendant l'accouchement, pas plus que dans les premiers jours qui suivirent, aucune précaution d'antisepsie ne fut prise par la sage-femme.

Six jours plus tard, comme la douleur au niveau des pubis persistait toujours très vive, comme les mouvements des membres inférieurs étaient impossibles depuis l'accouchement, on pria le docteur Vailhé de voir la malade. Il recueillit les renseignements que je viens de donner et fit les constatations suivantes :

État général assez satisfaisant. Température, 38 degrés. Légère fétidité des lochies. Le ventre est souple et n'offre nulle part de sensibilité. Mais quand la main arrive au niveau du pubis, elle provoque une douleur tellement vive que l'exploration de la région est rendue absolument impossible. Point de modifications appréciables à la vue. Les membres inférieurs, dont l'impotence est à peu près absolue, sont portés en rotation externe ; si l'on essaie de fléchir un peu la cuisse sur le bassin, on détermine aussitôt au niveau du pubis de la douleur, qui oblige vite à s'arrêter dans les tentatives. Prescriptions : injections vaginales au sublimé ; repos au lit.

Mais ni l'une ni l'autre de ces recommandations ne furent suivies : la sage-femme jugea les injections vaginales inutiles et, après avoir traité sa cliente de paresseuse et de douillette, ne tarda pas à l'engager à se lever. Péniblement, en s'appuyant sur le dossier de deux chaises, la malade, pour se conformer à ces peu sages conseils, essaya de faire quelques pas dans la chambre. Mais au bout de quelques jours, la marche, loin de s'améliorer, restait toujours aussi difficile, la douleur de la symphyse allait en augmentant, des frissons se produisirent, d'abord légers, puis de plus en plus intenses ; si bien que, le 18 février, se sentant dans l'impossibilité de quitter le lit, la malade fit de nouveau appeler le docteur Vailhé.

En découvrant l'abdomen, on voit au-dessus de la symphyse pubienne une légère tuméfaction, un peu plus étendue du côté gauche que du côté droit de la ligne médiane, doulou-

reuse à la pression, dure, n'offrant en aucun point de fluctuation. Les autres régions de l'abdomen restent souples et indolores. L'écoulement lochial est abondant et d'odeur fétide. La
température est de 39 degrés le soir ; à quatre heures, grand
frisson. Injections vaginales au sublimé ; onguent mercuriel
sur la tuméfaction de l'hypogastre ; sulfate de quinine.

Au bout de trois jours la fétidité des lochies a totalement
disparu. Mais la fièvre et les frissons vont toujours en augmentant et la tuméfaction dépasse la symphyse pubienne de
quatre travers de doigt. Le 25 février, quand pour la première
fois je vis la malade, voici ce qu'à mon tour je constatai :

La paroi abdominale au niveau de la région hypogastrique
est soulevée par une tumeur dont les contours, déjà très
appréciables à la vue, sont encore plus nettement délimités
par le palper. Rappelant par sa forme le chapeau de gen-
darme, cette tumeur a sa base dirigée parallèlement aux
branches horizontales du pubis, derrière lesquelles elle semble s'enfoncer ; son sommet arrondi se trouve un peu à
gauche de la ligne médiane, à quatre bons travers de doigt
au-dessus de la symphyse ; à gauche aussi la tumeur est plus
saillante et se prolonge un peu plus sur les parties latérales
qu'à droite : l'angle inférieur droit se trouve à trois travers de
doigt de la ligne médiane, celui de gauche à quatre. Cette
tumeur est dure, tendue, douloureuse. Les parties voisines,
la région prépubienne, les organes génitaux externes, ont
leur aspect normal et ne sont le siège ni de tuméfaction, ni
d'œdème.

En pratiquant le toucher vaginal, on sent très haut derrière
le pubis la base de la tuméfaction. L'exploration de la symphyse pubienne ne permet pas de sentir un écartement anormal des surfaces articulaires. L'utérus encore volumineux et
lourd est facilement mobilisable ; les culs-de-sac sont absolument libres. Pas de promontoire. Cette exploration ne provoque pas de douleur; il en est de même de la palpation effectuée
dans les divers points de l'abdomen autres que celui occupé
par la tumeur.

Quoique la malade soit en proie à une forte fièvre (39°7),

l'état général se maintient assez bon : les fonctions digestives se sont jusqu'ici régulièrement accomplies, malgré quelques nausées apparues depuis deux jours ; les urines présentent leur aspect normal ; il n'y a jamais eu de troubles de la miction.

Je portai le diagnostic rétrospectif de rupture de la symphyse des pubis ; actuellement nous avions affaire à un phlegmon prévésical. Bien que la ponction de la tumeur avec une seringue de Pravaz soit restée négative, l'existence du pus ne faisait, pour moi, pas de doute.

Au bout de quatre jours, pendant lesquels la température oscilla entre 38°5 le matin et 40 degrés le soir, mon confrère me rappelait auprès de sa cliente pour pratiquer l'ouverture de l'abcès. Le 1er mars, après avoir pris les précautions antiseptiques habituelles et sous anesthésie, je fis, un peu à gauche de la ligne médiane, sur le point le plus saillant de la tumeur, une longue incision verticale, qui me conduisit, après avoir traversé, couche par couche, la peau, le tissu cellulaire sous-cutané et le muscle grand droit de l'abdomen, dans une vaste cavité de laquelle s'échappa une abondante quantité de pus. En introduisant le doigt derrière le pubis, je pus me rendre compte de la parfaite intégrité de l'articulation et des surfaces osseuses avoisinantes. Lavage de la poche, dans laquelle deux drains sont laissés à demeure ; deux points de suture diminuent la longueur de l'incision ; pansement antiseptique.

Les suites de l'intervention ont été des plus simples : dès le lendemain, la température descendait à la normale ; les frissons ne se reproduisent plus, et l'appétit, disparu ces derniers jours, commence à revenir. Le 4 mars, le pansement souillé de pus est changé ; le 14, on supprime les drains, et le 20, la malade se lève pour la première fois. Le 1er avril, l'ouverture de l'abcès étant complètement fermée, la malade fait sa première sortie : la marche s'effectue sans aucune difficulté ; l'embonpoint est revenu et la guérison est complète.

De la rupture de la symphyse pubienne au cours de

l'accouchement, de la production pendant les suites de couches d'un abcès prévésical, cette observation tire un double intérêt.

I. — Bien que je n'aie pu constater l'écartement des surfaces articulaires, je n'ai pas cru cependant devoir mettre en doute la disjonction des pubis. L'époque relativement éloignée de l'accouchement (25 jours), où l'exploration de la symphyse a été pratiquée, explique l'absence d'hiatus interpubien, au moment de mon examen. D'un autre côté, nous retrouvions dans l'histoire de la malade tous les symptômes qui accompagnent la séparation des surfaces articulaires des pubis : craquement perçu par la femme, douleur vive et subite, terminaison rapide de l'accouchement contrastant avec l'inefficacité des efforts jusque-là déployés, impotence et attitude spéciale des membres inférieurs portés en rotation externe, réveil de la douleur dans les jours qui suivent par les mouvements provoqués des membres et par les tentatives d'exploration de la région pubienne, tous ces signes habituels de la disjonction de la symphyse se rencontrent ici réunis.

Or, cette disjonction des pubis constitue une complication peu commune de l'accouchement : sur 30,000 accouchements faits à la Maternité de Vienne, R. Braun n'en a relevé que 3 cas. Malgré sa vaste expérience, Tarnier, cité par Bonnaire [1], n'en aurait observé, tant dans sa pratique privée qu'à la Maternité, qu'un seul exemple pendant une céphalotripsie. A la clinique d'accouchements Baudelocque, on n'en a constaté aucun cas depuis juillet 1889, date de sa fondation [2].

[1] Bonnaire, in *Traité d'accouchements* de Tarnier et Budin, t. III, p. 354.

[2] Rudaux; *De la rupture de la symphyse pubienne*, Th. de Paris, 1898, p. 18.

Les circonstances, dans lesquelles la diastasis de la symphyse pubienne s'est produite, diffèrent de celles que l'on trouve mentionnées dans le plus grand nombre des observations. La disproportion entre le volume du fœtus et la capacité du bassin d'une part, de l'autre l'extraction artificielle du fœtus, particulièrement à l'aide du forceps, telles sont les deux grandes causes invoquées pour expliquer les ruptures de la symphyse survenues au cours de l'accouchement : dans la presque totalité des faits publiés l'existence d'un rétrécissement pelvien est consignée (Bonnaire) ; sur 23 cas de ruptures de la symphyse des pubis, Havajewicz note 16 applications de forceps.

A l'inverse de ce qui se rencontre habituellement, dans le cas que nous venons de relater le bassin possédait ses dimensions normales, et l'accouchement s'était terminé tout spontanément par la naissance d'un enfant de très ordinaire volume.

II. — Peu nombreux encore sont les faits d'abcès de la cavité de Retzius d'origine puerpérale.

Dans sa thèse d'agrégation, Bouilly [1] n'en rapporte que 7 cas empruntés à Boyer, à Desgranges, à Macotte, à Gordon, à Gillette, à Saint-Blaquez et à Lepelettier.

Ainsi qu'en témoigne le travail de Rudaux, qui, sur 98 cas de rupture des pubis, consécutive à l'accouchement, en compte 23 compliqués d'abcès, la suppuration du foyer de diastasis s'observerait dans des proportions relativement élevées. Mais tantôt la suppuration est restée localisée à la jointure, tantôt elle a envahi le tissu cellulaire pré-pubien, pour gagner de là les organes

---

[1] Bouilly; *Les tumeurs aiguës et chroniques de la cavité prévésicale,* Th. d'agrég., Paris 1880.

19

génitaux externes ou la région inguinale, tantôt le pus a fusé dans le tissu cellulaire pelvien. Huit fois seulement il semble bien, soit d'après les constatations faites au cours de l'opération (observations de Rudaux et de Duhrssen), soit d'après les détails relevés à l'autopsie (observations de Kostlin, de Moreau, de Grenser, de Murat, de Stolz, de Cayla), que la cavité prévésicale de Retzius est devenue, secondairement à la rupture et à l'inflammation de la symphyse, le siège d'un abcès.

En joignant ces 8 faits aux 7 rapportés par Bouilly, et en y ajoutant le nôtre, on arrive à un total de 16 cas de phlegmons prévésicaux d'origine puerpérale.

Pour en expliquer la formation, on peut invoquer, dans les cas où l'abcès s'est produit consécutivement à une rupture de la symphyse, la propagation au tissu cellulaire prévésical d'une inflammation primitivement développée dans la jointure pubienne : la coexistence de lésions plus ou moins graves de l'articulation notées dans la plupart des observations, destruction du fibro-cartilage interarticulaire (Cayla, Stolz), dénudation et rugosités des surfaces osseuses (Murat), élimination, lors de l'ouverture de l'abcès, de lambeaux périostiques auxquels adhèrent des fragments osseux (Duhrssen), rend cette interprétation parfaitement plausible. — Dans les cas où le phlegmon a été constaté en dehors de toute rupture de la symphyse, l'infection partie de l'utérus s'est localisée dans le tissu cellulaire de la loge prévésicale, que les agents septiques peuvent envahir au même titre que les divers points du tissu cellulaire pelvien.

Quoique, dans le fait par nous recueilli, la formation de l'abcès ait été précédée de diastasis pubienne, il ne semble pas, cependant, qu'on doive attribuer à cette dernière un rôle autre que celui d'une cause occasionnelle. Pour qu'il en fût différemment, pour pouvoir rapporter à l'arthrite symphysienne le phlegmon prévésical, il nous aurait fallu constater, en même temps que les signes de l'inflammation de la cavité de Retzius, les signes qui accompagnent la suppuration de l'articulation pubienne. Or, non seulement nous notons l'absence de toute tuméfaction de la région, de gonflement et d'œdème des organes génitaux externes, d'abcès dans les grandes lèvres et au niveau des plis inguinaux, mais encore et surtout, au cours de l'intervention, nous pouvons nous assurer que l'articulation des pubis et les surfaces osseuses n'offraient pas la moindre altération.

En somme, il s'agit ici, tout comme dans les cas où il n'y a point eu au préalable rupture de la symphyse, d'un phlegmon de la cavité de Retzius ayant pour origine une infection née dans l'utérus et propagée de là au tissu cellulaire prévésical.

Quant à la disjonction des pubis, elle doit, à mon avis, intervenir seulement pour expliquer la localisation, si rarement observée à la cavité de Retzius, de l'infection puerpérale. La clinique et l'expérimentation ont mis hors conteste cette action du traumatisme déterminant, sur le point où il porte, la venue et le développement des agents microbiens, répandus dans la circulation ou même simplement localisés en une région plus ou moins distante. Lésé du fait de la rupture pubienne, le tissu cellulaire prévésical est devenu un excellent milieu de culture pour les microbes ayant envahi la cavité utérine au cours d'un accouchement conduit sans aucun soin antiseptique.

XVIII

PUTRÉFACTION FOETALE

PRÉSENTATION DE LA FACE. BASIOTRIPSIE [1]

Dans la nuit du 16 au 17 février 1904 j'étais appelé dans une ville du département pour terminer un accouchement dans les conditions suivantes :

La parturiente, une jeune femme d'origine italienne, est enceinte pour la première fois. La grossesse, arrivée absolument à terme, a évolué sans le moindre incident. Le 14 février apparaissent quelques petites douleurs, en même temps qu'il se fait par les organes génitaux un écoulement de liquide amniotique. Malgré ces douleurs, d'ailleurs très légères, et cette perte d'eau, la femme est sortie dans l'après-midi pour assister aux réjouissances du carnaval.

Dans la journée du 15, les douleurs, sans être encore très fortes, commencèrent à s'établir régulièrement ; aussi fut-il fait appel à la sage-femme. Celle-ci constata que le col commençait à s'effacer et que la partie fœtale, dont elle put mal apprécier les caractères, était très élevée au-dessus du détroit supérieur. Ce ne fut que le 16 au matin que, le col présentant déjà un certain degré de dilatation et la partie fœtale s'étant un peu abaissée sous l'influence des contractions de plus en plus énergiques, elle reconnut qu'elle avait affaire à une présentation de la face.

A 4 heures de l'après-midi, comme la dilatation était complète et que la présentation n'avait aucune tendance à descendre, la sage-femme demanda l'assistance d'un médecin.

[1] *Société des Sciences médicales de Montpellier*, 20 février 1904.

Celui-ci, après avoir constaté qu'effectivement l'enfant présentait la face en M. I. G., que la partie fœtale était encore
élevée, que le promontoire était accessible, que les bruits du
cœur du fœtus étaient bien frappés et que l'état général de la
mère était satisfaisant, conseilla d'attendre.

A 8 heures du soir, lorsqu'il revint, quatre heures après
son premier examen, la situation restait la même : malgré
des contractions assez énergiques, la face était toujours
au détroit supérieur. Mais l'auscultation, pratiquée avec
soin, ne permit pas d'entendre les bruits du cœur du fœtus.
Convaincu de la nécessité de terminer l'accouchement, mon
confrère essaya une application de forceps ; et, devant l'échec
de sa tentative, très prudemment conduite, me fit appeler.

J'arrivai le 17 à 7 heures du matin. — Femme fatiguée deman-
dant à grands cris à être délivrée ; traits tirés ; pouls à 116.
L'abdomen présente un volume considérable ; l'exploration
du fœtus à travers les parois abdominale et utérine est absolument négative. Le toucher me permit de sentir, au fond du
sillon constitué par les joues énormément infiltrées et tassées
dans l'excavation, la pyramide du nez, dont les narines regardent en avant et à gauche ; mon doigt ressort de cette exploration recouvert d'un liquide répandant une odeur infecte.
Les contractions utérines, très ralenties une partie de la nuit,
ont paru reprendre un peu à partir de 5 heures du matin : la
tête se trouve à la partie supérieure de l'excavation. — Il n'y
avait plus qu'à pratiquer une basiotripsie.

L'introduction de la main pour guider les différentes pièces du basiotribe détermina l'issue de liquides et de gaz ayant
une extrême fétidité. L'opération en elle-même ne présenta
aucune difficulté. Ce ne fut pas sans peine cependant que
j'amenai au dehors la tête très complètement broyée. Mais
quand je voulus procéder au dégagement des épaules et du
tronc, mes tractions sur la tête n'eurent pour résultat que de
déterminer une élongation considérable du cou, dont les tissus finirent par céder. Je ne fus pas plus heureux lorsque,
après avoir abaissé un bras, j'exerçai des tractions combinées
sur ce bras et la tête : comme au cou, les tissus de l'épaule

commencèrent à se déchirer ; la tête était maintenant presque complètement séparée du tronc.

Soupçonnant que les difficultés du dégagement avaient pour cause un état pathologique du tronc, j'envoyai profondément ma main dans les organes génitaux, et je pus ainsi reconnaître que l'abdomen du fœtus, distendu par des gaz, avait acquis des dimensions considérables. L'obstacle était facile à lever : il suffisait de conduire au niveau de l'abdomen tympanique un instrument perforant, térébellum du basiotribe, longs ciseaux courbes, trocart, pour donner issue aux gaz et obtenir ainsi la réduction de son volume. J'hésitai cependant à vider dans la cavité utérine cette outre abdominale, remplie de gaz fétides. C'est pourquoi, abaissant le second bras du fœtus, je pratiquai une deuxième tentative d'extraction en tirant à la fois sur les deux bras et sur les tissus du cou tenant encore au tronc. Cette tentative fut couronnée de succès.

Le fœtus, du sexe masculin, pesait (sans sa substance cérébrale) 3.000 grammes. La mensuration de la plus grande circonférence abdominale nous a donné 47 centimètres : outre la cavité abdominale, le tissu cellulaire du tronc, particulièrement au niveau des lombes, est le siège d'une infiltration gazeuse très marquée.

Délivrance complète, s'accompagnant d'une perte de sang un peu plus abondante que de coutume. Abondante injection intra-utérine chaude et antiseptique, après laquelle l'utérus est bien revenu. L'abdomen est souple, non ballonné, et présente une sensibilité non exagérée.

La femme s'est rétablie sans trop d'incidents.

Cette observation m'a paru intéressante et digne d'être communiquée pour deux raisons :

1° La rapidité de la putréfaction fœtale.

2° Les difficultés de l'extraction du fœtus.

Le fœtus ayant succombé entre 4 et 8 heures du soir, il n'a pas fallu plus de 11 à 14 heures pour que les phénomènes de putréfaction atteignent le degré que nous avons constaté. — La durée du travail après la rupture de l'œuf, d'une part, de l'autre l'absence de précautions antiseptiques pendant la plus grande partie de l'accouchement, expliquent, à mon sens, la rapidité et l'intensité de la putréfaction.

Quant aux difficultés rencontrées pour extraire le tronc du fœtus, après la sortie de la tête, elles tenaient, dans le cas présent, à deux causes : d'un côté, la friabilité des tissus cédant sous l'influence des tractions ; de l'autre, le développement de l'abdomen dû à sa distension gazeuse. Ce sont là éléments de dystocie qu'il faut s'attendre à rencontrer au cours de l'accouchement d'un fœtus mort et putréfié.

XIX

DES INJECTIONS INTRA-RACHIDIENNES

DE COCAINE EN OBSTÉTRIQUE[1]

I

L'emploi en obstétrique des injections de cocaïne dans le canal rachidien est de date récente.

En 1885, Léonard Corning (de New-York), après avoir expérimenté sur des animaux et essayé sur des malades, proposait d'injecter dans le canal rachidien une solution de cocaïne pour obtenir l'anesthésie du segment inférieur du corps, au cas d'opérations chirurgicales. Il ne trouva pas d'imitateurs et son procédé tomba rapidement dans l'oubli.

S'inspirant des travaux de Quincke sur la facilité et l'innocuité de la ponction lombaire, des recherches physiologiques et thérapeutiques de Mosso, de Franck, de Sicard, Bier, en avril 1899, reprend la proposition de Corning et montre qu'avec de faibles doses de cocaïne injectées sous l'arachnoïde lombaire, on peut obtenir une anesthésie si profonde, qu'il devient possible de pratiquer des opérations importantes sur les os et sur les parties molles, sans que les malades souffrent.

Le 11 novembre de cette même année 1899, M. Tuffier faisait à la *Société de biologie* sa première communica-

---

[1] *Gazette des Hôpitaux*, 27 juillet 1901.

tion ; et, depuis, par une série de recherches et de publications, contribuait plus qu'aucun autre à vulgariser cette méthode d'anesthésie chirurgicale, en même temps qu'il en fixait la technique opératoire.

Du domaine de la chirurgie, l'analgésie cocaïnique par injection intra-rachidienne n'allait pas tarder à passer dans le domaine de l'obstétrique.

En même temps O. Kreiss, en Allemagne, et Doléris, en France, y avaient recours pour supprimer les douleurs de l'accouchement normal et faciliter les opérations obstétricales : le lendemain du jour où Kreiss publiait dans le *Centralblatt für Gynækologie*, six observations de cocaïnisation intra-rachidienne chez des parturientes provenant de la clinique du professeur E. Bumm (de Bâle), Doléris et Malartic présentaient à l'Académie de médecine (17 juillet 1900) cinq cas de même ordre.

Comme Tuffier pour la chirurgie, Doléris s'est constitué en France le champion de l'analgésie par injection de cocaïne dans l'arachnoïde lombaire appliquée aux accouchements. A sa première communication à l'Académie de médecine succèdent bientôt deux autres communications à la Société d'obstétrique, de gynécologie et de pédiatrie de Paris, l'une du 9 novembre 1900, basée sur 25 cas, l'autre du 7 décembre, à l'occasion de 20 cas nouveaux ; puis un travail publié par le *Bulletin médical* du 13 février 1901, dans lequel il expose une nouvelle propriété de la cocaïne utilisable en obstétrique, à savoir, son action ocytocique.

En France comme à l'étranger, Doléris et O. Kreiss ont eu des imitateurs.

Dupaigne donne à l'Académie de médecine, le 28 août 1900, le résultat de ses recherches, exécutées à l'instigation de son maître Tuffier, sur l'application de l'analgésie médullaire à l'obstétrique.

Marx, dans le *Medical Record* d'octobre 1900 et dans le *Philadelphia medical Journal* du 10 novembre de la même année, relate deux séries, l'une de 21 cas, l'autre de 19 cas, d'accouchements à la cocaïne.

Porak, à l'Académie de médecine (séance du 29 janvier 1901), lit un travail basé sur 10 observations personnelles.

A la Société obstétricale de France (avril 1901), Puech et de Rouville communiquent trois observations recueillies dans le service de la clinique obstétricale de Montpellier.

Mentionnons encore les études consacrées à la question des injections sous-arachnoïdiennes de cocaïne en obstétrique par H. Ehrenfest dans le *Medical Record*[1], par Labusquière, dans les *Annales de gynécologie*[2], par Demelin dans l'*Obstétrique*[3], et par Malartic dans sa thèse de doctorat[4].

II

La technique de l'injection lombaire de cocaïne en obstétrique est absolument la même que celle usitée en chirurgie. Les détails, ainsi que nous l'avons déjà dit, en ont été rigoureusement fixés par Tuffier, dont le mode de faire, avec quelques modifications insignifiantes, a été adopté par tous les opérateurs. Aussi nous bornons-nous à les reproduire ici.

INSTRUMENTATION. — Elle comprend une seringue de Pravaz stérilisable, à laquelle on adapte une aiguille que Tuffier a fait construire tout spécialement.

L'aiguille de Tuffier est en platine iridié et mesure

---

[1] H. Ehrenfest ; *Med. Record*, 22 décembre 1900, p. 967.
[2] Labusquière ; *Ann. de gynécol. et d'obstét.*, janv. 1901, p. 57.
[3] Demelin ; *L'Obstétrique*, 15 mars 1901, p. 122.
[4] Malartic ; Th. de Paris, 1901.

8 centimètres de long; son diamètre externe est de 10 dixièmes de millimètre, son diamètre interne de 6 dixièmes de millimètre. Elle est ainsi suffisamment longue pour traverser aisément les plans qui séparent la peau de l'espace sous-arachnoïdien et dont l'épaisseur est variable suivant que les sujets sont plus ou moins gras ou musclés. Elle est, d'autre part, assez solide pour ne pas se tordre quand le chirurgien inexpérimenté heurte les lames vertébrales avant de pénétrer dans le canal rachidien. Enfin, détail important, sa portion piquante est taillée en biseau très court : les aiguilles à long biseau très oblique présentent, en effet, un grave inconvénient, leur orifice pouvant se trouver dans le fourreau rachidien à cheval sur la membrane, si bien qu'une portion plonge dans le liquide sous-arachnoïdien, tandis que l'autre portion reste en dehors du fourreau ; dans ces conditions, l'injection faite par l'aiguille s'écoulera en partie dans l'espace sous-arachnoïdien et en partie en dehors de cet espace.

PRÉPARATION DE LA SOLUTION. — La solution employée est au titre de 2 p. 100. Elle doit être stérile et préparée depuis peu de temps. Toute solution trouble doit être absolument écartée.

Le liquide à injecter doit être rigoureusement stérilisé. Pour cela, et afin de ne point altérer en même temps les propriétés chimiques de la cocaïne, on procédera de la façon suivante : la solution est portée à 60 degrés dans un bain-marie pendant une heure, puis laissée à 38 ou 36 degrés pendant vingt-quatre heures ; on la reporte de nouveau à 60 degrés dans le bain-marie ; puis on la laisse refroidir à 38 degrés. Cette opération est répétée trois ou quatre fois de suite. Le liquide ainsi stérilisé est conservé dans des ampoules stérilisées également.

MANUEL OPÉRATOIRE. — C'est entre la lame vertébrale appartenant à la quatrième vertèbre lombaire et celle de la vertèbre sous-jacente que l'aiguille de la seringue doit pénétrer dans le canal rachidien. A ce niveau, en effet, on ne risque point de blesser la moelle, dont le cône terminal dépasse exceptionnellement la deuxième vertèbre lombaire.

Pour déterminer le point où il faut piquer, on fait asseoir le sujet, les deux bras portés en avant. Le tronc étant dans la rectitude, les deux crêtes iliaques sont repérées : la ligne transversale qui les réunit passe au niveau de l'apophyse épineuse de la quatrième vertèbre lombaire.

Après avoir soigneusement aseptisé la région lombaire, l'index gauche marque l'apophyse épineuse trouvée. On recommande alors au malade d'incliner fortement le tronc en avant, de *faire gros dos*, ce qui produit entre les lames vertébrales de la vertèbre repérée et de la vertèbre sous-jacente un écartement de 1 centimètre et demi environ.

Placé à droite du sujet, le chirurgien saisit, entre le pouce et l'index de la main droite, l'aiguille seule préalablement stérilisée, et pique à droite de la colonne vertébrale à 1 centimètre environ de la ligne épineuse, tout contre le bord de l'index qui repère l'apophyse.

L'aiguille est dirigée légèrement en dedans et chemine ainsi à travers la peau, le tissu cellulaire sous-cutané, l'aponévrose lombaire, les muscles de la masse sacro-lombaire ; elle pénètre dans l'espace inter-lamellaire, puis, après avoir traversé le ligament jaune, entre dans le canal rachidien. La quantité, dont s'enfonce l'aiguille, varie suivant l'épaisseur musculo-cutanée de la région lombaire, 4 à 6 centimètres environ chez l'adulte. Mais elle donne exactement la sensation des plans anatomiques traversés et quand elle pénètre dans l'espace sous-dural, on sent la résistance faire défaut.

Dès que l'aiguille est dans l'espace sous-arachnoïdien, on voit sourdre à son extrémité libre le liquide céphalo-rachidien, sous forme d'un liquide clair, jaunâtre, qui sort goutte à goutte, quelquefois par saccades rythmiques.

Au lieu d'un liquide clair, il peut s'écouler quelques gouttes de sang, bientôt suivies de la sortie du liquide céphalo-rachidien. Si celui-ci ne sort pas, cela peut tenir ou bien à l'oblitération de la canule par un caillot, ce qui se reconnaîtra à ce que déjà quelques gouttes de sang se sont écoulées ; ou bien à l'obstruction de l'ouverture profonde de l'aiguille embarrassée dans des membranes ou des filets nerveux.— Dans le premier cas, une légère aspiration suffira pour rendre à la canule sa perméabilité ; dans le second, on fera exécuter à l'aiguille un petit mouvement de retrait ou de rotation, ou l'on recommande à la femme de fléchir davantage la tête.

Quoi qu'il en soit, on ne devra procéder à l'injection de la solution cocaïnée, qu'après avoir constaté l'issue du liquide céphalo-rachidien.

Ce résultat obtenu, la seringue, bien purgée d'air et chargée d'un demi-centimètre cube de la solution cocaïnique (soit un centigramme de cocaïne), est adaptée à l'aiguille et on pousse l'injection lentement (en moyenne soixante à quatre-vingts secondes) ; quand l'injection est terminée, on retire brusquement l'aiguille et on obture l'orifice avec du collodion stérilisé.

L'exécution de ce petit acte opératoire exige l'immobilité du sujet. Celle-ci est à l'ordinaire très facile à obtenir lorsqu'il s'agit de malades qui doivent subir une opération chirurgicale. Lorsqu'il s'agit de femmes en proie aux douleurs de l'accouchement, on éprouve plus de difficultés. Comme le remarque Dupaigne [1], la femme énervée qui souffre des reins peut, quand viendra s'ajouter la douleur de la piqûre, faire des mouvements de défense dangereux : c'est là une cause d'échecs. Porak [2] déclare, de son côté, que les injections intra-rachidiennes lui ont paru assez difficiles à pratiquer chez les parturientes, et que quatre fois il a complètement échoué. D'autre part, la position assise, avec incurvation du dos, devient malaisée à garder, lorsque le travail est avancé et que les contractions utérines se rapprochent.

Pour parer au premier de ces inconvénients, pour arriver à obtenir de la parturiente la tranquillité nécessaire, Dupaigne conseille l'anesthésie préalable de la région à l'aide d'une injection intradermique de cocaïne, selon la méthode de Reclus. Mais si cette injection préliminaire supprime la douleur occasionnée par la piqûre, elle laisse subsister celle dépendant de la contraction utérine. Il ne faut donc point trop compter sur elle pour empêcher les mouvements intempestifs qui peuvent se produire au moment d'une contraction douloureuse de l'utérus. — Est-il besoin d'ajouter qu'on choisira pour faire la piqûre le moment où la contraction cesse, de manière à avoir le temps de terminer l'injection de cocaïne avant le début de la contraction suivante ?

Dans les cas où la position assise serait par trop difficile à garder, il faudrait se contenter du décubitus latéral. C'est là toutefois une attitude moins favorable à l'exécution de la piqûre : la colonne vertébrale peut s'incurver latéralement ; les points de repère sont moins aisés à percevoir ; enfin le liquide injecté peut diffuser rapidement vers les parties supérieures de la moelle et du bulbe.

---

[1] Dupaigne ; *Ann. de gynécol.* janv. 1901, p. 48.
[2] Porak ; Acad. de méd., séance du 29 janv. 1901.

— Ce dernier inconvénient se rencontre aussi dans la position genu-pectorale, à laquelle on a eu quelquefois recours.

III

Injectée sous l'arachnoïde lombaire, la cocaïne produit une analgésie qui porte sur les membres inférieurs, le bassin, l'abdomen et remonte même dans quelques cas jusqu'à la partie supérieure du thorax. Cette analgésie, à la faveur de laquelle on peut pratiquer sur les régions qui en sont le siège les opérations chirurgicales les plus délicates et les plus douloureuses, s'accompagne de phénomènes d'ordres divers.

Pour l'accoucheur, il est tout particulièrement intéressant de savoir : si la cocaïnisation médullaire amène la suppression des douleurs propres à la contraction utérine ; si elle n'influe pas sur cette contraction ; si elle n'exerce pas une action nuisible sur le fœtus ; si elle ne modifie pas l'état puerpéral physiologique.

A l'examen de ces différents points, nous allons tout d'abord nous attacher. Nous rappellerons ensuite les divers phénomènes observés à la suite des injections sous-arachnoïdiennes de cocaïne.

1° ACTION ANALGÉSIQUE. — L'action analgésique de l'injection intra-rachidienne de cocaïne est, à l'heure actuelle, nettement établie par un nombre suffisant d'observations. Elle se fait sentir sur toutes les espèces de douleurs de l'accouchement. Par là, il faut entendre que non seulement les irradiations lombaires, les douleurs pelviennes et périnéales liées à la compression, les distensions vulvaires, les déchirures ne sont plus péniblement senties par la femme, ainsi qu'il était facile de le prévoir d'après les observations de la chirurgie, mais encore que les douleurs dues à la contraction du muscle utérin sont, elles aussi, abolies. Sous la main appliquée sur la paroi abdominale l'utérus durcit par instant, sans que la contraction, dont témoigne ce changement de consistance, réveille de sensation douloureuse.

A Kreiss nous empruntons le récit d'un de ces accouchements indolores : une primipare reçoit une injection de cocaïne quarante minutes après la dilatation complète ; cinq minutes après, les contractions perçues par la main appliquée sur l'abdomen ne sont plus douloureuses ; elles se montrent toutes les cinq minutes et sont senties par la femme comme des distensions dans le ventre. De plus en plus, la tête fœtale descend et commence à se dégager ; elle stationne cinq minutes, le périnée bombant fortement et la vulve étant largement distendue, sans que la parturiente éprouve la moindre douleur. Cinquante minutes après l'injection, avait lieu l'expulsion spontanée d'un enfant vivant du poids de 4090 grammes : le passage de la tête n'est aucunement senti ; l'expulsion de l'enfant laisse la sensation « de quelque chose qui a glissé du ventre ». A la sortie du délivre, hâtée par les manœuvres d'expression, la femme remarque que « quelque chose vient qui est plus mince que l'enfant ».

Cette analgésie est complète, absolue. Grâce à elle, des interventions obstétricales, grandes ou petites, ont pu être exécutées, la femme restant aussi insensible que si elle avait été plongée dans le sommeil chloroformique le plus profond.

Doléris[1] rapporte un cas d'opération césarienne entreprise avec la cocaïne ; l'opération a duré vingt-trois

[1] Doléris ; *Soc. d'obstét., de gynécol. et de pédiat.* de Paris, 7 déc. 1900. — Voir aussi : Th. de Malartic, Obs. LXII, p. 77.

minutes ; pendant toute la durée de l'intervention, la malade n'a cessé de causer avec les assistants ; l'hémorragie a été très modérée ; il y a eu absence totale de choc et le lendemain de l'opération la malade était dans un état parfait.

Porak a de la même façon pratiqué trois symphyséotomies.

Chez une femme de la Clinique obstétricale de Montpellier, au bassin et aux parties molles mal étoffées, j'ai dû, pour dégager la tête fœtale se présentant mal-fléchie, faire de longues et pénibles tractions. Au cours de ces manœuvres, la femme éleva la voix pour dire « qu'elle sentait qu'elle allait glisser ».

Dans la première des six observations rapportées par O. Kreiss, on lit que, « au moment de l'application du forceps, la femme a conscience de l'introduction d'un corps étranger dans le vagin. Elle perçoit la traction du forceps, seulement comme traction, l'expulsion du fœtus comme la simple évacuation du ventre ». Une déchirure périnéo-vaginale s'étant produite, elle fut réparée aussitôt après la sortie du fœtus : la suture ne causa aucune douleur. — Il en fut de même dans le cas personnel auquel nous venons de faire allusion.

Pris au milieu d'autres, ces quelques exemples témoignent de l'action exercée par l'injection sous-arachnoïdienne de cocaïne sur les douleurs de l'accouchement, que celui-ci s'opère spontanément ou que sa terminaison nécessite l'intervention de l'art.

Mais de ces effets analgésiques indéniables, quelle est la durée ?

C'est au bout de quelques minutes après l'injection de cocaïne dans le canal rachidien, cinq ou six en moyenne, ainsi qu'il ressort de la lecture des observations, que se produit l'analgésie utérine. Une fois constituée, « cette

anesthésie utérine, écrivent Doléris et Malartic, reste
complète pendant une heure et quart ; les contractions
utérines ne sont plus perçues par la parturiente. Pendant
la demi-heure qui suit, la sensibilité se rétablit progressivement, les contractions deviennent conscientes. Si ce
moment correspond à la période d'expulsion, il existe
alors un vague besoin de pousser. Enfin, les contractions
s'accompagnent bientôt de légères douleurs qui s'accen-
tuent dans le dernier quart de la deuxième heure ».

Dupaigne assigne à la période d'anesthésie une durée
moyenne de deux heures et maxima de quatre heures.
Cette dernière, du reste, ainsi qu'il le fait remarquer, est
très rarement atteinte.

La durée de la période d'anesthésie n'a jamais dépassé
une heure et demie dans aucune des observations de
Kreiss.

Dans les trois cas qui nous sont personnels, nous
avons vu les contractions utérines redevenir douloureuses au bout de : une heure quarante minutes, une
heure trente-cinq minutes et une heure vingt-cinq
minutes.

A une heure et demie, en moyenne, il faut donc fixer
le temps pendant lequel la contraction utérine cesse
d'être douloureusement sentie.

2° ACTION DE LA COCAÏNE SUR LA CONTRACTION UTÉRINE.
— L'anesthésie peut-elle exister sans que soit modifiée
l'action expulsive du muscle utérin ? La cocaïnisation
médullaire a-t-elle une influence sur la contractilité de
l'utérus ?

Pour répondre à cette question, Dupaigne[1] s'est adressé
à l'expérimentation. A une lapine pleine, proche du

---

[1] Dupaigne ; *Ann. de gynécol.*, janv. 1901, p. 44.

terme, il injecte dans le canal rachidien une dose quelconque, même exagérée, de cocaïne (1 à 2 centigrammes,
par exemple), produisant une intoxication grave. En
introduisant par force l'index dans l'utérus aussi loin que
possible jusqu'au confluent des deux cornes qui contien-
nent les fœtus, on sent à maintes reprises des contractions assez énergiques, régulières, péristaltiques, donnant la sensation d'un anneau qui se déplace le long du
doigt.

J'avoue que ces expériences n'entraînent guère la
conviction : l'introduction forcée d'un corps aussi volumineux que l'index dans la matrice d'une lapine suffit
pour expliquer la production des contractions utérines,
sans qu'il soit nécessaire de faire intervenir la cocaïne.

Mieux que ces expériences, les faits cliniques ont
montré que la contractilité utérine était entièrement res-
pectée.

Il y a plus : loin d'entraver la marche du travail, loin
de diminuer l'énergie du muscle utérin, la cocaïne en
injection sous-arachnoïdienne augmenterait l'intensité,
la durée, la fréquence des contractions. En un mot, à
côté de son action analgésique, la cocaïne posséderait
une action ocytocique.

Doléris [1] a particulièrement insisté sur cette propriété
de la cocaïne : l'examen de plus de cinquante observations d'accouchements indolores qu'il a recueillies jusqu'à ce jour (13 février 1901) lui a montré que, sous
l'influence de l'injection intra-rachidienne, les contractions augmentent d'énergie, le travail s'accélère, la dilatation du col se complète très vite, la période d'expulsion
se trouve abrégée, et qu'enfin la rétractilité utérine est
plus forte après l'expulsion du fœtus, ce qui rend nulle

[1] Doléris ; *Bull. méd.*, 13 fév. 1901, n° 12.

ou minime la perte de sang au moment de la délivrance.

Cette action ocytocique de la cocaïne, qui marche
parallèlement à l'action analgésique, se manifesterait de
façon très évidente dans les cas d'inertie utérine : « Nous
sommes en mesure d'affirmer — c'est M. Doléris qui
parle — que, toutes les fois que les contractions utérines
deviennent paresseuses, brèves, espacées, il suffit de
l'injection de 1 centigramme de cocaïne pour voir l'utérus
reprendre une vigueur remarquable. »

L'injection cocaïnique serait même susceptible de provoquer la contractilité utérine avant tout début de travail.
Deux fois, en ces conditions, M. Doléris y a eu recours,
et ce avec un excellent résultat : une première fois pour
déterminer l'expulsion d'un fœtus mort retenu dans
l'utérus ; une seconde fois chez une multipare tuberculeuse arrivée à la dernière extrémité. Aussi M. Doléris
n'hésite-t-il pas à inscrire les injections sous-arachnoïdiennes de cocaïne parmi les méthodes d'accouchement
provoqué, à côté de la sonde et des divers ballons
introduits dans l'utérus pour en amener les contractions.

Ne faudrait-il pas encore leur faire place parmi les
méthodes de traitement du placenta prævia ? Une des
cinq premières observations rapportées par MM. Doléris
et Malartic à l'Académie de médecine (juillet 1900) a trait
à une femme présentant une hémorragie grave due à une
insertion basse du placenta : après l'injection de cocaïne,
la perte de sang s'arrêta spontanément, avant la rupture
des membranes.

Comme M. Doléris, Dupaigne, dont nous avons rapporté plus haut les expériences, a noté l'action excitante
de la cocaïne sur le muscle utérin. Comme lui, il a vu la
durée et l'intensité des contractions devenir plus grandes

et plus régulières, les intervalles plus courts et plus égaux, le travail se terminer plus rapidement qu'on ne pouvait le prévoir. Pour être moins catégorique, sa conclusion est qu'on peut « dans l'avenir espérer, en général, la diminution de la durée de l'accouchement, quand il n'existera aucune cause de dystocie ».

A tous ceux qui, chez des parturientes, ont employé les injections intra-rachidiennes, le pouvoir utéro-moteur de la cocaïne n'a point paru avec la même netteté.

Dans trois des six cas rapportés par O. Kreiss, il fallut appliquer le forceps pour terminer l'accouchement.—Les détails de quelques-unes de ces observations méritent d'être relevés : dans l'observation III, la femme, en pleine action de la cocaïne, accuse de la faiblesse générale, un manque de force, et ne peut aider aux contractions, *dont la force et la durée sont diminuées;* quand on eut recours au forceps, quatre heures plus tard, elle était épuisée et les contractions complètement affaiblies. Dans l'observation IV, ce fut l'état de l'enfant en danger d'asphyxie qui nécessita l'emploi de l'instrument ; mais les contractions, énergiques et très douloureuses avant l'injection, avaient, au moment de l'intervention, soit une demi-heure après l'injection, *perdu un peu de leur énergie.* Enfin, dans l'observation V, il y eut, dix minutes après l'expulsion spontanée de l'enfant, *une hémorragie assez abondante,* qui obligea à hâter la délivrance.

Marx [1] publie deux séries d'accouchements à la cocaïne, l'une comprenant 21 cas, l'autre 19 cas. Sur ce total de 40 observations, nous comptons 16 applications de forceps.

[1] Marx ; *Med. Record.*, oct. 1900, et *Philad. med. Journ.*, 10 nov. 1900.

Porak[1], dans un cas d'accouchement normal donnant
lieu à des douleurs extrêmement violentes, observe que,
si ces douleurs ont été supprimées pendant quelque
temps, « les contractions n'ont pas paru augmenter d'intensité : le travail n'a pas été accéléré et l'accouchement
ne s'est terminé que cinq heures après l'injection ».

Chez les trois femmes, dont M. de Rouville et moi
avons communiqué les observations à la Société obstétricale de France, il a fallu finalement s'adresser au
forceps. Or, dans deux de ces cas, la faiblesse des contractions utérines était seule la cause de la non-terminaison
spontanée de l'accouchement.

Commentant les statistiques de O. Kreiss et de Marx,
Hugo Ehrenfest[2], frappé de la fréquence des interventions, en arrive à se demander si l'injection intra-rachidienne de cocaïne n'entrave pas le travail ; si elle n'enlève pas au muscle utérin une partie de son énergie ; si
elle ne prive pas l'utérus du concours, précieux à la fin
de l'accouchement, de la contraction des parois abdominales. En ce qui concerne l'action de la cocaïne sur ces
dernières, Dupaigne observe par ailleurs que, si l'anesthésie rachidienne respecte complètement la contractilité
de l'utérus, elle altère dans une proportion variable la
contraction volontaire des muscles, ce dont rend compte
l'indépendance des ganglions nerveux.

Parmi les observations de M. Doléris lui-même, consignées en détail dans la thèse de Malartic, nous en relevons qui ne témoignent pas d'éclatante façon en faveur
de l'action ocytocique des injections intra-rachidiennes de
cocaïne. Une tertipare (Obs. XXXII) reçoit une piqûre de
cocaïne à trois heures vingt-cinq ; à ce moment les douleurs

---

[1] Porak ; *Acad. de méd.*, séance du 29 janv. 1901
[2] H. Ehrenfest ; *Med. Record.*, 22 déc. 1900

étaient très fortes, la dilatation comme une grande paume de main, le sommet bien engagé en gauche antérieure ; la terminaison de l'accouchement n'eut lieu néanmoins qu'à cinq heures, après une période d'expulsion ayant duré une heure dix minutes. — Dans l'observation XXXVIII, après une injection faite à neuf heures trente-cinq du soir, on constate que, si les contractions (très énergiques d'ailleurs et revenant toutes les deux ou trois minutes avant l'injection) ne sont plus perçues par la femme, « leur énergie et leur fréquence ne sont pas sensiblement modifiées. » Une seconde injection est faite à onze heures quarante-cinq, dont l'action anesthésique se montre très courte et dont l'action ocytocique n'est pas plus marquée que la première, puisqu'on est obligé d'appliquer sous chloroforme le forceps sur la tête ayant tourné en occipito-sacrée. — Chez la femme de l'observation XLVI, primipare, piquée à la cocaïne alors que la dilatation est déjà complète et les douleurs énergiques, on note que « ces dernières ne semblent pas plus fortes qu'avant l'injection ».— A la dilatation comme une grande paume de main, la parturiente de l'observation XLIV, primipare ayant une présentation du sommet engagé en gauche antérieure, reçoit 1 centigramme de cocaïne ; quatre heures plus tard, il n'en faut pas moins recourir au forceps pour terminer l'accouchement. — Malgré deux injections de cocaïne, la dilatation du col ne s'opère chez la femme de l'observation L qu'avec une extrême lenteur : à trois heures cinquante-cinq du soir, elle est comme une pièce de 2 francs lorsque est pratiquée la première injection, arrive à être comme 5 francs à cinq heures, et reste la même à dix heures trente malgré une deuxième piqûre faite à neuf heures vingt ; à six heures du matin seulement, la femme accouche spontanément et douloureusement d'un enfant qui pesait 2670 grammes.

—Dans l'observation LIX, après, comme avant l'injection, les douleurs reviennent toutes les quatre minutes ; la période d'expulsion dure deux heures.

Que conclure de tous ces faits ?

Sans nier l'action ocytocique de la cocaïne injectée sous l'arachnoïde lombaire, il semble bien, en tous cas, que cette action est loin d'être aussi nette et aussi constante que certains veulent le dire. Que la cocaïne possède la propriété d'augmenter l'intensité des contractions utérines, que son pouvoir excito-moteur se manifeste souvent, soit. Mais de là à toujours compter sur une diminution dans la durée du travail ; de là à affirmer que « toutes les fois » qu'elle sera employée, l'injection cocaïnique rendra à l'utérus affaibli « une vigueur remarquable », il y a loin encore.

ACTION SUR LE FŒTUS. — La lecture des observations semble démontrer, jusqu'ici du moins, que la cocaïnisation médullaire reste sans action fâcheuse sur le fœtus lorsque l'alcaloïde est employé à dose convenable.

Sans que cette dose (1 centigramme de cocaïne) ait été dépassée, nous avons vu cependant, dans un de nos cas, les bruits du cœur fœtal notablement modifiés dans leur nombre, au cours des dix premières minutes qui suivirent l'injection : à l'auscultation pratiquée de deux en deux minutes, nous avons, en effet, successivement compté les chiffres de 104, 96, 92 et même 88 battements cardiaques. Le ralentissement des bruits du cœur fœtal coïncidait avec un réveil de l'intensité des contractions utérines, devenues presque subintrantes au cours de cette période.

Sans aller jusqu'à déterminer la tétanisation de l'utérus, comme cela a lieu si souvent avec l'ergot de seigle, la cocaïne injectée à la dose de 1 centigramme produit, en effet, un certain état de tension des parois utérines. N'est-ce pas en raison de cette tension que les partisans de la cocaïnisation médullaire inscrivent au nombre de ses contre-indications en obstétrique les opérations qui nécessitent l'introduction de la main dans la cavité utérine, telles la version par manœuvres internes ou la délivrance artificielle ?

Pour être moins grave que la contracture causée par le seigle ergoté, la tension du muscle utérin consécutive à l'injection de cocaïne n'en est donc pas moins réelle. On conçoit qu'elle puisse, dans certains cas, ne pas être sans inconvénients, sans danger même pour le fœtus.

Ces craintes relatives au fœtus, encore purement hypothétiques, paraissent néanmoins légitimes. Chaque matrice réagit à sa façon ; et, lorsque nous injectons la cocaïne dans le canal rachidien, nous ne savons point à l'avance la manière dont l'utérus se comportera : la même dose de cocaïne, qui dans un cas exercera une action nulle ou insignifiante, provoquera dans un autre des contractions seulement renforcées, et dans un troisième des contractions vives et tellement rapprochées, que les intervalles qui les séparent sont réduits à rien. Ainsi peut se trouver un jour franchie la limite entre la simple tension de l'utérus et la tétanisation, cette cause de troubles de la circulation utéro-placentaire et, partant, de dangers pour la vie du fœtus.

ACTION SUR LES SUITES DE COUCHES. — Deux phénomènes principaux caractérisent les suites de couches : d'une part, la régression de l'utérus ; de l'autre, l'établissement de la sécrétion lactée.

L'injection intra-rachidienne de cocaïne, à s'en référer aux faits publiés, n'apporterait aucun trouble dans l'accomplissement de ces deux actes importants.

Une primipare de dix-huit ans, chez laquelle nous
avions pratiqué au cours du travail une piqûre de cocaïne,
a fait dans le service d'accouchements un séjour de plus
d'un mois, en raison d'une brûlure au pied. L'observation
prolongée de cette femme et de son enfant nous a montré
qu'en ce qui concerne la sécrétion lactée et le développement ultérieur du nouveau-né, la cocaïne n'était passible
d'aucun reproche : l'enfant qui, à la naissance, pesait
2240 grammes, pesait le septième jour 2380 grammes, le
neuvième 2500, le onzième 2610, le treizième 2670, le
quinzième 2780, le dix-septième 2850, le dix-neuvième
2900, soit une augmentation moyenne de 35 grammes
par jour. — Malartic, qui a pu suivre dans le service de
Doléris un nombre déjà grand d'enfants, nés de mères
ayant subi une injection intra-rachidienne de cocaïne, n'a
constaté, en vérifiant les courbes de poids, rien de
spécial.

Dans les trois cas que nous avons rapportés à la Société
obstétricale de France, nous avons observé le deuxième
jour dans l'un, le troisième jour dans les deux autres,
l'expulsion d'un caillot plus ou moins volumineux. Or, il
s'agissait les trois fois de primipares, c'est-à-dire de femmes chez lesquelles on est habitué à voir l'utérus revenir sur lui-même vite et bien, et partant, moins prédisposées aux accumulations sanguines aboutissant à la
formation d'un caillot. Aussi pensons-nous que l'injection
de cocaïne n'a point été étrangère à la production de ce
petit incident.

Nous le signalons, sans toutefois lui donner plus d'importance qu'il n'en mérite.

Comme chez tous les sujets ayant subi des injections
intra-rachidiennes de cocaïne, on peut observer chez la
femme en travail un certain nombre de phénomènes qui,

bien que ne lui étant pas particuliers, doivent être rap-
pelés ici.

Ce sont : des fourmillements, des pesanteurs, des
tremblements dans les jambes qui apparaissent peu après
que la cocaïne a été introduite dans le canal rachidien ;
des nausées et des vomissements, d'ordinaire passagers,
mais pouvant aussi durer deux, trois, quatre et six jours
même, comme Reclus [1] l'a observé dans un cas ; de la
parésie du sphincter anal, se traduisant par des émissions
de gaz et de matières fécales qui peuvent, au moment
de la sortie spontanée ou de l'extraction artificielle du
fœtus, souiller le champ opératoire ; une impotence des
membres inférieurs, ne disparaissant qu'au bout de quelques jours ; une céphalalgie frontale ou occipitale, com-
parable à la migraine, et qui, bien que cessant d'ordinaire
le lendemain, persiste encore quelquefois trois et quatre
jours après ; enfin, quelques heures après la piqûre, une
ascension thermique qui atteint 38 degrés, 38°5, plus rarement 39 degrés et 39°5, et qui, dès le lendemain, fait
place à la température normale.

Dans tout cela rien de bien grave : ce ne sont que des
inconvénients, et rien de plus.

Mais à côté de ces accidents de médiocre importance,
n'en est-il pas de plus sérieux ? L'injection intra-rachidienne de cocaïne n'expose-t-elle pas à de véritables
dangers ?

La moindre faute d'asepsie au cours de la ponction
lombaire peut avoir pour conséquence une infection des
méninges rachidiennes avec ses redoutables complications. A vrai dire, il s'agit là d'un accident imputable à
l'opérateur, et dont l'injection de cocaïne ne doit pas être
rendue directement responsable. Sans donc l'inscrire au

---

[1] Reclus. *Bull. méd.*, 20 mars 1901, p. 254.

passif de cette dernière, retenons-le toutefois pour nous convaincre de la nécessité des précautions minutieuses qui doivent présider à l'introduction de la cocaïne dans le canal médullaire.

Malheureusement, à en croire certains, en dehors de l'infection des méninges rachidiennes, dont une technique impeccable peut mettre à l'abri, l'injection lombaire de cocaïne menacerait la vie des opérées. Examinant la valeur de ce mode d'anesthésie, M. Reclus dans un rapport à l'Académie de médecine [1], déclare avoir relevé sur moins de 2000 injections de cocaïne de 6 à 8 cas de mort, alors que les statistiques classiques donnent 1 mort sur 2300 chloroformisations et 1 mort sur 7000 éthérisations. De son côté, M. Laborde [2], au sujet de la communication de M. Reclus, rappelle qu'il a démontré expérimentalement, il y a déjà plusieurs années, tous les dangers auxquels expose l'injection, si minime soit-elle, de cocaïne ; il n'hésite pas à conclure qu'on doit proscrire comme dangereux le procédé qui consiste à introduire une certaine quantité de cocaïne dans la cavité sous-arachnoïdienne lombaire pour obtenir l'analgésie chirurgicale, et qu'on doit lui préférer la méthode des injections sous-cutanées ou intra-musculaires lorsque l'anesthésie locale suffit, et la chloroformisation ou l'éthérisation quand l'anesthésie générale est nécessaire.

Il est juste de dire que, contre ces conclusions si défavorables à la cocaïnisation médullaire, M. Tuffier [3] s'est énergiquement élevé. Notamment, en ce qui concerne les observations rapportées par M. Reclus pour montrer que les injections sous-arachnoïdiennes de cocaïne étaient

---

[1] Reclus. Acad. de méd., séance du 19 mars 1901.
[2] Laborde. Acad. de méd., séance du 26 mars 1901.
[3] Tuffier. *Presse méd.*, 24 av. 1901.

loin d'être inoffensives, il s'est attaché à démontrer que les accidents mortels ne devaient point, dans ces cas, être rapportés à l'anesthésie rachidienne : pour lui, on ne pourrait encore citer un seul cas de mort qui lui soit réellement imputable.

IV

En obstétrique, les propriétés de la cocaïne injectée dans le canal médullaire ont été utilisées en de multiples circonstances.

Comme analgésique, les accoucheurs y ont eu recours pour supprimer les douleurs de l'accouchement; pour modifier ces douleurs dans les cas où elles sont exagérées et offrent un caractère en quelque sorte pathologique (Doléris); pour faciliter certaines opérations obstétricales, telles les applications de forceps; pour en permettre d'autres nécessitant l'emploi de l'anesthésie, telles l'opération césarienne (Doléris) et la symphyséotomie (Porak). Au cas d'interventions, son grand avantage sur les autres méthodes d'anesthésie serait de dispenser l'accoucheur du concours d'un aide et de lui permettre, la piqûre faite, de s'occuper exclusivement de la parturiente : « Seul, sans perdre de temps à chercher un confrère, ce qui aurait lieu pour le chloroforme à dose chirurgicale, le médecin peut faire d'urgence les opérations obstétricales les plus douloureuses. » (Dupaigne.)

Comme ocytociques, les injections sous-arachnoïdiennes de cocaïne ont été employées pour provoquer le travail de l'accouchement (Doléris); pour en abréger la durée; pour combattre l'inertie utérine; pour faciliter l'expulsion du placenta retenu après un accouchement à terme ou après un avortement. Grâce encore à son action ocytocique, la cocaïne, au cours d'une opération césa-

rienne, assurerait, en dehors de l'anesthésie, la rétraction de l'utérus après la section et mettrait ainsi à l'abri
de l'hémorragie, cette redoutable complication de la gas-
tro-hystérotomie.

Cette action ocytocique fournit, d'autre part, des contre-
indications à l'emploi de la cocaïne en obstétrique : la
tension des parois de la matrice pouvant rendre difficiles
les interventions nécessitant l'introduction de la main
dans l'utérus, on sera conduit à se priver du concours de
l'anesthésie cocaïnique lorsqu'on aura à pratiquer une
version par manœuvres internes ou une délivrance artificielle.

Outre cette contre-indication spéciale, la cocaïne a aussi
des contre-indications générales. Le tableau ci-dessous,
que j'emprunte au rapport de M. Guéniot [1] à l'Académie
de médecine, résume les indications et les contre-indications des injections cocaïniques en obstétrique.

Au nombre des contre-indications, M. Guéniot inscrit :

1° L'existence d'une lésion du cœur ou des gros vaisseaux ; 2° Les affections chroniques de l'appareil respiratoire ; 3° Les maladies des centres nerveux, particulièrement les tumeurs cérébrales ; 4° L'impossibilité de réaliser pour l'injection une asepsie parfaite.

Comme indications des injections de cocaïne, M. Guéniot admet :

1° Les opérations obstétricales qui réclament l'emploi
de l'anesthésie, abstraction faite de celles qui pourraient nécessiter l'introduction de la main dans la cavité
utérine ; 2° La douleur excessive que détermine parfois
le travail ; 3° La lenteur exagérée de ce dernier par
suite de la faiblesse ou de l'irrégularité des contractions ;
4° Enfin, la tendance aux hémorragies, sous quelque

[1] Guéniot. Acad. de méd., séance du 22 janv. 1901.

forme que ce soit (inertie utérine, insertion vicieuse du placenta, etc.).

V

Voici le moment venu de nous demander si les injections intra-rachidiennes de cocaïne ont droit à la place que lui donnent dès maintenant certains accoucheurs; de nous demander notamment si elles doivent passer dans le domaine de la pratique courante.

L'étude, à laquelle nous nous sommes livré, des propriétés utéro-motrices des injections rachidiennes nous a montré que, si la cocaïne a une action ocytocique, celle-ci est loin d'être aussi constante que l'action analgésique. Compter sur elle dans tous les cas où il faut faire appel à la contractilité et à la rétractilité de l'utérus, c'est s'exposer à de nombreux échecs. On peut inscrire les injections sous-arachnoïdiennes de cocaïne parmi les moyens susceptibles d'arrêter une hémorragie survenant au cours de la délivrance, ou parmi les méthodes d'accouchement prématuré. Je doute fort cependant qu'à titre d'hémostatique ou à titre d'agent provocateur du travail elles occupent jamais une place importante dans la pratique obstétricale.

En s'adressant aux injections de cocaïne, les accoucheurs ont recherché et rechercheront encore, avant tout, l'action analgésique.

Comme analgésique, la cocaïne a été utilisée dans deux buts : 1° supprimer les douleurs de l'accouchement normal ; 2° permettre ou rendre plus faciles certains actes obstétricaux. — Pour répondre à la question que nous venons de nous poser, nous nous placerons successivement à chacun de ces points de vue.

1° Nous ne pensons plus comme Gream « que les fem-

mes ayant toujours souffert doivent toujours souffrir ».
Diminuer, mieux encore supprimer les douleurs de l'accouchement, tandis que s'en déroulent normalement les
différentes phases, c'est là, au contraire, un idéal vers
lequel doivent tendre tous nos efforts. A cet effet, chloroforme, éther, chloral, antipyrine, bromure d'éthyle,
protoxyde d'azote, cocaïne appliquée sur le col de l'utérus
ou même injectée dans le tissu cervical (Doléris), hypno-
tisme, ont été mis à contribution. — Mieux que ces divers
agents, la cocaïnisation médullaire va-t-elle enfin fournir
la solution de cet intéressant problème de « l'accouchement sans douleur » ?

Sans doute la cocaïne injectée sous l'arachnoïde lombaire détermine, ainsi que nous l'avons vu, la suppression de toutes les douleurs de l'accouchement.

Malheureusement cette action analgésique est de courte
durée : au bout d'une heure et quart, d'une heure et
demie, de deux heures au grand maximum, ses effets cessent de se faire sentir.

Qu'on compare cette durée de l'analgésie produite par
la cocaïne à celle exigée par la grande majorité des
accouchements s'opérant dans les conditions les plus
régulières. Combien grande apparaît la différence ! Pour
la combler, il serait téméraire de compter sur les propriétés ocytociques de la cocaïne : celles-ci ne se manifestent
pas à tout coup ; d'autre part, quelle que soit l'énergie
que la cocaïne imprime dans certains cas au muscle
utérin, elle sera toujours, ou presque toujours, insuffisante
pour permettre à l'accouchement de parcourir du commencement à la fin ses différentes périodes, avant que se
soit épuisée l'action analgésique.

Il faut donc renoncer à supprimer la douleur pendant
toute la durée du travail et se contenter de rendre l'accouchement non plus totalement mais partiellement

indolore : à la dilatation comme une grande paume de main chez les primipares, à la dilatation comme une petite paume chez les multipares (Doléris), on pratiquera une piqûre de cocaïne, si l'on veut assurer la terminaison sans douleur de l'accouchement.

C'est là, je le veux bien, un avantage. Mais vraiment est-il assez grand pour nous autoriser à compter pour rien les désagréments, j'allais dire les dangers[1], que l'injection intra-rachidienne entraîne à sa suite ? Bien que plus aiguës et plus longues, les douleurs de la période d'expulsion sont loin d'être les plus mal supportées ; des sensations pénibles qui accompagnent la dilatation d'un col un peu lent à s'ouvrir, l'accouchée garde un plus mauvais souvenir que de ces douleurs de la période terminale. Aussi bien, s'il devenait nécessaire en raison de leur intensité de les modérer, quelques bouffées de chloroforme ou d'éther pourraient, sans exposer à plus de risques que l'injection de cocaïne, rendre les mêmes services.

Que nous voilà loin, en tout cas, de l'accouchement sans douleur !

Pour le réaliser tel qu'on le souhaiterait, deux moyens s'offrent à nous : a. Répéter l'injection de cocaïne dès que ses effets sont épuisés, de manière à prolonger l'analgésie pendant tout le temps nécessaire à l'accouchement ; b. Abréger la durée de ce dernier à la faveur de l'analgésie, en hâtant la sortie du fœtus par des moyens artificiels, c'est-à-dire transformer l'acte normal de l'accouchement en un acte chirurgical dont la durée ne dépasserait pas

---

[1] M. Broca a rapporté tout récemment, à la *Société de chirurgie* (séance du 3 juillet), une observation relative à une jeune femme qui a succombé dix-sept heures après une rachicocaïnisation, après avoir présenté des accidents étranges qui ne sauraient être attribués à aucune autre cause qu'à la cocaïne.

le temps pendant lequel une injection de cocaïne procure l'insensibilité.

a. L'expérience manque encore pour juger de façon définitive le premier de ces deux modes de faire. Mais cette nécessité de recourir à des injections répétées de cocaïne me paraît à *priori* constituer une éventualité redoutable.

O. Goldan[1], qui déclare n'avoir jamais injecté que xx gouttes d'une solution à 2 p. 100, l'injection ayant été répétée en plusieurs cas une seule fois au plus, a observé chez une parturiente des symptômes d'empoisonnement : « La respiration, écrit-il, devint anxieuse, superficielle avec une fréquence de 60 à la minute ; pouls à 140, petit et irrégulier ; sueurs profuses, tremblements musculaires, face absolument décolorée, pupilles contractées ; pendant deux jours après l'injection, la femme souffrit d'une céphalée intense ». — Exceptionnels et peu graves, il faut le reconnaître, quand l'injection est faite à doses prudentes, ces phénomènes d'intoxication sont naturellement plus à craindre quand, à la suite de piqûres répétées, des doses relativement considérables de cocaïne auront été introduites dans le canal rachidien. Un accouchement demande en moyenne de douze à quinze heures chez une primipare, de six à huit heures chez une multipare. Au bout d'une heure et demie environ, l'analgésie déterminée par la cocaïne a disparu. C'est donc de quatre à huit et même dix injections que l'on peut être conduit à pratiquer, si l'on veut obtenir un accouchement absolument indolore. N'est-ce point s'exposer à avoir à inscrire sur les tables mortuaires de la rachicocaïnisation, vierges encore au dire de ses partisans, de nombreuses victimes ?

[1] Goldan ; *The Med. News*, 1900, n° 19.

L'intoxication n'est pas le seul danger à prévoir avec les injections répétées de cocaïne. Opération inoffensive, à condition qu'elle soit exécutée sous le couvert d'une asepsie rigoureuse, la piqûre sous-arachnoïdienne peut devenir le point de départ d'accidents redoutables au cas où cette condition essentielle serait insuffisamment observée. On ne devra point l'oublier, lorsque pour obtenir un accouchement complètement indolore on se décidera à recourir aux injections multiples. Il en est, en effet, de la piqûre intra-rachidienne comme de tous les actes susceptibles d'entraîner des inoculations septiques : à les répéter, on augmente les chances d'infection. Théoriquement ces craintes peuvent être taxées d'imaginaires ; en fait, elles sont parfaitement légitimes. Peu importe sans doute le nombre des touchers vaginaux, si chaque fois sont prises les précautions qui les rendent inoffensifs ; et cependant les accoucheurs enseignent qu'il faut être très sobre d'explorations internes chez la femme en travail.

Dangers d'intoxication augmentés, chances d'infection méningée plus grandes, tels sont les deux reproches que l'on peut adresser aux injections répétées de cocaïne.

b. Le second mode de faire, réduire la durée du travail à celle de l'anesthésie obtenue à l'aide d'une seule piqûre en substituant l'accouchement artificiel à l'accouchement naturel, ne doit pas inspirer moins de réserves.

En dépit des propositions que nous voyons surgir de temps en temps, l'accouchement chirurgical n'est point jusqu'ici entré dans les mœurs obstétricales. Et cet ostracisme s'explique fort bien sans que l'agent anesthésique soit pour quelque chose dans l'affaire. Manuelles ou instrumentales, les manœuvres qui ont pour but de mettre les voies génitales rapidement en état de fournir passage au fœtus peuvent, en effet, être suivies de complications et d'accidents. Ce n'est pas sans quelques risques que s'opère l'extraction du fœtus à la façon d'un fibrome intra-utérin. De là, la répugance manifestée par les accoucheurs à brusquer par l'intervention de l'art un travail dont la marche s'annonce comme devant être absolument physiologique.

Il va de soi que nous n'entendons pas prononcer la condamnation de la terminaison artificielle rapide de l'accouchement. L'accouchement accéléré rend, en de certaines circonstances, de trop réels services pour que nous songions à nous en priver. Mais alors il s'agit de cas tout à fait spéciaux, de véritables cas pathologiques. Quand de l'évacuation à bref délai de l'utérus dépend la vie de la mère ou de l'enfant, on serait mal fondé à invoquer les inconvénients et les dangers auxquels exposent les manœuvres permettant la terminaison rapide de l'accouchement. De deux maux, il faut savoir choisir le moindre. Ici l'accélération du travail répond à des indications bien précises.

La mise en jeu des moyens dont l'art dispose doit être commandée par cette grande loi thérapeutique, que Pajot se plaisait à répéter : proportionner la nature, l'énergie et les dangers du remède à la forme, l'ancienneté et la gravité de la maladie. C'est transgresser cette loi que vouloir transformer en une opération qui est loin d'être inoffensive un acte absolument normal; quelque louable qu'il soit, le seul désir de supprimer les douleurs de l'enfantement ne suffit pas à légitimer cet appel aux méthodes d'évacuation rapide de l'utérus.

Comme le chloroforme, comme l'éther, l'injection intra-rachidienne de cocaïne rend possible leur exécution. Elle ne met pas davantage à l'abri des risques auxquels elles exposent.

2°. Il semble donc que le domaine où la rachicocaïnisation est appelée à rendre surtout des services est celui des accouchements pathologiques. « C'est seulement, écrit M. Porak [1], dans les cas de manœuvres ou d'opérations obstétricales que les injections intra-rachidiennes de cocaïne sont indiquées, l'action de ces injections étant trop temporaire pour qu'on puisse les employer dans les accouchements normaux. » Ici, en effet, on se trouve dans les mêmes conditions que pour les opérations chirurgicales.

Certes, je ne songe point à nier les services que la cocaïnisation médullaire peut fournir à l'accoucheur conduit à pratiquer une intervention que l'anesthésie rend plus facile ou pour laquelle elle est indispensable. Nous devons toutefois faire remarquer que la supériorité de la méthode de Bier-Tuffier sur les méthodes usuelles d'anesthésie ne se dégage pas pour nous aussi nettement que pour les chirurgiens, auprès desquels elle a trouvé un certain succès.

Les inconvénients des anesthésiques généraux, les dangers de la chloroformisation et de l'éthérisation constituent, en somme, les principales raisons de ce succès. Avec la cocaïne injectée dans le canal rachidien, les chirurgiens ont cherché à se débarrasser du cauchemar de la syncope mortelle, à laquelle expose le chloroforme, resté l'anesthésique de choix pour la plupart des accoucheurs.

Or, c'est là chose bien admise aujourd'hui, que les parturientes présentent à l'endroit de cet agent anesthésique une tolérance remarquable. Qu'on l'attribue avec Campbell à ce que l'action anémiante du chloroforme sur le cerveau est à chaque instant combattue par la congestion provoquée par les efforts utérins auxquels viennent se joindre à la fin ceux des muscles de l'abdomen, qu'on

[1] Porak ; Acad. de méd., séance du 29 janv. 1901.

l'explique par ce fait que le chloroforme est ici administré à des sujets jeunes et d'ordinaire exempts de grosses tares, la syncope chloroformique mortelle semble être inconnue chez la femme en travail. « Chaque fois, dit Budin [1], que je donne du chloroforme pour une opération chirurgicale j'éprouve involontairement un certain sentiment d'inquiétude, tandis que je ne suis jamais anxieux quand il s'agit d'en faire respirer aux femmes en travail.»

Le gros danger de la chloroformisation étant écarté, il n'est donc point surprenant que les accoucheurs soient moins sollicités que les chirurgiens à s'adresser aux injections intra-rachidiennes de cocaïne pour obtenir l'anesthésie nécessitée par une intervention obstétricale.

On a accusé le chloroforme administré pendant l'accouchement de déterminer de l'inertie utérine et, partant, de favoriser la production des hémorragies de la délivrance, que préviendrait, au contraire, la cocaïne, en raison de ses propriétés ocytociques. Ce serait là un argument précieux en faveur de l'anesthésie cocaïnique, si la légitimité de ces craintes était bien établie. Simpson, Schrœder, Lucas-Championnière ont montré que les hémorragies ne sont pas plus fréquentes avec le chloroforme que lorsqu'on ne l'emploie pas. Budin [2] a donné à des parturientes le chloroforme pendant six et huit heures, sans avoir à noter la moindre hémorragie.

A vrai dire, je ne vois guère qu'une circonstance où la rachicocaïnisation puisse se poser en rivale heureuse de l'anesthésie par le chloroforme. Ainsi que Maygrier [3] y a insisté, chez des femmes dont l'organisme est affaibli par des pertes sanguines graves, le chloroforme peut déter-

[1] Budin ; Leçons de clinique obstétricale, Paris, 1889, p. 82.
[2] Budin ; Traité des accouchements de Tarnier, t. IV, 1901, p. 182.
[3] Maygrier ; Leçons de clinique obstétricale, Paris, 1389, p. 159.

miner des accidents redoutables. Que chez ces femmes
s'impose une intervention pour laquelle l'anesthésie
paraîtrait nécessaire, alors l'injection sous-arachnoïdienne
de cocaïne offrira de réels avantages.

Mais combien rare cette circonstance à côté de celles
où, sans plus de dangers, le chloroforme peut être administré à la femme en travail !

Aussi, tout en reconnaissant les services que la rachicocaïnisation peut rendre dans les cas de manœuvres ou
d'opérations obstétricales, je doute cependant qu'elle
s'impose aux accoucheurs « comme la méthode anesthésique de choix pour l'application du forceps, la basiotripsie, l'embryotomie, la symphyséotomie et l'opération
césarienne, pour toutes les interventions obstétricales,
en un mot, la version par manœuvres internes exceptée »
(Malartic).

Quelque simple qu'elle soit, la technique de l'injection
de cocaïne sous l'arachnoïde lombaire est déjà plus délicate que celle de la chloroformisation. Elle le devient
davantage en raison des conditions où se trouve l'accoucheur. Docile, le futur opéré du chirurgien conservera
pendant tout le temps désirable l'attitude qu'on lui a
imposée pour mettre bien à découvert la région lombaire,
la désinfecter avec soin, pénétrer dans le canal rachidien
sans courir le risque d'aller avec l'aiguille heurter une
lame vertébrale. En proie depuis de longues heures aux
douleurs d'un accouchement qui n'aboutit pas, la femme
qu'une intervention va enfin délivrer est plus difficilement maîtresse de ses mouvements : à tous moments,
peut survenir une contraction qui la fera involontairement se rejeter sur le lit, au contact duquel se souillera
le champ opératoire à peine fini de préparer, ou qui déter-
minera un changement d'attitude nuisible à la pénétration de l'aiguille jusque dans le canal rachidien.

Cet inconvénient, la nécessité d'un outillage un peu spécial, telle l'aiguille de Tuffier, la difficulté de se procurer une bonne cocaïne et des solutions parfaitement aseptiques empêcheront, je le crains bien, la vulgarisation de ce mode d'anesthésie dans les opérations obstétricales.

VI

CONCLUSIONS. — Il serait certainement téméraire d'engager l'avenir. Et nul, d'ailleurs, n'en a le droit. La rachicocaïnisation est de date trop récente, pour qu'on puisse se permettre de porter à son égard un jugement définitif.

A ne s'en tenir qu'aux résultats de l'heure présente, la cocaïne en injection intra-rachidienne ne semble pas appelée à rendre à l'accoucheur des services supérieurs à ceux des anesthésiques usuels.

Après, comme avant la rachicocaïnisation, la question de l'accouchement sans douleurs se pose toujours. Dans les accouchements nécessitant une intervention, ses avantages sur le chloroforme sont loin d'être suffisamment établis.

D'autre part, la technique des injections intra-rachidiennes en obstétrique est assez délicate.

Leur emploi, à mon avis, ne doit pas être conseillé dans la pratique obstétricale courante.

XX

TROIS CAS D'ANALGÉSIE OBSTÉTRICALE

PAR INJECTION INTRA-RACHIDIENNE DE COCAÏNE [1]

OBSERVATION PREMIÈRE. — Cécile S..., 22 ans, lingère, entrée en travail à la Clinique d'accouchements, le 11 mars 1901. Primipare.

Pas d'antécédents hérédilaires intéressants. Comme antécédents personnels pathologiques, pneumonie à l'âge de 15 ans. — Première menstruation à 15 ans : les règles durent de trois à quatre jours, sont peu abondantes et à plusieurs reprises ont manqué pendant deux et trois mois, une fois même pendant six mois. A 20 ans, premiers rapports sexuels qui ont été très douloureux.

La grossesse actuelle n'a rien présenté de particulier. Les règles se sont montrées pour la dernière fois le 7 juin 1900.

Apparition des premières douleurs de l'accouchement le 11 mars, à trois heures du matin. A l'entrée de la femme dans le service (5 heures du matin), on constate : que le col est dilaté comme une pièce de deux francs : que la tête, dont l'occiput est en rapport avec le côté droit du bassin, est encore mobile au détroit supérieur ; que la poche des eaux est intacte. — A 10 heures 1/2, lorsque cette femme est examinée par M. Puech, la dilatation du col est comme une paume de main ; la tête occupe la partie supérieure de l'excavation, distante de trois travers de doigt du plancher périnéal ; elle est en droite postérieure, mal fléchie. Les parois

---

[1] En collaboration avec M. de Rouville; *Annales de la Société obstétricale de France*, 1901.

latérales de l'excavation se laissent facilement explorer ; les parties molles du bassin présentent un certain degré d'aplasie.

A midi 1/2, on trouve la dilatation du col complète ; mais la tête reste dans la même situation. Une injection d'un centi-mètre cube d'une solution de cocaïne à 2 %, est pratiquée par M. le Professeur-agrégé de Rouville.

Une minute après l'injection, la femme accuse des four-millements dans les membres inférieurs, particulièrement à droite ; le pouls qui auparavant était à 66 s'élève à 88 ; puis surviennent des nausées, mais sans vomissements ; des sueurs apparaissent à la face ; enfin 20 minutes après l'injection, la femme se plaint d'une constriction vive à la gorge, qui la gêne pour avaler du liquide. — Tous ces phénomènes généraux ont disparu au bout d'une demi-heure. On a compté au pouls 96 pulsations à midi 50, 100 à une heure, 80 à une heure 40.

Localement nous relevons les particularités suivantes : l'action analgésique de l'injection, d'abord manifeste aux mem-bres inférieurs au bout de deux minutes, se faisait nettement sentir au bout de cinq du côté de l'utérus. A partir de ce mo-ment, en effet, les contractions utérines sont absolument indolores. Les contractions, perçues par la main appliquée sur l'abdomen, sont très rapprochées, presque subintrantes ; dans l'espace de 10 minutes, de midi 40 à midi 50, on en compte sept. — La zone d'analgésie remonte jusqu'au-dessus des seins.

A midi 55, on rompt la poche des eaux, et peu après on constate que la tête n'est plus qu'à un travers de doigt et demi du plancher périnéal. — Les bruits du cœur fœtal ont été notablement modifiés au cours de cette première période : nous relevons les chiffres de 104, 96, 92 et même 88 batte-ments.

Mais, après ces dix premières minutes, les contractions deviennent plus régulières et se reproduisent à peu près toutes les trois minutes ; en même temps, le cœur du fœtus bat de 120 à 130 fois par minute.

A 2 h. 17, une heure quarante après l'injection, la femme déclare qu'elle sent venir la contraction et commence à se plaindre à nouveau. Les contractions de l'utérus, quoique régulières, sont un peu fortes ; comme lors des examens antérieurs, cette dernière est trouvée en droite postérieure, et la fontanelle bregmatique est toujours sentie en avant et à gauche.

A partir de 4 heures, la parturiente se plaint vivement et demande elle-même une nouvelle injection. L'état général est excellent ; le pouls bat à 80, lorsque, à 5 heures, on pratique *une seconde injection*. A la suite se produisent les mêmes phénomènes généraux que précédemment, moins toutefois la constriction de la gorge.

Cinq minutes après, les contractions utérines étaient de nouveau absolument indolores; elles semblent aussi un peu plus rapprochées mais le travail n'avance pas. A 5 h. 20, on compte seulement 80 battements du cœur fœtal, et, en prati‑ quant le toucher, le doigt ramène du méconium.

A 5 h. 35. M. Puech, profitant de l'analgésie déterminée par la cocaïne, applique le forceps : en raison de l'étroite application des parois du vagin sur la tête fœtale, on ne tente pas de ramener l'occiput en avant. Il a fallu recourir à des tractions énergiques pour amener au dehors la tête fœtale. Déchirure étendue du périnée, n'intéressant pas cependant le sphincter anal. — Toutes ces manœuvres se sont opérées sans que la femme ait senti la moindre douleur. Il en a été de même de la périnéorraphie exécutée aussitôt après la délivrance. Celle-ci s'est faite sans incident, sans hémorragie.

L'enfant, un garçon du poids de 2,810 grammes, qui avait trois circulaires autour du cou, est né en état de mort appa‑ rente (asphyxie blanche). On a dû recourir à la respiration artificielle et à l'insufflation pour le ranimer ; et ce n'est qu'après quarante minutes qu'il a pu être abandonné à lui‑ même. Il a été envoyé en nourrice le onzième jour après sa naissance.

Pour la mère, les suites de couches ont été physiologiques. Le lendemain de l'accouchement, la température qui était à 38°7 le matin descendait le soir à 37°. Elle n'a jamais dépassé

37° les jours suivants. Le fond de l'utérus n'était plus senti au-dessus de la symphyse pubienne à partir du treizième jour.

Notons seulement l'expulsion d'un caillot du volume du poing le deuxième jour après l'accouchement.

OBSERVATION II. — Cornélie F..., 18 ans, primipare, entrée le 9 mars 1901 à la Clinique d'accouchements.

Pas d'antécédents personnels et héréditaires à relever.

Menstruée pour la première fois à l'âge de 16 ans. Les règles sont irrégulières, peu abondantes ; leur venue est précédée chaque fois par des douleurs abdominales.

Cette femme, peu intelligente, ne se rappelle pas la date de la dernière apparition des règles. A l'examen, on constate que le fond de l'utérus est à 30 centimètres de la symphyse pubienne. Le squelette est bien conformé : pas de pelvivicia-tion. On trouve une présentation du sommet, en position gauche, variété antérieure, la tête est profondément engagée. Les bruits du cœur fœtal sont nettement entendus à gauche.

Le 11 mai, à 3 heures du soir, apparition des premières douleurs. Jusqu'au lendemain, 5 heures du matin, les douleurs sont faibles et espacées. A ce moment, on trouve une dilatation comme une pièce de deux francs ; la tête profondément engagée est bien fléchie ; la poche des eaux s'est rompue spontanément à 3 heures du matin.

A 6 heures du soir, le col est dilaté comme une paume de main. L'état général est excellent ; le pouls bat à 88. Les bruits du cœur fœtal sont bien frappés : on compte 136 pulsations.

Pour calmer les douleurs et dans l'espoir de réveiller les contractions utérines languissantes, une injection de 1 centimètre cube d'une solution de cocaïne à 2/100 est pratiquée par M. de Rouville à 6 h. 18.

A 6 h. 24, la malade accuse des fourmillements dans les membres inférieurs avec sensation de froid aux pieds.

A 6 h. 25, analgésie complète de la partie inférieure du corps jusqu'aux attaches costales du diaphragme. Comme

phénomènes généraux, nous notons : des nausées, de la séche-
resse de la gorge, quelques vertiges, un peu de transpiration.
Le pouls reste à 88.

L'insensibilité aux contractions utérines reste complète
jusqu'à 8 heures. A partir de ce moment, la parturiente commence à se plaindre à chaque contraction. Les contractions
restent toujours peu efficaces : à 7 h. 1/4 la dilatation est complète ; mais la tête n'a aucune tendance à exécuter son mouvement de rotation. Les bruits du cœur fœtal sont moins
troublés que dans la première observation : ils sont tombés
cependant à 120 et à 112.

A 9 h. 55, la tête étant toujours en G. A., M. Puech termine l'accouchement par une application de forceps. Pendant
l'introduction des branches et l'extraction du fœtus, la femme
accuse des douleurs et se débat. — Délivrance au bout de
20 minutes sans accident.

L'enfant, du sexe féminin, pèse 2240 grammes. Il présentait autour du cou un circulaire assez serré, ayant nécessité
la section du cordon entre deux pinces à forcipressure. Il est
né en état d'asphyxie légère et a dû être ranimé.

Les suites de couches ont été absolument apyrétiques : il
n'y a pas eu, même dans les premières heures qui ont suivi
l'injection cocaïnique, la moindre élévation de température.
Au 3me jour, la femme a éprouvé une douleur assez vive dans
le ventre à la suite de laquelle elle a expulsé un caillot sanguin du volume d'une mandarine.

La montée de lait s'est faite comme à l'ordinaire, et a été
très abondante. Cette femme a nourri avec le plus grand succès : c'est ainsi que le septième jour l'enfant pesait 2380
grammes, soit 140 grammes de plus qu'à la naissance ; le
9me jour, 2510 grammes ; le 11me, 2610 ; le 13me, 2670 ; le 15me,
2780 ; le 17me, 2850 ; le 19me, 2900.

Relevons encore dans cette observation le détail suivant :
après que la femme eut été portée au dortoir des accouchées,
elle se plaignit d'avoir froid aux pieds. On lui mit une boule
d'eau chaude, dont elle se déclara tout d'abord très satisfaite.
Au bout d'un assez long temps cette femme accusant une

douleur à la plante du pied gauche, on retira la bouillotte et l'on constata une brûlure au troisième degré, qui a mis un assez long temps à guérir.

OBSERVATION III. — Marie J..., 23 ans, lingère, entrée en travail à la Clinique d'accouchements, le 24 mars. Primipare.

Mère morte d'une maladie de cœur.

Anémie à l'âge de 15 ans au moment de l'instauration menstruelle. Les règles durent d'ordinaire 4 jours et sont précédées de douleurs lombaires. Premiers rapports sexuels à l'âge de 21 ans, très douloureux.

Squelette bien conformé. Pas de pelviviciation

Le 23 mars, à 10 heures du soir, apparition des premières douleurs de l'accouchement. Lors du premier examen le 24, à 9 heures du matin, on trouve le col dilaté comme une pièce d'un franc et dirigé en arrière ; la tête est engagée dans l'excavation ; à travers la poche des eaux très plate, on sent la suture sagittale dans le sens du diamètre oblique gauche. A l'auscultation, les bruits du cœur fœtal sont entendus à droite de la ligne médiane et au-dessous de l'ombilic. Les contractions de l'utérus sont faibles, et se produisent environ toutes les dix minutes.

Pendant toute la journée du 24 et dans la nuit qui suivit, les contractions se montrent peu intenses, et la dilatation du col se fait très lentement.

Le 25, à 11 h. 1/2 du matin, la dilatation est comme une paume de main ; la tête commence son mouvement de rotation : la suture sagittale occupe le diamètre oblique droit, la petite fontanelle est sentie nettement en avant : la poche des eaux est intacte.

A midi moins dix, M. Puech injecte dans le canal rachidien un centimètre cube de la solution cocaïnique à 2/100. Aussitôt après l'injection, la femme éprouve une sensation de sommeil ; à midi cinq, vomissements glaireux, en même temps, légère sudation ; à midi treize, fourmillements dans les jambes; à midi vingt, la femme se plaint d'un peu de céphalalgie et d'une sensation de striction à la gorge. — Le pouls, qui battait à 110 un quart d'heure après l'injection, retombe à 88 une demi-heure plus tard.

L'analgésie a apparu cinq minutes après l'injection cocaïnique : elle est très nette dans toute la zone comprise entre les insertions costales du diaphragme et l'union de la moitié supérieure avec la moitié inférieure de la jambe ; à la moitié inférieure de la jambe, ainsi qu'aux pieds, les piqûres d'une épingle et les pincements de la peau avec une pince à forcipressure sont parfaitement sentis.

Les contractions de l'utérus restent totalement indolores jusqu'à une heure et quart (une heure vingt-cinq minutes après l'injection) ; mais elles ne semblent pas devenir ni plus nombreuses ni plus énergiques. A une heure et demie, la dilatation étant à peu près complète, on rompt la poche des eaux.

De plus en plus, la femme a conscience de la contraction utérine ; et à deux heures vingt, elle recommence à se plaindre vivement.

Pendant, comme après la période d'analgésie, les bruits du cœur fœtal ont conservé les mêmes caractères et la même fréquence (136 battements).

A six heures quarante du soir, la tête restant toujours immobilisée en droite antérieure, on termine l'accouchement par une application de forceps ; l'analgésie a complètement disparu. — La délivrance s'est accompagnée d'une perte sanguine qui, sans être grave, a été cependant un peu plus forte qu'à l'ordinaire.

L'enfant, du sexe masculin et pesant 2,450 grammes, a respiré immédiatement. Il a été envoyé à la montagne le lendemain de sa naissance pour être nourri au sein.

Dans la soirée, le thermomètre marque 37°5. Les jours suivants, la température n'a pas dépassé 37°.

Comme dans les deux observations qui précèdent, le troisième jour, cette femme a expulsé, à la suite de contractions utérines douloureuses, un caillot du volume d'un œuf de poule. Le fond de l'utérus, qui était la veille à 14 centimètres au-dessus du pubis, s'est élevé ce jour-là à 17 centimètres ; les jours suivants, descente régulière.

L'examen de ces trois observations nous a conduit aux remarques suivantes :

ANALGÉSIE. — L'action analgésique de l'injection intra rachidienne de cocaïne est indiscutable ; elle a été des plus nettes dans chacune de nos trois observations. Pendant une heure quarante dans le premier cas, une heure trente-cinq dans le second, et une heure vingt-cinq dans le troisième, les contractions utérines ont pu se produire, sans que la femme ait ressenti la moindre douleur. Dans notre observation I, après la seconde injection de cocaïne, nous avons fait une application de forceps suivie d'une extraction pénible sans provoquer également de sensations douloureuses ; il en a été de même pour la réparation de la déchirure périnéale.

Dans les trois cas, l'analgésie s'est produite très rapidement après l'injection : cinq minutes dans le premier et le troisième, sept minutes dans le second.

Malheureusement l'action de la cocaïnisation sous-arachnoïdienne est de courte durée : pour être indolore, la terminaison spontanée ou artificielle de l'accouchement doit se produire tout au plus dans les deux premières heures qui suivent l'injection. Passé ce délai, les douleurs reparaissent : nous avons vu qu'après une heure quarante, une heure trente-cinq, une heure vingt-cinq, les contractions de l'utérus étaient à nouveau senties par nos trois parturientes.

Toutefois, alors même qu'elle a cessé de se manifester à l'endroit de la contraction utérine, l'action de la cocaïne semble persister encore pendant un temps assez long à l'endroit de certains modes de la sensibilité, telle la sensibilité thermique : quatre heures environ après l'injection, notre accouchée de l'observation II se laisse brûler la plante du pied gauche par une bouillotte.

Bien que n'ayant pas un intérêt obstétrical, nous tenons à signaler la particularité offerte par la femme de notre observation III : la sensibilité était revenue aux mollets et aux pieds, alors que les cuisses présentaient une insensibilité absolue et que les contractions utérines n'étaient point perçues.

ACTION OCYTOCIQUE. — A s'en référer à ces trois observations, nous serions bien près de la nier. Dans les trois cas, en effet, après attente vaine, l'accouchement a dû être terminé artificiellement.

Nous reconnaissons, volontiers, qu'on ne peut tirer argument de la première observation : la malflexion de la tête en droite postérieure, le défaut d'ampleur de la filière pelvienne, l'insuffisance de développement des parties molles ont eu une aussi grande part, sinon une part plus grande, dans la non-terminaison naturelle de l'accouchement, que l'insuffisance de la contraction utérine. Cette dernière même a paru favorablement influencée, tout au moins après la première injection.

Mais, dans les deux autres cas, les conditions étaient bien différentes. Dans les deux cas, sans doute, il s'agissait aussi de primipares ; mais, dans les deux cas, les voies génitales n'offraient absolument rien qui pût mettre obstacle à l'accouchement ; dans les deux cas, les enfants étaient de petit volume (2.240 et 2.450 grammes) et présentaient le sommet en gauche antérieure dans l'un, en droite antérieure dans l'autre. — A la seule inertie de l'utérus, la lenteur du travail était donc imputable. Or, dans l'un comme dans l'autre cas, l'injection cocaïnique est restée sans action sur le muscle utérin ; et ici encore il a fallu terminer artificiellement l'accouchement.

A signaler, en outre, une hémorragie légère au moment de la délivrance chez la femme de l'observation III.

22

Incontestablement, nos observations sont trop peu nombreuses pour permettre une conclusion ferme relative aux propriétés ocytociques de la cocaïne injectée dans le canal rachidien. Nous ferons cependant remarquer que nous ne sommes pas les premiers aux yeux desquels cette action de la cocaïne sur le muscle utérin n'apparaît pas nettement : sur les 21 cas d'une première série de Marx [1], on compte sept applications de forceps ; dans les 6 cas de Kreiss [2], il a fallu trois fois terminer l'accouchement à l'aide du forceps ; enfin, dans une deuxième série de Marx [3], portant sur 19 accouchements à la cocaïne, neuf fois le forceps a dû être employé : soit, au total, 19 applications de forceps sur 46 accouchements.

C'est là, — il faut en convenir, — une proportion d'interventions bien forte, dont certains pourraient prendre texte, non seulement pour nier le pouvoir ocytocique de la cocaïne, mais même pour se demander si cette dernière ne nuit pas à l'énergie du muscle utérin et à l'action des parois abdominales.

ACTION SUR LE FŒTUS. — Dans notre troisième observation, les bruits du cœur fœtal, alors que la femme était sous l'action de la cocaïne, sont restés invariablement les mêmes qu'avant et après. Dans l'observation II, nous les voyons légèrement modifiés peu après l'injection. Mais c'est surtout dans l'observation I qu'ils se sont montrés le plus influencés : au cours des dix premières minutes qui ont suivi l'injection intra-rachidienne, l'auscultation du cœur fœtal, pratiquée toutes les deux minutes, a révélé une diminution marquée du nombre des

---

[1] *Philadelphia medic.*, 10 novembre 1900.
[2] Ueber Medullarnarkose bei Gebärenden, *Cent. f. gynæk.*, 1900.
[3] *Medic. Record.*, octobre, 1900.

battements: nous avons trouvé, en effet, successivement
104, 96, 92 et 88. Mais nous devons faire remarquer que,
pendant cette période, les contractions utérines étaient
très rapprochées, presque subintrantes. Aussi est-ce à
cette manière d'être des contractions, bien plus qu'à une
action directe de la cocaïne, qu'il semble légitime de
rapporter le ralentissement des bruits du cœur fœtal.

Nous ne croyons pas non plus devoir mettre sur le
compte de la cocaïne l'état d'asphyxie grave dans lequel
est né cet enfant, lorsqu'après une seconde injection
nous avons dû recourir au forceps pour terminer l'accouchement: les manœuvres pénibles qu'a nécessitées son
extraction, la présence de trois circulaires autour du cou
expliquent suffisamment l'état de souffrance du fœtus.

Il suffit de se reporter aux chiffres indiquant l'augmentation quotidienne (35 grammes en moyenne pendant les
19 premiers jours) de l'enfant appartenant à la femme de
l'observation II, pour se convaincre que la cocaïne ne nuit
point au développement ultérieur du nouveau-né.

Suites de couches.— Il n'y aurait rien à signaler à leur
endroit, si dans nos trois cas nous n'avions observé le
deuxième jour dans l'un, le troisième jour dans les deux
autres, l'expulsion hors de l'utérus d'un caillot plus ou
moins volumineux. Remarquons que les trois fois il
s'agissait de primipares, c'est-à-dire de femmes chez lesquelles on est habitué à voir l'utérus revenir vite et bien
sur lui-même, et partant moins prédisposées aux accumulations sanguines aboutissant à la formation de caillots.
Aussi pensons-nous qu'il n'y a pas là un fait purement
accidentel et croyons-nous devoir incriminer la cocaïne.

Le matin du jour qui a suivi l'accouchement effectué la
veille au soir, la femme de l'observation I a eu 38°7 ;
cette petite ascension thermique, fréquente après l'injec-

tion intra-rachidienne de cocaïne, a fait défaut dans les deux autres cas.

PHÉNOMÈNES GÉNÉRAUX. — Nous retrouvons plus ou moins marqués, chez nos trois femmes, les phénomènes généraux qui ont été observés à la suite de la cocaïnisation sous-arachnoïdienne : crampes et fourmillements dans les jambes, nausées, vomissements, sudation de la face, céphalalgies. Aussi n'y insisterons-nous pas.

Notons toutefois cette sensation de striction à la gorge, faiblement accusée par la parturiente de l'observation III; portée, au contraire, à un très haut degré chez celle de l'observation I, au point que la femme éprouvait une gêne réelle pour avaler les liquides.

XXI

DU BALLON DE CHAMPETIER DE RIBES [1]

Imaginé, en 1888, par M. Champetier de Ribes pour provoquer l'accouchement prématuré, le ballon qui porte son nom a eu une fortune des plus heureuses : non seulement il constitue un moyen efficace de provocation de l'accouchement, mais encore il trouve son emploi en de multiples circonstances. Aussi, en raison des divers services qu'il est appelé à rendre au médecin qui se livre à la pratique obstétricale, doit-il avoir sa place dans le plus modeste arsenal.

La description du ballon de Champetier de Ribes et son manuel opératoire sont aujourd'hui trop connus pour que nous y revenions ici.

Au reste, je ne me propose dans ce travail que l'étude des diverses circonstances qui fournissent indication à son emploi.

L'accouchement prématuré artificiel est le domaine dans lequel le ballon a trouvé ses premières applications. Aussi, nombreuses sont à l'heure actuelle les observations démontrant l'efficacité de son action sur le réveil de la contractilité utérine. — Les faits publiés par Champetier de Ribes, Pinard, Oui, mettent, en outre, hors conteste la supériorité du ballon sur les autres méthodes

---

[1] *Nouveau Montp. Médical*, 11 avril 1896.

d'accouchement prématuré au point de vue de la rapidité
avec laquelle s'obtiennent l'établissement et la terminaison du travail : tandis qu'avec la sonde de Krause, le
ballon-excitateur de Tarnier, les sacs-violons de Barnes,
l'accouchement peut assez souvent tarder à se produire
ou traîner languissant, la mise en place d'un ballon de
Champetier a pour effet, dans la plupart des cas, de provoquer d'une façon certaine et prompte l'expulsion du
fœtus. Toutes les statistiques s'accordent sur ce point.

Champetier de Ribes [1], sur 18 cas, trouve comme
durée moyenne du travail 11 heures 40 minutes, Pinard [2] 13 heures, et M. Oui [3] 11 heures ; alors que le ballon de Tarnier a donné à M. Pinard comme moyenne
47 heures, à M. Oui 29 heures ; et la sonde de Krause à
M. Oui 41 heures et demie. Même en adoptant pour la
sonde de Krause la moyenne de 29 heures fournie par la
statistique plus favorable de Pajot [4], on n'en est pas
moins forcé de convenir que l'avantage au point de vue
de la rapidité d'action reste toujours au ballon de Champetier sur ce procédé, comme sur celui de Tarnier.

L'observation que nous insérons ici et qui a trait à un
accouchement provoqué, pour lequel d'abord une sonde,
puis un sac-violon de Barnes, et finalement le ballon de
Champetier furent successivement employés, fournit un
nouvel exemple en faveur de la rapidité d'action de ce
dernier moyen et de sa supériorité sur les deux autres.

OBSERVATION PREMIÈRE. — Elmie J..., 18 ans, gantière,
originaire de l'Aveyron, entre à la clinique d'accouchements
de Montpellier le 1er mars 1893.

[1] Champetier de Ribes : *Annales de Gynécologie*, 1888, tom. XXX.
[2] Pinard ; *Annales de Gynécologie*, 1891, tom. XXXV.
[3] M. Oui ; *Annales de Gynécologie*, tom. XXXVI et XXXVII.
[4] Pajot ; *Annales de Gynécologie*, 1885, tom. XXIII.

Elle est enceinte pour la première fois. La dernière menstruation date du 10-13 août 1892. Grossesse normale.

De petite taille (1^m,33), cette femme présente tous les attributs du rachitisme. Promonto-sous-pubien : 9 centim. 3 ; ce qui avec la déduction donne un diamètre promonto-pubien minimum de 7 centim. 8. En outre l'exploration du bassin montre que la concavité du sacrum est remplacée à sa partie supérieure par une surface presque droite : il existe donc un rétrécissement canaliculé. — Enfant vivant en O. G. T.; tête mobile au-dessus du détroit supérieur.

M. Grynfeltt décide qu'il attendra le commencement du neuvième mois pour provoquer l'accouchement, afin de permettre à l'enfant d'acquérir une viabilité plus grande, quitte à recourir à la symphyséotomie si la tête ne peut franchir le rétrécissement.

Le 17 avril, à 9 1/2 du matin, introduction d'une sonde dans l'utérus. Dans la soirée et dans la nuit, la malade ressent quelques douleurs légères se produisant toutes les heures.

Le 18, on retire la sonde. Le col est en voie d'effacement, et son orifice permet l'introduction du doigt. Celui-ci perçoit à travers les membranes la suture sagittale transversalement dirigée. Tamponnement du col avec la gaze iodoformée. Les douleurs se rapprochent un peu dans l'après-midi. — Le soir à 6 heures, on introduit un ballon de Barnes, qu'on fait pénétrer en entier au-dessus de l'orifice interne. Il est expulsé à 10 heures de la cavité utérine ; à ce moment, on constate que le col est complètement effacé, et que son orifice est dilaté comme une pièce de 1 franc. Une heure plus tard, s'opère spontanément la rupture de la poche des eaux ; dans la nuit, douleurs régulières et assez fortes.

Le 19, à 9 heures du matin, l'ouverture du col n'a atteint cependant que les dimensions d'une pièce de 2 francs. Pour activer le travail, on introduit dans l'utérus le ballon de Champetier distendu avec 350 gram. de liquide. A partir de ce moment, douleurs fortes, rapprochées, presque continues. A 1 heure de l'après-midi, expulsion spontanée du ballon. L'exploration vaginale montre que la dilatation est complète et

que la tête, très fléchie et maintenant en G. A., a franchi le
rétrécissement et descend dans l'excavation. Trois quarts
d'heure après, avait lieu naturellement la terminaison de l'accouchement.

L'enfant, du sexe masculin, d'apparence chétive et ne
pesant que 2,200 gram., naquit en état de mort apparente.
Grâce à l'emploi des moyens usités en pareils cas, il se mit à
respirer et à crier. Placé dans la couveuse, il fut envoyé quelques jours plus tard à la crèche de l'Hôpital Général, où il
s'est parfaitement élevé.

La mensuration des principaux diamètres céphaliques, pratiquée aussitôt après l'accouchement, a fourni les chiffres
suivants : bi-pariétal, 7^c,4 ; bi-temporal, 6^c,4 ; sous-occipito-
bregmatique, 8^c.5 ; sous-occipito-frontal, 9 centim ; diamètre
maximum 11^c,6.

Ainsi donc, quatre heures après son introduction à
travers un col dont l'ouverture avait à peine les dimensions d'une pièce de 2 francs, le ballon était expulsé
spontanément, après avoir largement ouvert les voies à
la tête fœtale descendant derrière lui. Pour produire l'effacement du col et commencer la dilatation, il avait fallu
deux longs jours à la sonde de Krause, renforcée par un
sac-violon de Barnes.

On a reproché au ballon de Champetier d'éloigner du
détroit supérieur la partie fœtale qui cherche à s'y engager et, partant, de déterminer dans certains cas la production de présentations vicieuses. Une seconde objection
est la difficulté d'application aux primipares. — En ne
remplissant pas complètement le ballon, en surveillant
de près la situation du fœtus dans la cavité utérine, de
manière à pouvoir corriger rapidement les présentations
vicieuses qui viendraient à se produire, il sera facile de
parer au premier de ces inconvénients. Quand le col
n'est point assez souple, quand son orifice n'est pas

assez ouvert pour permettre d'introduire d'emblée le ballon de Champetier, on aura tout d'abord recours à l'un des procédés d'accouchement artificiel qui n'exigent pas une perméabilité aussi grande du canal cervical.

Aussi bien, je suis loin de prétendre que le ballon de Champetier doive remplacer les autres moyens de provocation de l'accouchement. Le procédé de Krause, notamment, dont certains accoucheurs rejettent absolument l'emploi, me paraît, quant à moi, mériter toujours la faveur des praticiens : en dehors de son extrême simplicité, ce que j'ai vu m'a démontré que la bougie suffit le plus souvent à elle seule pour amener l'accouchement, et qu'elle ne fait pas courir à la mère et à l'enfant plus de dangers que les autres méthodes. J'y ai toujours eu recours d'emblée dans les cas, — et ce sont les plus nombreux, — où la nécessité d'agir vite ne s'imposait pas.

Que si la provocation de l'accouchement est entreprise pour soustraire rapidement la mère ou l'enfant à quelque danger qui les menace à bref délai, alors le ballon de Champetier s'offre comme une précieuse ressource. De même, il trouve son emploi alors que le travail, sollicité par l'introduction dans l'utérus d'une bougie, devient paresseux ou même s'arrête complètement. — Avec la sonde et le ballon de Champetier, le praticien est très suffisamment armé pour pratiquer l'accouchement provoqué et satisfaire à ses principales indications.

La part un peu restreinte qu'à s'en référer aux considérations qui précèdent, nous faisons au ballon de Champetier dans la technique de l'accouchement prématuré artificiel, pourrait sembler insuffisante pour légitimer son adoption dans la pratique courante, si en dehors de l'accouchement provoqué le ballon n'était appelé à rendre de réels services. — Dans la plupart des cas où il y a intérêt à hâter le moment de la dilatation complète, pour permettre une intervention ou faciliter l'évacuation de l'utérus, le ballon de Champetier trouve son application.

Dans les *présentations de l'épaule*, notamment, l'accoucheur peut avoir à remplir cette indication. Lorsque les tentatives de version par manœuvres externes ou combinées ont échoué, la dilatation du col n'étant point suffisante pour rendre possible la version interne, on peut se trouver en face de deux éventualités : ou la poche des eaux est intacte, ou la rupture des membranes est chose faite.

En l'une comme en l'autre occurrence, il faut attendre la réalisation de cette condition première de presque toutes les interventions obstétricales ayant pour but l'extraction du fœtus : dilatation complète ou, tout au moins, dilatabilité facile du col.

Si la poche des eaux n'est point rompue, la conduite de l'accoucheur consiste dans l'expectation avec conservation de l'intégrité des membranes, jusqu'à ce que, le moment venu, on pratique la version podalique. — Si la poche des eaux est rompue, l'attente de la dilatation complète qui peut se prolonger pendant un temps plus ou moins long n'est point sans offrir des inconvénients : de l'œuf ouvert s'écoule le liquide contenu dans son intérieur ; l'épaule poussée par les contractions s'enfonce de plus en plus dans la filière pelvienne ; l'utérus, vide d'eaux, s'applique étroitement sur le corps de l'enfant ; bref, lorsqu'enfin l'orifice du col sera suffisamment ouvert pour la version interne, pourront se trouver réalisées les conditions qui rendent cette opération difficile ou même impossible.

L'introduction dans l'utérus d'un ballon de Champetier permet de remédier à la plupart des inconvénients d'une

attente trop prolongée. Au cas où la rupture de la poche
est de date récente, il mettra obstacle à l'issue du liquide
qui pourrait encore être retenu dans l'utérus ; il s'opposera à la pénétration profonde de l'épaule dans le bassin ;
mais surtout il hâtera, en amenant une dilatation rapide
de l'orifice, le moment de l'intervention : les difficultés
de la version interne augmentent, en effet, avec le temps
qui s'est écoulé depuis la rupture des membranes.

Dans l'observation que nous rapportons ci-dessous,
l'emploi du ballon de Champetier se trouvait doublement
indiqué. Non seulement il y avait présentation transversale et rupture prématurée de la poche des eaux, mais
encore il s'agissait d'un fœtus mort. Cette complication,
présence d'un enfant mort avec ouverture de l'œuf dans
un utérus dont les contractions, un moment réveillées
par l'écoulement du liquide amniotique, avaient ensuite
totalement disparu, revêtait, dans le cas présent, une
importance plus grande que la présentation de l'épaule
elle-même : en raison de l'âge peu avancé de la grossesse
on pouvait espérer que, malgré la présentation vicieuse,
l'accouchement se terminerait par les seules forces de la
nature. Et, de fait, nous assistâmes à une évolution spontanée, qui n'offrit pas de difficultés.

OBSERVATION II. — Dans la nuit du 14 au 15 juillet 1892,
entre à la clinique d'accouchements la nommée F... Adèle,
âgée de 19 ans, primipare. Elle est enceinte de 6 mois et
demi environ. Cette grossesse s'est bien passée. Pas de
syphilis.

Le 14 juillet, à 9 heures du soir, sans cause appréciable,
elle a senti des douleurs dans le ventre, en même temps que
s'écoulait du liquide par les parties génitales. Elle voit aussitôt
une sage-femme qui l'envoie à la Clinique. A son arrivée,
les douleurs ayant cessé, cette femme est couchée dans le
dortoir des femmes enceintes et repose toute la nuit.

Le lendemain, en l'examinant, on trouve dans le vagin un
bras (le bras droit) procident, ainsi qu'une anse notable du
cordon qui fait saillie à la vulve, et qui est encore animée de
faibles battements. La poche des eaux est rompue ; le col a
conservé une certaine longueur. La palpation découvre la tête
dans la fosse iliaque droite. Il s'agit donc d'une présentation
de l'épaule droite, dos en arrière. On n'entend nulle part les
bruits du cœur du fœtus. Pas de contractions.

A 1 heure de l'après midi, on ne perçoit plus les battements
du cordon ; aucune modification du côté de l'utérus.

A 9 heures du soir, même état. En présence de cette situation, dans la crainte de voir la putréfaction se produire, on se
décide à hâter la sortie du fœtus. A 10 heures, après anesthésie
et désinfection des voies génitales, j'introduisis assez facilement à travers le col encore long un ballon de Champetier de
Ribes, que je gonflai avec 500 gram. d'une solution de sublimé.
A 11 heures, les douleurs ne se manifestant que faiblement,
je retirai à deux reprises 40 gram. de liquide.

Dès lors, les douleurs s'établissent régulièrement, et à
3 h. 30 du matin (5 h. 30 après l'introduction du ballon, le
fœtus était expulsé par le mécanisme de l'évolution spontanée.

A 2 heures du matin, la femme a été prise d'un frisson violent ; le thermomètre est monté à 39°3 ; le pouls est à 128, la
respiration fréquente.

Aussitôt après l'accouchement, grand lavage intra-utérin
et lavage vaginal. Pansement iodoformé. — Les suites de couches ont été marquées par une élévation de température (39°)
le quatrième et le cinquième jour ; mais sous l'influence des
irrigations utérines et vaginales, tout est vite rentré dans
l'ordre.

Le fœtus, du sexe masculin, pèse 700 gram. et mesure
38 centim. — Le poids du placenta est de 225 gram. ; la distance qui sépare son bord de l'ouverture des membranes est
d'un côté de 20 centim., et de l'autre de 8.

Lorsque le *fœtus* *est* *mort* *et* *retenu* dans la cavité utérine, l'ouverture ou la non-ouverture de l'œuf constituent deux conditions absolument différentes auxquelles doivent correspondre deux méthodes thérapeutiques différentes.

Tant que les membranes restent intactes, les modifications du côté du fœtus n'ont aucun retentissement sur la santé de la mère. — Mais si les membranes sont rompues, le fœtus plongé dans un milieu humide et chaud, exposé à l'action de l'air qui peut maintenant pénétrer jusqu'à lui, est sans cesse menacé de putréfaction. Par la production de cet accident, l'état général de la femme se trouve gravement compromis : la septicémie putride avec sa terminaison trop habituelle, la mort, est en effet, à redouter.

Dans le premier cas, alors que les membranes sont intactes, il faut savoir patiemment attendre l'expulsion spontanée du fœtus, inoffensif pour la mère : pendant la grossesse, ne point provoquer le réveil de la contractilité utérine ; pendant le travail, éviter autant que possible une rupture intempestive des membranes, en maintenant la femme au lit, en ne pratiquant le toucher que rarement et seulement dans l'intervalle des douleurs.

Dans le second cas, la conduite de l'accoucheur doit être plus active. Sans doute, les injections antiseptiques fréquemment répétées pourront souvent prévenir les phénomènes de putréfaction fœtale et la septicémie menaçante pour la mère. Mais tout le monde sait combien, en certaines circonstances et en certains milieux, il est difficile d'assurer pendant un temps quelque peu long une asepsie rigoureuse. Ne vaudrait-il pas mieux, sans attendre l'apparition d'écoulements fétides ou la production d'une ascension thermique, procéder d'emblée à l'évacuation de l'utérus et hâter la sortie de ce fœtus, source de dangers imminents ? La poche des eaux étant

rompue, si la femme est encore en état de grossesse, si
le travail est peu avancé, si l'état des contractions utérines faibles et espacées fait prévoir qu'un temps assez
long va s'écouler avant la terminaison de l'accouchement,
je crois qu'il y a tout avantage à mettre fin à la grossesse
et à accélérer la marche du travail. La putréfaction du
fœtus peut en effet se produire avec une rapidité très
grande : alors que, dans certains cas, le fœtus reste
quinze, dix-huit heures et plus encore dans l'utérus après
la rupture des membranes, sans qu'il y ait putréfaction,
dans d'autres, au contraire, celle-ci apparaît au bout de
deux ou trois heures (Tarnier et Budin.)

Le ballon de Champetier, non seulement facilite plus
rapidement qu'aucun autre moyen l'évacuation de l'utérus, mais encore, en se moulant sur le segment inférieur,
il empêche dans une certaine mesure l'accès de l'air dans
la cavité utérine. C'est donc à lui qu'il faudra avoir
recours, s'il n'existe pas un engagement trop profond de
la partie fœtale s'opposant à son introduction.

Toutes ces indications, nous les trouvions réunies dans
le cas que nous venons de rapporter : enfant mort, rupture prématurée des membranes, absence de contractions
utérines, présentation de l'épaule. Moins de six heures
après l'introduction du ballon, le fœtus était expulsé.

Vider l'utérus, tel est le but vers lequel doivent tendre
les efforts de l'accoucheur pour obtenir l'arrêt des hémorragies graves, liées à *l'insertion basse du placenta*. C'est
pour l'atteindre que Guillemeau et Louise Bourgeois
faisaient l'accouchement forcé, que Puzos pratiquait la
perforation des membranes, que Barnes a proposé la
méthode de traitement qui porte son nom.

Dans ces dernières années, M. Pinard a conseillé la
déchirure large des membranes, — qu'il ne faut point

confondre avec la simple perforation préconisée par Puzos, — suivie ou non de l'introduction dans l'utérus d'un ballon de Champetier. En mettant fin au tiraillement du placenta par les membranes, l'ouverture du pôle inférieur de l'œuf suffit, en effet, à arrêter l'hémorragie dans le plus grand nombre des cas. — Il en est néanmoins où, malgré ce premier acte opératoire, la perte de sang continue, due alors au décollement du placenta produit par le passage à frottement de la partie fœtale qui s'engage. L'introduction dans le segment inférieur de l'utérus d'un ballon de Champetier donnera ici les meilleurs résultats : dilaté et appliqué contre le placenta et la paroi utérine, le ballon fait l'office d'un tampon intra-utérin ; il excite, par la pression qu'il exerce sur le segment inférieur, l'utérus à se contracter vigoureusement et provoque l'ouverture du col sans que la région fœtale s'engage davantage ; enfin et surtout il amène promptement la dilatation complète qui va permettre l'extraction du fœtus. C'est l'accouchement « méthodiquement rapide » et sans dangers substitué à l'ancien et brutal accouchement forcé avec ses conséquences parfois graves.

J'ai eu trois fois l'occasion, pour des hémorragies dues au placenta prœvia, de me servir du ballon de Champetier : il est remarquable de voir avec quelle rapidité la dilatation a été obtenue dans les trois cas.

OBSERVATION III. — Mme M..., 21 ans, primipare, domiciliée à Montpellier. Pas d'antécédents.

Grossesse arrivée au 7e mois ; normale jusque-là.

Le dimanche, 4 mars 1894, dans la soirée, écoulement sanguin, puis hémorragie. A l'arrivée du médecin traitant, l'hémorragie s'était spontanément arrêtée. Repos au lit.

L'écoulement sanguin se reproduit à plusieurs reprises et

assez abondamment, s'arrêtant pour reprendre ensuite, les 5, 6, 7 et 8 Mars. Pas d'autre traitement que le repos au lit.

Le 8, à 9 heures du soir, je suis appelé par le médecin auprès de cette femme, qui perd du sang en assez grande quantité et dont l'état est devenu très alarmant.

Femme très frêle, très anémiée. Pouls petit et fréquent.

Quelques douleurs abdominales avec durcissement de l'utérus. Fœtus petit, mobile par suite d'un excès de liquide amniotique; tête au détroit supérieur en G. T. — Pas de bruits du cœur.

Le vagin est encombré de caillots. Col effacé et dilaté comme une pièce de 2 francs. Le placenta est facilement senti en arrière et à droite.

La femme étant mise en travers du lit, je donne une irrigation vaginale avec de l'eau phéniquée chaude et romps largement les membranes, accessibles en avant et à gauche. Aussitôt après, en raison de la situation du placenta au devant de la partie fœtale, introduction du ballon de Champetier, sur lequel j'exerce une traction modérée pour l'appliquer sur le segment inférieur.

Arrêt complet de l'hémorragie. — Les douleurs sont maintenant fortes et rapprochées. Le ballon appuie bien sur le col. A 10 h. 30, son expulsion a lieu spontanément : le col est presque complètement dilaté ; la tête est toujours élevée au-dessus du détroit supérieur.

Immédiatement, j'introduis la main dans l'utérus à la recherche des pieds, et arrive facilement à extraire un enfant chétif et qui ne donne aucun signe de vie — Délivrance un quart d'heure après, sans hémorragie Irrigation intra-utérine très chaude. Ergotine.

L'accouchée, dont la faiblesse est extrême, est replacée dans son lit, avec la tête basse. Bouillottes chaudes. Rhum à hautes doses. A 4 heures du matin, le 9, elle succombait sans qu'il y ait eu reproduction de l'hémorragie.

OBSERVATION IV. — G... Clémence, 32 ans, journalière, entre à la Maternité, le 4 décembre 1893.

Elle est au 9ᵉ mois d'une sixième grossesse. Les cinq grossesses antérieures n'ont présenté rien de particulier et se sont
toutes terminées à terme par des accouchements normaux.

Quinze jours avant son entrée à l'hôpital, cette femme a
été prise subitement d'une hémorragie assez abondante, pour
laquelle il n'a rien été fait et qui s'est arrêtée spontanément.

Cette femme est maigre, pâle, anémiée. Le ventre est peu
volumineux. Le fœtus, très mobile, a la tête non fixée au
détroit supérieur, avec tendance à glisser vers l'une ou l'autre
fosse iliaque. — Au toucher vaginal, on constate un épaississement du segment inférieur de l'utérus plus marqué à
droite. Le maximum des bruits du cœur fœtal est perçu au
niveau de l'ombilic.

Le 11 décembre, à son réveil, la malade s'aperçoit qu'elle a
perdu un peu de sang. Repos au lit. Dans la soirée, vers onze
heures, elle est réveillée tout à coup par la sensation d'un
liquide chaud qui s'écoule des parties génitales. Quand on la
découvre, elle est littéralement baignée dans le sang. M. le
professeur Grynfeltt, prévenu, pratique lui-même le tamponnement vaginal et institue un traitement pour remonter la
malade, très affaiblie (piqûres d'éther, oxygène, alcool, champagne frappé...).

Le reste de la nuit et la matinée du lendemain se passèrent
sans incidents : la malade paraît s'être un peu remontée; le
tampon a bien tenu ; pas d'hémorragie apparente.

A une heure de l'après midi, le 12, le tampon souillé par le
sang est violemment expulsé ; il se fait une nouvelle hémorragie, que modèrent un peu des irrigations chaudes.

M. le professeur Grynfeltt, empêché, me charge de le remplacer. La femme, de plus en plus faible, perd toujours un peu
de sang ; le col est dilaté comme un franc ; à travers on sent
très nettement la face utérine du placenta.

A une heure et demie, le ballon de Champetier de Ribes est
porté doucement dans la cavité utérine en arrière, en un point
où le doigt a reconnu l'absence du placenta. La mise en place
du ballon eut lieu *sans rupture préalable des membranes* et
sans déterminer d'hémorragie. Après gonflement du ballon

avec une solution de sublimé, j'exerçai sur le tube des tractions lentes et soutenues, de manière à hâter la dilatation du col.

A partir de ce moment, *cessation complète de l'hémorragie.*

A 2 h. 1/2 (une heure après l'introduction du ballon), la dilatation étant complète et le ballon ayant été expulsé dans le vagin, Mlle Bazin, sage-femme en chef, peut pratiquer la version par manœuvres internes.

Délivrance naturelle dix minutes après l'accouchement.

Toutes ces manœuvres ont eu lieu, sans qu'il se soit produit d'hémorragie.

Enfant mort-né du poids de 2 520 gram. Poids du placenta : 360 gram.

On fit passer dans l'utérus une abondante quantité d'eau chaude sublimée, ce qui détermina une prompte rétraction de l'utérus. En même temps, on usait des moyens propres à relever l'état général. Malgré tout, la femme alla de plus en plus en déclinant, et à minuit, elle succombait, dix heures environ après la délivrance.

Observation V. — M... Madeleine, 28 ans, secondipare, entrée à la Clinique d'accouchements le 30 décembre 1893.

Constitution délicate. Une première grossesse à l'âge de 20 ans, s'est terminée normalement et à terme par la naissance d'un enfant vivant.

Les dernières règles datent du 21 mars 1893.

Cette femme a eu, brusquement, il y a un mois, une première hémorragie assez abondante, qui s'est arrêtée spontanément. Depuis lors, elle a dû garder le lit en raison d'hémorragies légères mais répétées. Ces pertes se reproduisaient tous les trois ou quatre jours, duraient vingt-quatre heures, et s'arrêtaient spontanément.

Dans la nuit du 29 au 30 décembre, vers les 4 heures du matin, apparition brusque d'une hémorragie très abondante, pour laquelle sont appelés une sage femme et un médecin, qui dirigent la malade sur la Clinique. A son arrivée, l'hémorragie était terminée, mais l'état général est très mauvais.

Par le palper on sent la tête en G. T., mobile et élevée au-dessus du détroit supérieur. Le doigt introduit dans le vagin pénètre dans le col effacé et dilaté comme une pièce d'un franc, et tombe sur le placenta, qui semble le recouvrir tota-lement. — Vagues douleurs dans les reins, mais pas de douleurs franches indiquant l'établissement régulier du travail.

Etant donnée l'anémie profonde de la femme, dans la crainte de provoquer une syncope mortelle, je crus ne pas devoir intervenir tout de suite. D'ailleurs, la femme ne perdait plus du tout de sang quand je la vis. Aussi, tout en me tenant prêt à intervenir à la moindre alerte, je m'occupai en premier lieu de remonter l'état général. — En raison de la mobilité de la tête et de sa tendance à glisser dans la fosse iliaque gauche, j'avais, après l'avoir ramenée au détroit supérieur, appliqué la ceinture de Pinard.

Léger écoulement sanguin insignifiant vers les 4 heures de l'après-midi.

A minuit, l'état général, resté peu satisfaisant, devient de plus en plus mauvais : des vomissements se produisent, le pouls est à peine perceptible, la respiration déjà gênée s'em-barrasse de plus en plus.

Prévenu par l'interne du service, je trouvai à mon arrivée une dilatation égale à une pièce de 5 fr. ; séance tenante j'in-troduisis le ballon de Champetier en le dirigeant du côté gauche, où j'avais senti les membranes. L'introduction du ballon, qui avait provoqué la sortie d'un peu de sang, se fit, comme dans l'observation précédente, *sans rupture des mem-branes*.

Après la mise en place du ballon, les douleurs se réveillent un peu. A 3 heures du matin, le ballon, sur lequel on exerce de légères tractions, franchit le col et tombe dans le vagin, d'où on l'extrait. Le col, dont l'orifice est à moitié obturé à droite par le placenta, présente une dilatation égale à la paume de la main. Ma main, introduite dans les voies génitales, rompt les membranes au ras du placenta et opère aisément la version. L'extraction est faite lentement pour permettre à la dilatation du col de se compléter et ne point produire une évacuation brusque de l'utérus.

L'enfant, du poids de 3,600 gram., arrive mort-né. L'auscultation pratiquée antérieurement à plusieurs reprises n'avait jamais permis d'entendre les bruits du cœur. En faisant la version, on n'avait pas non plus senti les pulsations du cordon.

Pendant les manœuvres, pas plus que pendant l'extraction du délivre qui suivit de près la sortie de l'enfant, il n'y eut d'hémorragie. Néanmoins l'état général alla toujours empirant. Une demi-heure après la délivrance, la femme succombait, malgré les divers moyens employés : ligature des membres, injections sous-cutanées d'éther, inhalations d'oxygène.

L'ouverture de l'œuf est constituée dans une de ses moitiés par le bord même du placenta. Ce dernier, très étalé, est peu épais et offre, à côté du placenta principal, un placenta accessoire. Le placenta principal mesure 23/17 ; le placenta accessoire 10/7.

Ces trois observations appellent quelques commentaires.

Dans presque tous les faits publiés d'hémorragies liées au placenta prævia où l'on a eu recours au ballon de Champetier, ce n'est qu'après la rupture des membranes qu'on a introduit le ballon dans l'utérus. Tel a été le mode de faire, suivi dans la première observation. D'autre part, j'ai indiqué, en la relatant, la raison qui m'avait déterminé, aussitôt la rupture artificielle de l'œuf opérée, à introduire, sans plus attendre, le ballon de Champetier. La situation du placenta au devant de la partie fœtale devait faire craindre la réapparition de l'hémorragie, dès que la descente de la présentation se produirait ; il fallait, dès lors, obtenir la dilatation du col, tout en évitant le décollement direct du placenta par le passage à frottement de la partie fœtale.

Le manuel opératoire a été un peu différent dans les deux autres observations : le ballon de Champetier a été introduit d'emblée dans l'utérus sans rupture préalable des membranes. C'est là, ainsi que je viens de le dire, une conduite tout à fait exceptionnelle.

Varnier [1] a agi de cette façon dans un cas où, redoutant de voir se produire au début de l'accouchement une procidence du cordon, il avait préféré ajourner la rupture des membranes jusqu'à la dilatation complète du col utérin. — Notre ami, le Dᵣ Oui (de Lille), a publié dans la *Presse médicale* [2] deux cas dans lesquels il dut se contenter du seul emploi du ballon de Champetier, en raison des difficultés qu'il rencontra à rompre largement les membranes.

Cette manière de procéder est-elle rationnelle ? Bien que dans le cas de Varnier, les deux cas de Oui et les deux nôtres, l'hémorragie ne se soit plus reproduite après l'introduction du ballon dans l'utérus, je ne crois pas que l'on doive ériger en méthode de traitement des hémorragies liées au placenta prævia l'emploi du ballon de Champetier sans rupture des membranes. Il y a lieu toutefois de retenir l'efficacité du ballon ainsi employé, qui s'est montré moyen d'hémostase aussi puissant dans ces cas que dans ceux où il est introduit après la déchirure large des membranes. Cette rassurante constatation sera mise à profit, alors que des deux actes qui constituent la base du traitement du placenta prævia, rupture des membranes et emploi du ballon de Champetier, le premier présenterait quelque inconvénient ou ne pourrait être exécuté sans difficulté. — En d'autres termes, si l'emploi du ballon de Champetier sans rupture préalable des membranes

---

[1] Varnier ; *In* Thèse de Jouve. Paris, 1892.

[2] M. Oui ; *Presse médicale*, 3 novembre 1894.

ne doit pas être généralisé, il peut tout au moins être réservé à quelques cas particuliers.

La présence dans le segment inférieur de l'œuf d'une anse de cordon, compliquant l'insertion basse du placenta, a fourni à Varnier dans son cas une contre-indication à la rupture des membranes. Et vraiment, en enregistrant le résultat doublement heureux pour la mère et pour l'enfant, on ne peut que se déclarer prêt à imiter, le cas échéant, pareille conduite.

Quand des pertes répétées ou abondantes ont amené une anémie profonde, la femme qui a un placenta prævia est exposée à une mort subite. La déplétion brusque de l'utérus par l'écoulement rapide du liquide amniotique peut, entre autres, suffire à déterminer la syncope, qui, dans ces cas, emporte la parturiente. La mort peut, d'autre part, être amenée par la continuation ou la reproduction d'une hémorragie, si minime soit-elle ; la femme n'a plus le droit de perdre la moindre goutte de sang. Il faut donc à la fois empêcher toute hémorragie et éviter les causes déterminantes de la syncope. Puisque le ballon employé seul suffit contre l'hémorragie, pourquoi, chez les femmes à état général grave et menacées de mort subite, ne pas avoir recours à lui seul sans pratiquer au préalable la déchirure large des membranes ? Ainsi, tout en remplissant la seconde indication, on ne se privera pas du secours d'un des meilleurs moyens d'hémostase dont nous disposions à l'heure actuelle contre les hémorragies dues à l'insertion basse du placenta. — Dans les deux observations où j'ai procédé de la sorte, j'ai dit combien l'état général des femmes était grave. Chez la seconde, en particulier (obs. V), la situation était si précaire que, tout en me tenant prêt à introduire le ballon, j'ai cru devoir profiter du répit laissé par l'hémorragie, pour m'occuper tout d'abord de remonter l'organisme, et n'ai pas osé entreprendre de manœuvre obstétricale, dans la crainte que le moindre choc opératoire ne provoquât une syncope mortelle. Ce n'est que la main forcée et « in extremis » que je me suis décidé à intervenir.

Les conditions fâcheuses qui existaient dans nos trois cas expliquent amplement leur terminaison commune. Il serait absolument illégitime d'inscrire au passif du ballon de Champetier la mort de la mère et la mort de l'enfant. On ne peut, en effet, demander au ballon que de mettre fin à l'hémorragie et non de rendre aux femmes le sang qu'elles ont perdu ou qu'on leur a laissé perdre. Or, dans nos trois cas, le ballon de Champetier n'a point trompé notre attente et s'est montré un agent d'hémostase parfait ; dans toutes nos observations, on voit que l'hémorragie ne se produisit plus après la mise en place du ballon. Mais la première femme (obs. III) était affaiblie par cinq jours de pertes répétées pour lesquelles il n'avait rien été fait ; délivrée une heure après l'introduction du ballon, elle meurt au bout de cinq heures, sans qu'il y ait eu reproduction de la moindre perte de sang. Mais la femme de l'observation IV avait eu, à quelques heures d'intervalle et avant qu'on ait recours au ballon, deux hémorragies très graves, dont la seconde n'avait point été empêchée par la présence d'un tamponnement vaginal. Mais la femme de l'observation V était presque mourante quand je dus intervenir.

On ne peut donc, ce me semble, tirer argument de leur mode de terminaison pour opposer ces trois faits à l'emploi du ballon de Champetier dans le traitement si discuté à l'heure actuelle de l'hémorragie liée au placenta prævia. Nulle méthode, en l'espèce, n'eût empêché ces femmes de succomber. Quelle, d'autre part, aurait aussi complètement mis fin à l'écoulement du sang ? Sans entrer ici dans le débat pendant entre la méthode de

Leroux et la méthode préconisée par M. Pinard et ses
élèves[1], qu'il me suffise de faire remarquer que, dans
le second de nos cas, le tampon s'était montré impuissant
à empêcher la reproduction de l'hémorragie.

Il est enfin un point commun à ces trois cas que je tiens
encore à souligner; c'est la rapidité avec laquelle l'ouverture complète du col a été obtenue. Une heure a suffi
dans nos deux premières observations pour que se termine la dilatation de cols dont l'ouverture égalait les
dimensions d'une pièce de 1 franc et d'une pièce de
2 francs au moment de l'introduction du ballon; ce
temps a été de trois heures dans le cas de notre dernière
parturiente, chez laquelle l'ouverture du col avait les
dimensions d'une pièce de 5 francs.

Lorsqu'existe une *procidence du cordon*, les dangers
courus par l'enfant sont d'autant moindres que la poche
des eaux est conservée, que le travail est plus avancé,
qu'existent les conditions qui rendent l'accouchement
rapide.

Si la poche des eaux est rompue, si, d'un autre côté, la
dilatation n'est pas suffisante pour extraire à bref délai
le fœtus à l'aide du forceps ou de la version, il faut
chercher, par des manœuvres manuelles ou instrumentales, à refouler le cordon procident dans la cavité
utérine. Pour ma part, je dois un succès à la réduction
manuelle du cordon, opérée en de telles circonstances :
poche des eaux rompue, dilatation du col ayant les dimensions d'une pièce de cinq francs.

Quand la poche des eaux est intacte, les manœuvres
de réduction à travers les membranes, recommandées par

---

[1] Bourdier; *Insertion vicieuse et tamponnement vaginal.* Th. de
Paris, 1895. Abd-el-Nour ; *Les méfaits du tamponnement vaginal
dans le placenta prævia.* Th. de Paris, 1895.

quelques accoucheurs, me paraissent beaucoup moins
indiquées. Sans doute, ainsi que le fait remarquer Varnier, « la réduction est plus facile, parce que dans la
poche intacte le cordon se déplace et remonte sous la
moindre pression; parce que l'anse prolabée est, en général, peu considérable ; parce que la région fœtale est
mobile, non fixée, parce que les contractions sont moins
fréquentes et moins intenses que quand, après la rupture,
la région fœtale vient appuyer sur les bords de l'orifice
utérin ». Mais, d'un côté, la compression, atténuée par la
présence du liquide amniotique, est rare dans ces conditions ; de l'autre, on s'expose au cours des tentatives de
réduction, malgré les précautions prises, à déchirer les
membranes.

Le malheur ne serait pas grand, si la reposition de
l'anse abaissée, après la rupture des membranes, réussis-
sait à tout coup. Or, tous les accoucheurs savent combien
le succès est, en pareil cas, aléatoire ; c'est pour avoir
échoué à maintes reprises que De Lamotte, Smellie,
Baudelocque, regardaient l'opération de la réduction du
cordon comme inutile ; c'est pour avoir vu, après chaque
tentative, une nouvelle anse de cordon venir remplacer
l'anse réduite, que Boër déclarait que c'était là « un véritable travail des Danaïdes ». — A l'opposé du cas heureux
que je viens de mentionner, je pourrais citer un cas[1]
observé avec mon maître, le professeur Grynfeltt, dans
lequel nos efforts alternatifs de réduction n'aboutissaient
qu'à provoquer l'issue de portions du cordon de plus en
plus considérables.

Conserver l'intégrité des membranes, hâter le moment
de la dilatation complète, s'efforcer d'obtenir un passage
facile et rapide du fœtus à travers la filière génitale, voilà

---

[1] Cadilhac; *Nouveau Montpellier médical*, supplément, mai 1892.

le triple objectif que doit viser l'accoucheur, lorsque la poche des eaux n'est point rompue et que l'état du col incomplètement ouvert s'oppose à l'évacuation immédiate de l'utérus : c'est, en effet, réaliser les conditions qui, nous l'avons vu, rendent moins grave le pronostic de la procidence du cordon.

En Allemagne, Birnbaum et Abegg, cités par Charpentier[1], conseillent, pour soutenir la poche des eaux et retarder le plus possible sa rupture, l'introduction dans le vagin d'un colpeurynter de Braun.

Barnes[2] préconise la dilatation du col avec ses sacs hydrostatiques avant la rupture des membranes, afin de pouvoir intervenir si la vie de l'enfant venait à être menacée. — Lusk[3], également partisan de l'expectation tant que les membranes sont intactes, recommande de prévenir la rupture de l'œuf « en faisant mettre la femme dans le décubitus latéral, en lui recommandant de ne se livrer à aucun effort et en soutenant les membranes à l'aide d'un dilatateur de Barnes, modérément distendu avec de l'eau ».

Bien mieux que les moyens précédents, le ballon de Champetier permettra de remplir les diverses indications qui se posent dans le cas envisagé ici. Non seulement, le ballon introduit dans la cavité utérine soutient la poche des eaux et retarde sa rupture, mais encore il parachève rapidement la dilatation du col. Si, de plus, le ballon est retiré encore distendu des voies génitales, vagin et vulve se trouvent suffisamment dilatés pour que l'extraction du fœtus, maintenant possible, s'opère sans obstacle du côté de ces parties et avec toute la rapidité désirable.

---

[1] Charpentier ; *Traité pratique d'accouchements.*
[2] Barnes ; *Opérations obstétricales.*
[3] Lusk ; *Science et art des accouchements.*

Malléable et réductible, l'extrémité pelvienne peut, dans les *présentations du siège*, traverser le canal génital sans avoir porté au maximum la dilatation dont ce dernier est susceptible. Lorsque, à son tour, la tête bien plus dure, et, partant, douée d'une plasticité bien moins considérable, cherche à franchir le bassin mou, le plancher périnéal et l'anneau vulvaire vont donc encore opposer des résistances à son dégagement. De la durée de ce dégagement, au cours duquel le cordon est toujours plus ou moins comprimé, dépend en grande partie le pronostic fœtal dans les présentations du siège. Plus les parties molles auront été dilatées, plus rapidement s'opèreront la sortie spontanée ou l'extraction artificielle de la tête ; et moins grands dès lors seront les risques courus par l'enfant.

La préparation des parties molles au passage de la tête dernière varie avec les diverses manières d'être de la présentation du siège. La descente d'un siège complet est, à ce point de vue, considérée par les accoucheurs comme une circonstance favorable : en effet, fesses et membres inférieurs accolés forment par leur ensemble une masse assez considérable pour frayer aux autres régions du fœtus un passage facile. De là une des raisons du conseil classique de ne point exercer de tractions sur les membres inférieurs fléchis, de résister au « prurigo trahendi » contre lequel Mme Lachapelle mettait déjà en garde les jeunes praticiens, et d'abandonner, lorsque rien du côté de la mère ou du côté de l'enfant ne commande d'agir vite, l'expulsion du fœtus aux seules forces de la nature.

Mais quand la masse dilatatrice se trouve de moindre volume, quand, au lieu d'un siège complet, s'engage l'une quelconque des variétés du siège décomplété, les voies que les épaules et la tête vont traverser sont naturellement moins bien préparées ; c'est dans ces cas que l'on

observe souvent ces temps d'arrêt entre l'expulsion du
tronc et l'expulsion de la tête.

Si à ces conditions défavorables s'ajoutent celles créées
par des parties génitales trop étroites ou trop résistantes,
comme cela peut se rencontrer chez les primipares et particulièrement les primipares âgées, on comprend combien
l'existence de l'enfant est menacée dans ces cas. Quoi de
plus éloquent, à cet égard, que la statistique dressée par
M. Porak[1]? Tandis que la mortalité infantile dans les
présentations du siège est de 1 sur 30 chez les multipares, elle arrive à 1 sur 9 chez les primipares. La mort pendant le travail, la mort pendant les premières heures ou
les premiers jours qui suivent la naissance guette les
enfants dont le passage au détroit inférieur et à la vulve a
rencontré trop de difficultés.

N'est-on pas dès lors en droit, lorsque ces diverses
circonstances se trouvent réunies, de suppléer par l'art à
cette insuffisance de dilatation des voies génitales? Puisque le siège en se décomplétant devient un mauvais agent
dilatateur, rien de plus légitime que de lui substituer un
moyen plus efficace: cette dilatation mécanique, le ballon
incompressible de Champetier de Ribes permettra encore
de l'obtenir sûrement, facilement et sans danger.—Dans
son très intéressant travail sur « l'abaissement prophylactique et curatif du pied dans les présentations du siège
décomplété mode des fesses »[2], M. Potocki a insisté avec
raison sur les avantages qu'on pourrait retirer du ballon
dans les cas de ce genre.

L'observation qu'on va lire en fournit un exemple :

OBSERVATION VI. — Le 8 septembre de l'année dernière, une
sage-femme de la ville me fit appeler auprès d'une de ses clien-

---

[1] Porak ; *Nouvelles Archives d'Obstétrique et de Gynécologie,* 1887.
[2] Potocki ; *Annales de Gynécologie,* 1893, tom. XL.

tes, Mme S..., 31 ans, primipare, domiciliée au faubourg Saint-Dominique.

Les dernières règles datent du 7-12 décembre 1894. Grossesse sans incident, sauf une chute, il y a une dizaine de jours.

Dans la nuit du 7 au 8 septembre apparaissent quelques vagues douleurs. Le 8, à 7 heures du matin, rupture de la poche des eaux, à la suite de laquelle les douleurs deviennent un peu plus fortes. Aux dires de la sage-femme, la dilatation était complète à 1 heure de l'après-midi ; mais, à partir de ce moment, les douleurs se ralentissent de plus en plus, et le travail ne fait aucun progrès.

C'est à 4 heures que je vois la parturiente. Femme forte et bien musclée Etat général bon. La dilatation est complète; le siège en mode des fesses, orienté en G. A., est enfoncé à mi-excavation ; on perçoit nettement les organes génitaux d'une petite fille En retirant le doigt explorateur, je me rends compte de la solidité et de la résistance du corps périnéal. A l'auscultation, bruits du cœur fœtal bien frappés.

Sans tenter l'abaissement du pied antérieur par la manœuvre de Pinard, qui, quelques jours auparavant, dans un cas tout à fait semblable, ne m'avait point réussi, j'introduisis dans le vagin un ballon de Champetier que je gonflai avec 470 gram. de liquide. J'espérais ainsi : d'une part, solliciter des contractions utérines et des efforts expulsifs de la femme ; de l'autre, amener une dilatation suffisante des voies génitales, pour qu'après la sortie du siège le dégagement des épaules et de la tête ne rencontre pas trop de difficultés, pour que, s'il avait fallu recourir à l'abaissement du pied, la main opérant soit moins gênée dans ses manœuvres. Mon espoir ne fut pas déçu.

Une demi-heure après mon intervention, le périnée bombait et l'orifice vulvaire se dilatait, donnant passage au ballon poussé par d'énergiques contractions. Celui-ci sorti, je constatai que le siège qui le suivait appuyait à son tour sur le plancher périnéal, la hanche antérieure venant, au moment de la contraction, se montrer à la vulve. Il me fut dès lors facile de procéder, à l'aide de tractions inguinales, à l'extraction du siège.

— Le tronc et les épaules furent rapidement expulsés. Manœuvre de Mauriceau pour le dégagement de la tête.

L'enfant, une fille, se mit aussitôt à crier. Elle offrait, au niveau de la région maxillo-cervicale droite une dépression assez profonde à laquelle s'adapte le moignon de l'épaule correspondant.

Suites de couches normales, à part des tranchées utérines fortes pendant les 48 premières heures.

Il va naturellement de soi que le ballon n'est plus introduit dans l'utérus comme pour les cas envisagés jusqu'ici, mais simplement placé dans le vagin. Sous l'influence des contractions utérines et des efforts de la femme provoqués par sa distension, aidé au besoin par des tractions exercées sur le tube, le ballon descend peu à peu, creuse le périnée à la façon d'une partie fœtale, dilate l'orifice vulvaire et finalement est expulsé après avoir triomphé de la résistance des parties molles, laissant libre voie au fœtus.

C'est de la même façon qu'on procédera lorsqu'on aura recours au ballon dans les cas de *symphyséotomie*. On sait, en effet, combien, après la section de la symphyse et l'agrandissement du bassin obtenu, les parties molles se trouvent menacées au cours de l'extraction du fœtus. Et nombreuses encore sont les observations où l'on voit notées des déchirures.

Pour les empêcher autant que possible, Varnier donne le conseil de faire refermer le bassin en pressant sur les trochanters aussitôt que la tête a franchi le détroit supérieur. — C'est aussi dans ce but que l'on devra procéder très lentement à l'extraction du fœtus, que l'on ait recours au forceps ou à la version.

Si à ces précautions on ajoute la dilatation préalable du vagin et de la vulve, on a les plus grandes chances

de ne point léser les parties molles. Chez les primipares
en particulier, dont les parties génitales sont étroites et
mal étoffées, M. Pinard recommande de mettre un ballon
de Champetier dans le vagin, avant la section des pubis,
et de ne pratiquer cette dernière qu'après que la dilatation
du bassin mou a été obtenue.

Cette manière de faire, absolument rationnelle, ne peut
qu'être approuvée et imitée.

La *rétention du placenta*, se produisant en dehors de
l'avortement, constitue toujours un accident des plus
redoutables par suite des deux complications auxquelles
elle donne lieu : l'hémorragie et la septicémie. Si lorsqu'il s'agit d'un avortement, l'expectation antiseptique
peut sans trop d'inconvénients être pratiquée, dans la
rétention qui se produit à la suite de l'accouchement à
terme ou de l'accouchement des trois derniers mois, l'intervention doit au contraire être la règle absolue.

Dans l'une et l'autre éventualité, sans doute les mêmes
dangers menacent la femme. Mais beaucoup plus sévères
et presque fatales dans la rétention consécutive à l'accouchement, l'hémorragie et la septicémie peuvent être plus
facilement évitées et atténuées dans la rétention qui
accompagne l'avortement. « Une femme qui garde un
placenta à terme, a écrit Pajot[1], est une femme à peu
près morte ». Tarnier[2] a bien mis en lumière les causes qui différencient, au point de vue du pronostic, la
rétention du placenta abortif et celle du placenta à terme :
le col pendant l'avortement étant moins dilaté, le passage
des microbes dans l'utérus a moins de chance de se produire ; d'autre part, — et cette différence est plus impor-

---

[1] Pajot; *Annales de Gynécologie*, tom. XXVI, pag. 322.

[2] Tarnier; *De l asepsie et de l'antisepsie en obstétrique*. Paris, 1895,
pag. 504.

tante encore, — le placenta abortif ayant des connexions plus solides avec la muqueuse utérine s'en sépare moins facilement et quelquefois même reste adhérent pendant plusieurs jours ou plusieurs mois, alors que le placenta à terme, dans la plupart des cas, tarde beaucoup moins à se détacher de l'utérus et à devenir corps étranger.

Tout en admettant que la mise en usage des précautions antiseptiques a apporté une certaine amélioration au pronostic, autrefois si sévère, de la rétention du placenta après l'accouchement à terme (sur 68 femmes, 60 mortes[1]), on n'en est pas moins obligé de reconnaître que cette rétention expose encore la femme aux plus grands dangers. C'est donc par l'extraction du délivre qu'en pareils cas, on se mettra à l'abri des complications dont la présence de ce corps étranger dans l'utérus va être le point de départ.

Parfois très simple, cette délivrance artificielle devient, dans certaines circonstances, une opération difficile : le col, revenu sur lui-même et refermé, peut, en effet, opposer un obstacle considérable à la pénétration de la main dans la cavité de l'utérus.— Pour ouvrir le col, pour permettre d'arriver sans violence jusqu'au placenta, le ballon de Champetier de Ribes sera utilement employé. Introduit d'emblée ou après le passage de quelques bougies d'Hégar, le ballon détermine des contractions utérines qui le poussent sur le col et finalement provoquent sa sortie, après que le col a cédé peu à peu.

Deux cas peuvent alors se présenter, suivant que l'arrière-faix est ou non décollé. — Si le placenta est décollé, il suit le ballon et est chassé presque en même temps que lui. Si le placenta est encore adhérent, une fois le ballon sorti, les contractions vont cesser, le travail

---

[1] Pajot ; *loc. cit.*, pag. 324.

va s'arrêter, et, le col se refermant de nouveau au devant du placenta, la rétention continue.

En ce cas, on devra, dès que la dilatation du col demandée au ballon a été obtenue, introduire la main dans l'utérus pour procéder au décollement artificiel du placenta. Mais il faut bien savoir qu'une fois le ballon expulsé, l'utérus peut immédiatement revenir sur lui-même, emprisonnant à nouveau le placenta, de telle sorte que la pénétration de la main rencontre les mêmes difficultés qu'avant la mise en place du ballon.

Tarnier[1], qui insiste beaucoup sur ces différentes particularités de la délivrance dans la rétention du placenta à terme, a proposé un artifice ingénieux, consistant dans la substitution de la main au ballon, au moment où celui-ci tend à traverser le col : Quand on jugera que le ballon va être expulsé de l'utérus, on introduira la main dans le vagin, puis on videra lentement le ballon en ouvrant son robinet ; le ballon se dégonflera peu à peu, et, au fur et à mesure qu'il diminuera de volume, on glissera dans le col, puis dans la cavité de l'utérus les doigts, qui viendront prendre sa place ; de telle sorte qu'au moment où le ballon sera entièrement vidé, la main aura pénétré dans l'utérus. On exercera alors des tractions sur la tige du ballon, qui glissera dans le vagin et tombera hors de la vulve. La main pourra ensuite procéder au décollement artificiel du placenta. — Et, ajoute Tarnier, comme il est impossible de prévoir à l'avance si le placenta sera ou non expulsé spontanément derrière le ballon, il sera bon d'avoir recours dans tous les cas à la petite manœuvre qui vient d'être décrite.

Je ne veux point insister sur les autres circonstances ne

---

[1] Tarnier ; *loc. cit.*, pag. 482.

touchant pas à l'obstétrique, dans lesquelles le ballon de Champetier de Ribes pourrait aussi rendre des services. Elles sont d'ailleurs faciles à prévoir : agent de compression et de dilatation, le ballon de Champetier suppléera sans désavantage les divers ballons auxquels on demande l'une ou l'autre de ces actions.

C'est ainsi que le ballon de Champetier peut être utilisé en guise de colpeurynter de Braun et de pessaire de Gariel dans le traitement de l'*inversion chronique de l'utérus* ; que dans une *taille hypogastrique* on pourra encore s'en servir aux lieu et place du ballon de Petersen; que, dans une *hystéropexie abdominale*, ou pourra y avoir recours pour réduire et refouler l'utérus prolabé, de manière à rendre son fond facilement accessible par l'ouverture de la paroi abdominale.

Cette multiplicité de circonstances où le ballon de Champetier trouve son indication fournit la preuve de ce que nous avancions au début de cette étude, à savoir que : le ballon de Champetier doit avoir sa place dans l'arsenal de tout médecin appelé à faire des accouchements. Il n'est pas, en effet, de praticien qui n'ait, à un moment donné, l'occasion de lui demander d'utiles services. Quel accoucheur ne se trouvera jamais au cours de sa carrière en face d'une des éventualités réclamant son emploi que nous venons de passer en revue ?

XXII

DE L'EXTRACTION DU FŒTUS

EN PRÉSENTATION DU SIÈGE MODE DES FESSES [1]

Si assez souvent l'expulsion du fœtus en présentation
du siège décomplété mode des fesses s'opère spontanément, nombreux encore sont les cas qui exigent l'intervention de l'art. Que ce soit la dystocie propre à la présentation, que ce soit une complication surajoutée,
menaçante pour la vie de la mère ou celle de l'enfant qui
la commandent, l'extraction du fœtus en cette attitude
n'est pas sans offrir des difficultés réelles. Je n'en veux
pour preuve que le nombre même des procédés préconi-
sés pour obtenir le résultat cherché. Tous, sans doute,
ont rendu plus ou moins de services. Mais quel est celui
qui ne compte pas quelques revers?

Comme tous les accoucheurs qui se sont trouvés aux
prises avec les difficultés d'une extraction de fœtus se
présentant par les fesses, j'ai eu plusieurs fois l'occasion
d'expérimenter les diverses manœuvres recommandées
en pareil cas. J'ai pu ainsi me convaincre qu'il ne fallait
pas vouloir s'en tenir exclusivement à tel ou tel procédé ;
qu'ici, comme en maintes autres circonstances, il fallait
être très éclectique. C'est ainsi que, par deux fois, j'ai eu
recours à un mode particulier d'extraction du siège qui m'a
permis de réussir, alors que d'autres procédés n'avaient
donné aucun résultat. — C'est ce mode particulier

---

[1] *La Presse médicale,* 15 mars 1899.

d'extraction du fœtus en présentation des fesses que je
désire faire connaître ; non que je veuille le préconiser à
l'exclusion de tous les autres, mais parce qu'il m'a semblé
devoir rendre quelque service au praticien, dont les
moyens d'action se trouvent ainsi augmentés.

Pour légitimer la publication de mon procédé et établir
sa place parmi les procédés usuels d'extraction, je rappellerai tout d'abord les avantages et les inconvénients
que ces derniers peuvent présenter.

I

Des nombreux procédés destinés à opérer l'extraction
du fœtus en présentation du siège mode des fesses, les
uns sont instrumentaux, les autres manuels.

Forceps, lacs, crochet, crânioclaste, basiotribe entrent
dans les procédés instrumentaux.

Puissants agents d'extraction, le *crânioclaste* et le
basiotribe ne trouvent leur application que lorsque le
fœtus a succombé.—On pourrait en dire autant du *crochet*.
Quoiqu'il ait été employé pour opérer l'extraction de
l'enfant vivant, il expose si souvent ce dernier à des
lésions graves, qu'on comprend sans peine l'unanimité
des accoucheurs à restreindre son usage aux seuls cas où
le fœtus est mort. J'y ai eu recours une fois dans ces conditions et ai pu me rendre compte des dangers qu'il fait
courir au fœtus : le crochet avait, en effet, déterminé au
pli de l'aine une plaie large et profonde, à laquelle l'enfant aurait certainement succombé, s'il avait été vivant.

Restent donc le forceps et le lacs, dont l'emploi a été
judicieusement réglé par Ollivier dans son excellente
thèse de doctorat : le forceps convenant aux positions
postérieures du siège, le lacs aux positions antérieures.

Mais le *forceps*, construit pour être spécialement appliqué sur la tête du fœtus, s'adapte mal au siège, et dans ces conditions bien souvent encore il dérape, malgré toutes les précautions prises ; d'autre part, — bien qu'il ne faille pas s'en exagérer la fréquence, — il n'est pas sans présenter des dangers pour le fœtus.

Avec le *lacs*, on n'évite pas toujours les lésions du côté du fœtus. Mais le grand reproche qu'on peut lui adresser est la difficulté de son application : porter avec le doigt un lacs vers le pli de l'aine devient manœuvre difficile pour peu que le siège soit encore élevé, le fœtus volumineux et tassé fortement dans le bassin, l'utérus rétracté. Sans doute, on pourrait recourir à l'un des porte-lacs inventés pour suppléer cette insuffisance de la main ; malheureusement, ce sont là instruments spéciaux dont peuvent manquer bon nombre de praticiens.

En employant *forceps et lacs simultanément*, comme Tarnier l'avait conseillé pour les positions postérieures, et comme l'a fait récemment avec succès M. Demelin, qui propose d'étendre l'application de la manœuvre à tous les cas de dystocie par présentation du siège mode des fesses engagé et irréductible, on rend l'extraction plus sûre qu'avec le forceps ou le lacs employés séparément. Mais, si la combinaison du forceps et du lacs permet des tractions plus efficaces, elle n'en reste pas moins passible de la plupart des reproches que nous avons adressés à l'un et à l'autre de ces deux moyens appliqués seuls.

En somme, on peut, à l'égard des procédés instrumentaux, faire les mêmes remarques : leur emploi, tout en assurant souvent l'extraction du fœtus, ne va pas sans exposer ce dernier à des lésions plus ou moins graves ; d'autre part, leur application est loin d'être toujours aisée. Aussi, sans parler du crochet, du crânioclaste ou du basiotribe, qui ne trouvent leur indication que dans les cas où le fœtus est mort, pensons-nous, avec bon nombre d'accoucheurs, que, dans les cas où l'enfant est vivant, on ne devra s'adresser au forceps et au lacs, susceptibles de faire l'extraction avec le minimum de risques possible, qu'après échec des procédés manuels.

Souple et douce, consciente de la force qu'elle déploie, la main nue constitue, pour l'extraction du fœtus en présentation du siège mode des fesses, l'instrument de choix. Mais, quel que soit celui des procédés manuels auquel on s'adresse, il faut s'attendre à des échecs.

La *manœuvre de Ritgen*, qui consiste à repousser vers l'orifice vulvaire le siège du fœtus avec deux doigts introduits profondément dans l'anus de la femme, la *manœuvre bi-rectale*, proposée par Bitot, ne trouvent leur application que dans les cas où le siège est très profondément engagé. Encore, en ces conditions, seront-elles l'une et l'autre bien souvent insuffisantes, surtout si, comme il faut le faire, on procède avec tous les ménagements désirables pour ne pas léser le rectum de la mère, menacé par la manœuvre de Ritgen, le rectum de la mère et celui de l'enfant, menacés par la manœuvre de Bitot, qui consiste dans l'emploi de la manœuvre de Ritgen combinée avec l'introduction d'un doigt de l'autre main dans l'anus du fœtus.

Exécutées suivant le mode classique avec l'index crochetant l'aine antérieure pour abaisser la hanche correspondante jusqu'à ce qu'elle se dégage à la vulve, puis, ce résultat obtenu et maintenu par l'index de l'autre main, s'enfonçant en arrière dans le pli de l'aine postérieure pour attirer à son tour l'autre fesse au dehors, les *tractions inguinales* rendent d'incontestables services. Mais ce procédé est loin de convenir à tous

les cas : pour réussir avec les tractions inguinales, il
faut que le siège soit profondément engagé, au point
que le pli de l'aine dépasse ou, tout au moins, affleure
le bord inférieur de la symphyse du pubis. Qu'arrive-t-il,
en effet, lorsqu'on cherche à extraire le siège encore
élevé au-dessus du plancher périnéal? L'extrémité de
l'index, glissé entre la hanche du fœtus et l'arc antérieur
du bassin, s'enfonce bien jusqu'au pli de l'aine ; mais,
par suite de sa longueur insuffisante, le doigt ne peut
guère envoyer par-dessus le pli inguinal que sa phalange
unguéale. Or, pour avoir une prise solide, pour former
un crochet susceptible de tractions efficaces, l'introduction des deux dernières phalanges est indispensable.

L'abaissement du pied, suivant le *procédé de Pinard*,
permet-il de mener à bonne fin, dans tous les cas, cette
extraction si souvent délicate d'un fœtus présentant le
siège mode des fesses? A s'en rapporter aux publications des élèves du professeur de Paris, il semble que le
succès doive presque toujours couronner les tentatives
des opérateurs. Moins favorisé ou moins habile, je suis
obligé de reconnaître que la manœuvre de Pinard a
échoué plusieurs fois entre mes mains.

Convertir la présentation du siège décomplété mode
des fesses en présentation du siège partiellement décomplété mode des pieds, de manière à avoir un tracteur
solide et commode qui permettra d'effectuer l'extraction
du fœtus immédiatement ou à plus longue échéance, suivant les indications, tel est le principe de la méthode,
emprunté aux anciens accoucheurs. Quant au manuel
opératoire proposé par M. Pinard pour le réaliser, tous
les médecins au courant des choses de l'obstétrique en
connaissent les détails, exposés dans la thèse de Mantel,
le livre de Farabeuf et Varnier, et, plus récemment
et plus complètement encore, dans l'important mémoire

de M. Potocki, paru en 1893 dans les *Annales de Gynécologie :* la main, dont la face palmaire regarde le plan
ventral du fœtus, est introduite dans les voies génitales,
puis l'index et le médius de cette main montent le long
de la cuisse antérieure jusqu'à ce que leur extrémité
atteigne le creux poplité ; en appuyant fortement sur le
jarret, en même temps qu'on porte la cuisse en abduction,
on détermine, par suite de la distension des muscles
ischio-jambiers, la flexion de la jambe relevée et sa chute
au contact de la main de l'opérateur.

Cette évolution du membre inférieur sera plus ou
moins aisée, suivant les conditions au milieu desquelles
on cherchera à l'effectuer.

Lorsque le siège se trouve au détroit supérieur, ou
lorsque, faiblement amorcé, il peut être encore repoussé
au-dessus du petit bassin, l'exécution de la manœuvre de
Pinard a grande chance de donner d'excellents et de
constants résultats. C'est d'ailleurs à ces seuls cas qu'elle
était primitivement réservée, ainsi qu'en témoigne la
lecture de la thèse de Mantel.— Les hasards de la pratique
ne m'ont pas encore fourni l'occasion d'en user dans ces
conditions particulièrement favorables. A l'heure actuelle,
la surveillance attentive exercée pendant la grossesse, la
possibilité de modifier dès cette époque les attitudes
vicieuses du fœtus, rendent de plus en plus rares, au
moment de l'accouchement, les présentations autres que
les présentations du sommet.

Quand accidentellement l'accoucheur est appelé dans
les cas dystociques par un médecin ou une sage-femme
qui, surpris par une présentation mode des fesses, ont
demandé vainement à la nature une expulsion spontanée
ou déjà pratiqué des tentatives d'extraction, il trouve d'ordinaire une partie fœtale plus ou moins profondément
engagée. D'autre part, la nécessité d'attendre pour prati-

quer l'abaissement du pied, même à titre prophylactique, que la dilatation du col soit complète, diminue encore le nombre des cas où la manœuvre peut être utilisée au détroit supérieur, — les contractions utérines qui produisent l'ouverture du col ayant aussi pour résultat d'enfoncer la présentation dans le petit bassin. Toutefois, bien que je ne puisse appuyer mon opinion sur une expérience personnelle, je n'en tiens pas moins la manœuvre de Pinard pour une manœuvre excellente, lorsque le siège se trouve au détroit supérieur, ou que, faiblement engagé, il peut sans danger être refoulé au-dessus de l'excavation : elle évite la pénétration profonde dans l'utérus de la main à la recherche du pied.

Lorsque le siège a franchi le détroit supérieur et s'est enfoncé dans l'excavation, on peut se demander si la manœuvre donnera aussi facilement le résultat cherché. Dans son mémoire des *Annales de Gynécologie* où il fait connaître la pratique de M. Pinard, Potocki affirme que ce procédé ne convient pas seulement aux cas où les fesses sont encore au détroit supérieur, comme le déclarait Mantel, mais qu'il est aussi applicable à tous les cas, quel que soit le degré d'engagement du siège. — L'est-il toujours avec succès ?

Je ne veux point m'arrêter à discuter ici les mensurations opérées par Potocki et par Bonnaire, pour établir la possibilité ou l'impossibilité de l'évolution du membre inférieur, lorsque l'engagement du siège est effectué. A s'en tenir aux seuls faits cliniques, l'efficacité et l'innocuité de l'abaissement du pied par la manœuvre de Pinard, alors cependant que le siège a déjà pénétré profondément dans l'excavation, paraissent nettement démontrées. — Mais l'observation clinique nous apprend aussi qu'il faut s'attendre à des mécomptes : qu'on doive les rapporter à l'enclavement profond des fesses, au volume consi-

dérable du fœtus, à la rétraction exagérée de l'utérus
provoquée par l'écoulement précoce des eaux de l'amnios
ou l'administration intempestive de l'ergot de seigle, les
cas où la manœuvre n'a point réussi sont loin d'être
exceptionnels. Je tiens d'accoucheurs, habitués cependant
aux opérations les plus délicates de l'obstétrique, l'aveu
de plusieurs échecs. Personnellement, la manœuvre de
Pinard, pratiquée alors que le siège occupait l'excavation,
m'a fourni un premier insuccès dans un cas où l'enfant
pesait plus de 4 kilogrammes et où l'on avait administré
du seigle ergoté. J'ai éprouvé un deuxième échec, malgré
plusieurs tentatives sous anesthésie, chez une primipare
accouchant d'une fille de moyen volume, après rupture
précoce de la poche des eaux. Les deux cas, dans lesquels
j'ai eu recours au procédé que je décris plus loin, constituent encore des exemples d'échec du procédé de Pinard.

Mon but est atteint si, au cours de cette rapide revue,
j'ai pu démontrer :

Que dans l'extraction du fœtus en présentation du
siège mode des fesses, il faut toujours donner la préférence aux procédés manuels sur les procédés instrumentaux ;

Que des deux procédés manuels qui s'offrent au choix
de l'accoucheur, les tractions inguinales et l'abaissement du pied par la manœuvre de Pinard, le premier ne
convient qu'à un nombre relativement restreint de cas,
ceux où le fœtus est engagé profondément au point que
le pli de l'aine dépasse ou tout au moins affleure le bord
inférieur du pubis ;

Que l'abaissement du pied suivant le procédé de
Pinard, bien qu'applicable à tous les cas, fournit surtout
des succès, quand le siège est encore au détroit supérieur
ou faiblement engagé, mais qu'il devient d'exécution

plus délicate et beaucoup plus aléatoire quand la partie
fœtale plonge dans l'excavation pelvienne.

II

Il arrivera donc à l'accoucheur appelé à faire l'extraction du fœtus, de se trouver en présence de cas dans
lesquels l'engagement des fesses, suffisant pour empêcher l'abaissement d'un pied par la manœuvre de
Pinard, n'est pas, d'autre part, assez prononcé pour
permettre au doigt d'accrocher d'une manière efficace le
pli de l'aine antérieure. C'est dans ces conditions qu'on
pourra s'adresser au moyen d'extraction qui, deux fois,
m'a donné plein succès et m'a ainsi dispensé de recourir
aux procédés instrumentaux.

Sa simplicité est telle que je ne serais nullement surpris qu'il ait déjà servi à d'autres accoucheurs.—En voici
la description :

Soit une sacro-iliaque gauche antérieure. L'index de la
main droite, dont la paume regarde le dos du fœtus, est
introduit sur le côté, au contact de la fesse antérieure;
puis d'arrière en avant, relativement au fœtus, il est conduit entre le pubis et la fesse antérieure jusqu'au niveau
du pli inguinal; là il est enfoncé aussi profondément que
possible, de telle sorte que son extrémité dépasse un peu
le pli de l'aine. Tandis que le doigt qui vient d'opérer
reste dans cette position, l'index de l'autre main est glissé
derrière la fesse antérieure, dans le sillon intercrural, où
on le pousse encore profondément, jusqu'à ce que son
extrémité atteigne à son tour et dépasse même un peu le
pli de l'aine. Recourbant alors légèrement les deux extrémités des doigts à la rencontre l'une de l'autre, on les
accole énergiquement par dessus le pli de l'aine. Ainsi se
trouve constituée une anse digitale embrassant solide-

ment la racine de la cuisse et permettant des tractions
suffisantes.

On conçoit comment, en opérant ainsi, il devient possible d'extraire un siège encore assez élevé dans l'excavation,
pour rendre impraticable ou difficile le procédé ordinaire
des tractions inguinales. Tandis que, avec ce dernier,
il faut, pour avoir une prise efficace, que l'extrémité
de l'index dépasse le pli inguinal de la longueur des deux
dernières phalanges, avec le mode d'extraction que je
propose il suffit que les extrémités des index dépassent
légèrement le pli de l'aine, de manière à s'accoler l'une
à l'autre. De cette façon se trouve réalisé un gain de 2 à
3 centimètres.

Grâce à cette sorte d'accrochement bi-digital de l'aine
antérieure, j'ai pu deux fois chez des primipares opérer
l'extraction du fœtus.

OBSERVATION PREMIÈRE.— Mme C..., 3o ans, primipare, domiciliée avenue de Toulouse, m'est adressée par mon confrère
et ami, le docteur Battle, au commencement du neuvième
mois de sa grossesse. C'est une femme grande et forte, sans
antécédents personnels ou héréditaires intéressants.

Les dernières règles ont eu lieu du 3 au 7 décembre 1895.
Depuis lors la grossesse a évolué normalement, et tout semble
faire prévoir un accouchement heureux. Mais en procédant à
l'examen obstétrical pour me rendre compte de l'attitude du
fœtus, je constatai que le fœtus, vivant, était en présentation
du siège décomplété, mode des fesses, le dos tourné à gauche; le siège me parut même engagé légèrement au détroit
supérieur. Il y a très peu de liquide amniotique. L'exploration
du bassin ne fait reconnaître rien de particulier, en dehors de
l'épaisseur et de la résistance du plancher périnéal.

En raison de l'état de primiparité de la mère, de son âge,
du défaut de souplesse du périnée, le mode de présentation
du fœtus était ici plus particulièrement à redouter. Aussi je

crus devoir essayer de transformer cette présentation du siège
en présentation de l'extrémité céphalique, et dès le lendemain je me rendis dans ce but chez ma cliente Mais que ce
soit à cause du léger degré d'engagement du siège, de la
faible quantité du liquide amniotique, ou encore du manque
de bonne volonté de la patiente, qui ne permit guère de prolonger mes manœuvres, je ne pus arriver à bien mobiliser le
siège et mes tentatives de version externe restèrent sans résultats.—Dans les deux examens que je fis au cours du mois qui
s'écoula avant l'accouchement, je constatai chaque fois que
l'enfant avait conservé la même situation dans l'utérus.

Le 13 septembre, dans la soirée, apparition des premières
douleurs. A minuit, la sage-femme qui m'assistait, constata
que la dilatation du col était comme une pièce de un franc et
la poche des eaux rompue. Le siège, qui plonge fortement
dans l'excavation, est facilement reconnaissable. Les douleurs
sont assez fortes et régulières. A 5 heures, la dilatation étant
presque complète, on me fait prévenir.

A 6 heures moins le quart, quand.à mon tour, je procédai à
l'examen,je trouvai la dilatation complète, le siège en S. I. G. A.
bien engagé mais encore éloigné du plancher périnéal. Les
bruits du cœur sont bien frappés.

Après avoir fait mettre la parturiente en position obstétricale, je tentai l'abaissement prophylactique du pied antérieur
par la manœuvre de Pinard ; mais ce fut sans succès. Comme,
en somme, il n'y avait pas d'indication pressante à intervenir,
nous attendîmes, espérant que le siège se dégagerait spontanément, ou. sinon, qu'il s'abaisserait suffisamment, pour
qu'on puisse accrocher le pli inguinal.

Au bout de 2 heures d'attente, la descente du siège avait
très peu progressé ; la parturiente s'épuise en efforts inutiles ;
d'autre part les battements du cœur fœtal sont moins bien
perçus. L'extraction s'imposait donc.

J'essayai tout d'abord les tractions inguinales. Mais c'est à
peine si je parvins à faire pénétrer dans le pli de l'aine antérieure la dernière phalange de l'index : je ne pus assez engager
le doigt pour exercer en ce point des tractions efficaces.

Je m'adressai alors au lacs. N'ayant pas à ma disposition d'instrument spécial, je cherchai avec les doigts à insinuer le galon de fil dans le pli de l'aine : sans trop de peine, l'extrémité du lacs fut portée derrière la symphyse pubienne au niveau du pli inguinal ; mais quand avec l'index et le médius de l'autre main dirigés dans le sillon inter-crural, je voulus l'attirer en bas, je ne pus y parvenir.

Au cours de cette manœuvre, l'extrémité de l'index glissé dans le sillon inter-crural vint rencontrer au-dessus du pli de l'aine l'extrémité de l'index de l'autre main qui avait conduit le lacs entre la symphyse pubienne et le fœtus, et que j'avais laissé en place. Accolant alors énergiquement l'un contre l'autre le bout de mes deux doigts, je formai ainsi une anse digitale embrassant solidement le pli de l'aine.

Dès lors, en faisant coïncider mes tractions avec les contractions de l'utérus et les efforts de la parturiente, j'arrivai assez facilement à extraire le siège.

Le dégagement du tronc et de la tête ne présentèrent rien de particulier.

L'enfant, très vigoureux, se mit tout de suite à crier.

Délivrance normale. Suites de couches sans incidents.

OBSERVATION II. — Lucie T..., 32 ans, entrée le 2 octobre 1896 dans le service de M. le professeur Grynfeltt, suppléé par M. le professeur agrégé Puech. Cette femme, enceinte pour la première fois, est arrivée à la fin du huitième mois.

Syphilis antérieure probable (chute des cheveux, enrouement).

La grossesse a évolué jusque-là sans accident.

L'examen obstétrical, pratiqué le lendemain de son entrée, montre que le fond de l'utérus se trouve à quatre travers de doigt au-dessus de l'ombilic, qu'il existe une tension considérable de la paroi utérine due à l'existence d'une hydropisie de l'amnios : on a, en effet, très nettement la sensation de flot. Par suite de cette tension de l'utérus, il est difficile de se rendre compte de la présentation du fœtus. Les bruits du cœur sont entendus à gauche et au-dessous de l'ombilic. Par le toucher vaginal on trouve le col situé en arrière et en bas ; dans le cul-de-sac antérieur on sent une partie fœtale dure, arrondie, élevée, mais peu mobile et qui paraît être la tête ; le promontoire est accessible, le bassin semble généralement rétréci.

Le 5 octobre, à 8 heures du matin, apparition de quelques vagues douleurs, qui continuent toute la soirée. Le 6 octobre, à 7 heures du matin, la femme est examinée par M. Puech, qui trouve le col dilaté comme une pièce de 2 francs et constate qu'il s'agit d'une présentation du siège décomplété, mode des fesses, en G. A. ; la poche des eaux est rompue depuis la veille à midi.

La dilatation marchant très lentement et n'ayant pas, à 9 heures du soir, des dimensions guère supérieures à celles d'une pièce de 2 francs, M. Puech applique le dilatateur à trois branches de Tarnier. A minuit, la dilatation est à peu près complète. Le dilatateur à trois branches est retiré ; en prévision de manœuvres possibles d'extraction, et pour les rendre plus faciles, on met dans le vagin un ballon de Champetier de Ribes, que l'on distend au maximum. A 1 heure du matin, le siège est descendu dans l'excavation, mais reste encore à une certaine distance du plancher périnéal. Il y a, à ce moment, inertie utérine à peu près complète, l'enfant a évacué son méconium et les bruits du cœur commencent à être irréguliers.

M. Puech se décide alors à pratiquer l'extraction du fœtus. La femme est anesthésiée ; et, après avoir introduit dans le vagin la main tout entière, on tente, mais sans succès, la manœuvre de Pinard. Sur l'invitation de M. Puech, M. Lavergne, chef de clinique, essaie d'extraire le fœtus par des tractions inguinales, mais ses tentatives ne sont pas davantage couronnées de succès, le doigt ne pouvant pénétrer assez profondément au-dessus du pli de l'aine.

Séance tenante, M. Puech exécute l'extraction du fœtus en ayant recours à la manœuvre de l'accrochement bi-digital de l'aine antérieure, qu'il venait d'appliquer deux mois auparavant.

L'extraction du tronc fut rendue difficile par suite du relèvement des bras, de même la sortie de la tête dernière, retenue au détroit supérieur rétréci, ne put s'opérer avec la
rapidité désirable. Au cours de ces dernières manœuvres,
l'enfant, jusque-là vivant, succomba.

Cet enfant, du sexe féminin, pesait 2,300 gr. et mesurait
45 cent. La délivrance s'opéra, sans incident, 20 minutes plus
tard. Pas de déchirure du périnée. Suites de couches normales.

M. Guérin, chef de clinique à la Faculté de Montpellier,
a eu dans un cas recours à la manœuvre que nous venons
de décrire et lui doit également un succès.

Certes, je ne me dissimule pas que le nombre des faits
est encore bien restreint pour apprécier la valeur de ce
procédé d'extraction du fœtus en présentation des fesses.
On peut cependant lui reconnaître dès maintenant certains avantages : n'exigeant l'emploi d'aucun instrument
et d'exécution facile, il est à la portée de tous les praticiens ; à moins d'une inconcevable brutalité dans son
exécution, il ne fait courir aucun risque aux parties fœtales, — le lacs digital sentant, en effet, les pressions qu'il
exerce sur les parties fœtales, saura les rendre suffisamment douces pour que toute lésion grave soit évitée.

Ce sont là raisons dont je m'autorise pour conseiller à
l'accoucheur, aux prises avec les difficultés d'une extraction du fœtus en présentation du siège décomplété mode
des fesses, d'en faire l'essai, lorsque, l'enfant étant vivant
et le siège engagé, l'abaissement du pied par la manœuvre de Pinard et les tractions inguinales par le procédé
ordinaire ont échoué et qu'il ne reste plus comme dernière ressource que les procédés instrumentaux, le forceps et le lacs, employés seuls ou simultanément.

XXIII

DE L'APPLICATION

DU FORCEPS SUR LES OCCIPITO-POSTÉRIEURES

MANŒUVRE DE LOVIOT [1]

Assez rarement l'occasion se présente de faire une application de forceps sur une occipito-postérieure. Dans la très grande majorité des cas, en effet, la terminaison de l'accouchement a lieu spontanément, soit — ce qui est la règle, — après réduction en position occipito-pubienne, soit encore après réduction en occipito-sacrée. D'autre part, lorsqu'on est conduit à intervenir pour terminer à l'aide du forceps un accouchement qui traîne en longueur, l'occiput a presque toujours abandonné l'extrémité postérieure du diamètre oblique, avec laquelle il était primitivement en rapport.

Voici, en effet, ce qui se passe pour la plupart des occipito-postérieures, lorsque la rotation ne s'effectue pas spontanément.

La tête mal fléchie au début du travail, comme l'a bien montré Tarnier, conserve cette attitude défavorable à sa progression ; la dilatation du col ne s'opère qu'imparfaitement ; et péniblement la tête accomplit un mouvement partiel de rotation, qui, suivant la remarque de Mme Lachapelle, aboutit à transformer la position postérieure en position transversale. En cette dernière

1 *Nouveau Montpellier Médical*, 1895. t. IV. page 905.

position la tête se trouve maintenue par la présence derrière la symphyse pubienne de la lèvre antérieure du
col, en général fortement œdématiée et qui forme cale
(Pinard), ultérieurement par la bosse séro-sanguine. —
C'est donc dans cette position transversale que d'ordinaire la tête est saisie par le forceps, lorsque, par suite
de la longue durée du travail, l'intervention s'impose.
Autrement dit, la plupart des applications instrumentales dans les cas d'occipito-postérieures sont faites *pour*
des occipito-postérieures et non *sur* des occipito-postérieures : Bataillard, dans sa thèse [1], déclare que pas une
seule fois pendant trois ans dans le service du professeur Pinard à Lariboisière, le forceps n'a été appliqué *sur* une occipito-postérieure.

Lorsque l'occiput est resté en rapport avec l'extrémité
postérieure du diamètre oblique, l'application du forceps
et l'extraction de la tête ne laissent pas de constituer une opération délicate. En 1884, Loviot [2] a apporté
au manuel opératoire classique une modification desti-
née à simplifier la manœuvre, dont, pour ma part, je n'ai
eu qu'à me louer. — Pour en apprécier les avantages,
voyons tout d'abord quel est le mode de faire habituel,
c'est-à-dire comment il est classiquement enseigné
d'appliquer le forceps sur une occipito-postérieure.

Il est une règle fondamentale de toute application de
forceps, à savoir : les cuillers doivent toujours être
mises en rapport avec le côté homonyme du bassin,
branche gauche à gauche, branche droite à droite. En
procédant ainsi, la concavité sur le plat des cuillers se
moulant sur la convexité de l'ovoïde céphalique du fœ-

---

[1] Bataillard ; Thèse de Paris, juillet 1889.
[2] Loviot ; *Annales de gynécologie,* oct. 1884, page 241.

tus, leur petite courbure embrasse bien l'arc antérieur
du bassin, tandis que la grande courbure vient s'adapter avec la concavité de la paroi postéro-inférieure du
bassin. C'est dire encore que la concavité pelvienne des
cuillers du forceps doit être tournée vers la partie de la
tête qui se dégagera la première sous le pubis.

Ceci établi, comment se comportera-t-on à l'endroit
d'une occipito-postérieure ?

Prenons pour exemple une droite postérieure, de
beaucoup la plus commune. — La branche postérieure
devant être introduite la première, c'est la branche
gauche qui va être mise en place la première, en rapport
avec le côté gauche du bassin ; puis, on procédera au
placement de la branche droite, conduite en un point
diamétralement opposé. Le forceps étant articulé, on
voit que la concavité du bord de ses cuillers est tournée
vers le front du fœtus.

Ainsi disposé, le forceps peut être l'occasion d'une
complication redoutable, l'enclavement de la tête.
Le bec des cuillers se trouve, en effet, dirigé du côté
de la partie frontale de la tête ; et dès lors, surtout si l'on
n'a pas eu soin en appliquant l'instrument de porter les
manches très en arrière, afin de placer l'axe des cuillers
aussi parallèlement que possible au grand axe de la tête,
le forceps tire sur la région frontale, abaisse le front
derrière l'arc pubien, et finalement enclave la tête. Cet
accident a d'autant plus de chance de se produire
qu'existe primitivement un certain degré de déflexion —
ce qui est le cas fréquent, nous l'avons dit, pour les
occipito-postérieures. — J'ai eu justement l'occasion de
pratiquer, il y a dix ans, une basiotripsie chez une femme
grande et robuste ayant accouché spontanément huit
ans auparavant d'une fillette vigoureuse. L'enfant présentait le sommet en droite-postérieure. Six applications

de forceps tentées avant ma venue n'avaient eu pour
résultat que de défléchir fortement la tête et d'amener
la mort du fœtus.

On objectera fort justement que, dans ces conditions,
la déflexion de la tête, son enclavement dans l'excavation
constituent un accident imputable à un opérateur inexpérimenté et qu'on peut parfaitement éviter la faute de
technique qui le produit. J'accepte l'objection, tout en
retenant néanmoins la possibilité de l'accident.

Voici donc le forceps correctement appliqué sur une
occipito-postérieure. Les tractions, bien dirigées de façon
à éviter toute déflexion de la tête, ont amené cette dernière sur le plancher du bassin. Il s'agit maintenant
d'effectuer le dégagement.

Trois manières de procéder s'offrent à l'opérateur :

Il peut faire exécuter à la tête une légère rotation, qui
porte le front au droit de la symphyse pubienne et
l'occiput en arrière dans la concavité du sacrum ; et
dégager ensuite la tête en occipito-sacrée. C'est le parti
de la petite rotation.

Il peut imprimer au forceps un grand mouvement de
rotation inverse de la précédente, par suite duquel le
sous-occiput est amené sous la symphyse pubienne ;
le dégagement se fera en occipito-pubienne. C'est le
le parti de la grande rotation.

Il peut encore amener l'occiput sous le pubis, après
avoir par une première application du forceps conduit
la tête en transversale, et, par une seconde application,
complété le mouvement de rotation de la tête, que l'on
saisit comme dans toute transversale en tournant la concavité pelvienne des cuillers vers l'occiput. C'est toujours
le parti de la grande rotation, mais interrompue par un
changement de prise.

On a beaucoup exagéré les difficultés et les dangers

du dégagement en occipito-sacrée. Il faut cependant reconnaître que, si dans quelques cas elle peut sans trop de dommages être menée à bonne fin, l'extraction de la tête, occiput en arrière, nécessite de la part de l'opérateur un effort parfois considérable et expose souvent les tissus maternels à de graves traumatismes. — Deux fois j'ai opéré avec le forceps le dégagement de la tête en occipito-sacrée ; et, bien que j'aie apporté tous les soins désirables à l'exécution de la manœuvre, j'ai eu, les deux fois, le vif déplaisir de constater une effraction étendue du périnée.

C'est pour éviter ces accidents fréquents que la plupart des accoucheurs modernes, convaincus d'autre part de l'innocuité pour le fœtus de la torsion du cou, préconisent la rotation de l'occiput en avant. Hormis ces cas exceptionnels où la paroi vaginale est si étroitement appliquée sur la tête fœtale qu'on s'expose, en pratiquant la rotation, à entraîner le vagin et à amener des déchirures de cet organe, l'on doit adopter, comme règle générale, la réduction et le dégagement en occipito-pubienne des positions postérieures.

On a vu les deux partis qui s'offraient à l'opérateur pour atteindre ce but : le parti de la grande rotation sans changement de prise, et le parti de la grande rotation interrompue par un changement de prise. Ces deux manières de procéder ne sont point exemptes de critiques.

Adopte-t-on le parti de la grande rotation avec une application unique de forceps ? Lorsqu'on aura exécuté le mouvement de rotation de droite à gauche (nous supposons toujours le cas d'une droite postérieure), la position, après avoir été successivement une droite transversale, une droite antérieure, deviendra finalement une occipito-pubienne. En cette attitude terminale de la tête, les cuillers du forceps occuperont l'extrémité du diamètre-

transverse; mais leur concavité pelvienne, au lieu d'em-
brasser l'arc antérieur du bassin, sera tournée vers le
sacrum; d'autre part, la branche gauche est passée dans
le côté droit du bassin, la branche droite dans le côté
gauche. Ainsi les règles fondamentales de l'application
du forceps se trouvent absolument transgressées : les
cuillers ne sont plus en rapport avec le côté homonyme
du bassin, la concavité des bords n'est plus tournée
vers la région de la tête fœtale qui va se dégager la
première sous le pubis. Tout est aussi irrégulier et aussi
anormal que possible.

Avec le forceps ainsi renversé sens dessus-dessous,
on a dégagé la tête, et des accoucheurs habiles, Blot,
Bailly, Tarnier, ont eu des succès en procédant de cette
façon. Mais c'est faire courir les plus grands dangers aux
parties molles maternelles. Les becs des cuillers; pour
peu qu'ils débordent la tête, sont, en effet, tout prêts à
léser la paroi postérieure du vagin ; l'intégrité du périnée
est tout aussi compromise qu'avec le dégagement en
occipito-sacrée. Aussi doit-on rejeter cette manière de
procéder qui, si elle a l'avantage de n'exiger qu'une seule
application de forceps, ne tient aucun compte de la configuration de l'instrument et de ses rapports nécessaires
avec le bassin, et n'est pas sans péril, comme le consta-
tent ses partisans eux-mêmes. La plupart des classiques,
au reste, donnent le conseil, notamment chez les primipares à vulve étroite, d'enlever l'instrument une fois la rotation exécutée; et, soit, de le réappliquer sur la tête amenée
en occipito-pubienne, si les contractions ne suffisent pas à
déterminer l'expulsion spontanée, soit, dans le cas contraire, d'abandonner à la nature la terminaison du travail.

Ce dernier mode de faire tentera peu l'accoucheur,
impressionné par l'opinion de la patiente et de son entourage, qui admettent difficilement une opération obstétri-

cale non suivie à bref délai du résultat attendu, la fin de l'accouchement. — D'autre part, une seconde application de l'instrument est malaisément supportée par la femme, qu'elle inquiète et fait souffrir.

Adopte-t-on le second mode de grande rotation, la rotation interrompue par un changement de prise ? Le même reproche que ci-dessus peut lui être adressé : nécessité d'une double application instrumentale. Comme dans le cas précédent, on applique le forceps de façon régulière ; puis, la tête étant abaissée sur le plancher périnéal, on exécute des tractions combinées avec un mouvement de rotation qui place l'occiput en rapport avec l'extrémité du diamètre transverse, ou même un peu en avant de ce diamètre ; l'instrument est alors désarticulé, et on fait une nouvelle application comme pour une transversale primitive. La concavité des bords se trouvant dirigée du côté de l'occiput, lorsque la rotation de la tête a été complétée, l'instrument sera bien orienté pour l'extraction finale.

En dehors déjà de ce fait que le forceps, au moment du dégagement, est bien disposé pour l'effectuer, cette seconde méthode de rotation, divisant en deux étapes la route suivie par l'occiput, a sur la première l'avantage d'éviter cette longue rotation de l'instrument, par suite de laquelle chaque cuiller parcourt d'un seul coup trois huitièmes de circonférence, et partant, de diminuer la compression et l'attrition des parties molles.

Pour moi, je me rallie à ce dernier mode de faire. Je dois avouer toutefois que je ne puis en parler par expérience personnelle, n'ayant jamais eu à l'employer ; dans les deux autres cas, en effet, où il m'a fallu appliquer le forceps *sur* une occipito-postérieure, j'ai eu recours à la manœuvre qu'il me reste maintenant à décrire : la *manœuvre de Loviot*.

Son but est de supprimer l'inconvénient de la double application instrumentale, tout en conservant les avantages de la grande rotation. A cet effet, on utilise la possibilité de déplacer avec la main la tête fœtale, pour transformer la position postérieure en transversale ou même en antérieure. Il ne reste plus ensuite qu'à appliquer le forceps, en se conformant aux règles classiques, sur la position ainsi obtenue. — En somme, dans le procédé de Loviot, la première application de forceps du parti de la grande rotation avec changement de prise, est remplacée par une manœuvre manuelle.

« Admettons, écrit M. Loviot, une O. I. D. P., dont la rotation ne peut se faire. La main gauche, le pouce excepté, graissée sur ses faces dorsale et palmaire, sera introduite dans les voies génitales dans les intervalles de la contraction utérine, suivant la direction du canal pelvien, non latéralement et dans une attitude intermédiaire à la pronation et à la supination, mais postérieurement en supination, de telle sorte que le dos de la main repose sur la face postérieure du conduit vaginal, le coude abaissé de plus en plus au fur et à mesure que la main doit pénétrer plus profondément dans le canal pelvien, pour qu'elle puisse progresser dans la direction de son axe, manœuvrant comme dans le premier temps de la version, dans le procédé qui consiste à pénétrer dans l'utérus, en suivant la courbure vagino-sacrée. L'opérateur contourne ainsi la tête fœtale d'avant en arrière, jusqu'à ce que la paume de la main embrasse dans sa concavité le pariétal postérieur.

La main ainsi placée, le bord radial de l'index se frayera un chemin entre la paroi postérieure de l'excavation et la tête, dont elle repousse en avant et à gauche l'extrémité occipitale, jusqu'à ce qu'elle puisse prendre, au niveau de la symphyse sacro-iliaque, la place abandonnée par l'occiput. — L'accoucheur a, pour ainsi dire, creusé la loge que doit occuper la cuiller de la branche du forceps.

Quant à l'occiput, il a changé de diamètre : du diamètre gauche il a passé dans le diamètre oblique droit, car il ne s'arrête ordinairement pas au niveau du diamètre transverse, quand il a commencé d'accomplir sa rotation. L'O. I. D. P. se trouve ainsi transformée en O. I. D. A. » Dès lors, on procédera, pour l'application du forceps, suivant la manière de faire habituelle, la main introduite pour opérer la réduction de la position servant à guider la cuiller dans sa correcte mise en place.

J'ai dit avoir mis deux fois en pratique la modification opératoire apportée par Loviot aux applications de forceps dans les cas d'occipito-postérieures. J'ai été vraiment surpris les deux fois (il s'agissait de primipares) de la simplicité et de la facilité avec laquelle s'exécutait mon intervention et de ses résultats.

Dans un autre cas ayant trait non plus à une occipito-postérieure, mais à une mento-postérieure, je n'ai eu encore qu'à me louer de la manœuvre de Loviot : elle m'a permis chez une femme, accouchant pour la troisième fois, d'extraire vivant un gros enfant pesant plus de 4 kilogr., qui se présentait par la face en mento-droite postérieure. — Aux positions postérieures de la face, comme à celles du sommet, la manœuvre est, en effet, parfaitement applicable.

Nous pouvons maintenant établir ses avantages sur les méthodes classiques que nous avons passées en revue :

Quand le forceps est appliqué après transformation manuelle de la tête en transversale ou en antérieure, la concavité des cuillers se trouve dirigée vers l'occiput. On se met donc à l'abri de la déflexion et de l'enclave-

ment de la tête, qui est à redouter avec toutes les autres
méthodes, alors que les cuillers ont leur concavité tournée vers le front.

Avec la manœuvre de Loviot, non seulement on favorise la rotation en avant, mais encore on s'oppose à la
rotation en arrière, et l'on n'a plus à craindre le dégagement en occipito-sacrée, toujours menaçant pour l'intégrité des parties molles maternelles.

On évite la longue et un peu brutale évolution du
forceps de la méthode de la grande rotation faite d'un
seul coup, et, au moment du dégagement de la tête,
cette attitude absolument irrégulière, et qui n'est pas sans
danger, de l'instrument renversé sens dessus dessous.

On épargne à la femme les ennuis et les souffrances
d'une deuxième manœuvre instrumentale, comme c'est
le cas pour la méthode de la grande rotation interrompue
par un changement de prise.

Enfin les règles de l'application du forceps se trouvent
ainsi simplifiées. Si la réduction manuelle aboutit à une
transformation de la position postérieure en transversale
ou en antérieure, plus n'est besoin de ces nombreux préceptes relatifs au choix de la première branche à introduire suivant qu'il s'agit d'une antérieure et d'une
transversale ou bien d'une postérieure. Une fois le diagnostic de la position établi, on saura du même coup de
laquelle des deux branches il faut faire choix en premier
lieu : ce sera toujours la branche de même nom que le
côté du bassin vers lequel est tourné l'occiput, la gauche
dans les positions gauches, la droite dans les droites.

Aussi pensons-nous, en manière de conclusion, que
dans tous les cas où l'on aura à faire une application de
forceps sur une position postérieure, on devra tenter la
manœuvre de Loviot. Que toujours on n'obtienne pas
le résultat cherché, il faut s'y attendre; des opérateurs

habiles ont mentionné des insuccès. Mais les avantages de la manœuvre de Loviot sur les méthodes classiques sont trop réels, pour qu'avant de recourir à ces dernières on ne la mette pas à l'épreuve.

Une remarque en terminant. A propos de la manœuvre de Loviot, on a mis en avant le nom du professeur Flamant (de Strasbourg), lequel aurait déjà décrit un mode de faire présentant des analogies avec celui conseillé par l'accoucheur de Paris.

Or, si l'on se reporte au « *Mémoire pratique sur le forceps* », publié par Flamant en 1816 et édité à Strasbourg par Levrault, imprimeur du Roi et de la Faculté de médecine, on ne trouve nulle part, ni dans le texte, ni dans les observations, mention d'une manœuvre semblable à celle de Loviot, c'est-à-dire transformation manuelle des postérieures en transverses, puis saisie de la tête avec le forceps dans cette nouvelle position. En lisant, pages 56 et 58, ce qui concerne l'application du forceps sur la deuxième position (O. I. D. P.) et sur la quatrième position (O. I. G. P.) de la tête, on y voit, au contraire, que Flamant pratiquait toujours le dégagement en occipito-sacrée. Ce n'est qu'en parlant, pages 61 et 65, de la septième et de la huitième application du forceps (application sur les gauches transverses et les droites transverses), que Flamant donne le conseil de commencer · l'application par la branche postérieure (page 63), et d'essayer de ramener l'occiput obliquement en avant pour réduire à la première position (O. I. G. A.) dans le cas de gauche transverse, à la troisième position (O. I. D. A.) dans le cas de droite transverse.

Il y a loin de là à la manœuvre de Loviot. Aussi, les revendications en faveur de Flamant ne me paraissent pas du tout justifiées. Si l'on doit donner un nom à la

manœuvre mixte, employée dans les positions postérieures, il faut lui appliquer le seul nom de Loviot. Ce dernier,
en décrivant méthodiquement la manœuvre, en établissant
ses avantages, en s'en servant avec persévérance, a fait
sienne cette modification opératoire de l'application du
forceps.

XXIV

DU CURETTAGE

COMME MÉTHODE D'AVORTEMENT ARTIFICIEL [1]

A la session d'avril 1895 de la *Société obstétricale de France*, j'ai relaté un cas de vomissements incoercibles de la grossesse, dans lequel je dus recourir à l'avortement provoqué. L'intérêt de cette observation résidait dans le procédé employé pour amener l'évacuation de l'utérus, le curettage.

Frappé par les résultats obtenus, j'ai été conduit à rechercher la valeur de cette méthode d'avortement artificiel. Pour cela, il fallait réunir les observations similaires, et, de cet ensemble de faits, dégager la gravité de l'opération, dresser le bilan de ses inconvénients et de ses avantages, établir sa légitimité dans certains cas. Celle-ci reconnue, il y avait lieu d'envisager quelques points de technique. — C'est ce que j'ai tenté dans le présent mémoire.

I

Voici tout d'abord l'observation point de départ de ce travail, et les commentaires dont je l'ai fait suivre.

OBSERVATION PREMIÈRE (personnelle). — Mme C..., 32 ans, domiciliée dans une petite localité des environs de Montpellier, est enceinte pour la septième fois. Sauf la première gros-

---

[1] *Annales de Gynécologie*, août 1895.

sesse, qui s'est terminée à 8 mois par la naissance d'un enfant mort-né, les cinq autres grossesses sont allées jusqu'à terme. De ces cinq enfants, trois vivent actuellement ; ils ont 13, 10 et 9 ans. Un enfant, le troisième, a succombé au bout d'un mois et demi ; le dernier, qui se présentait par le siège, est mort pendant le travail. A noter que chaque grossesse a a été marquée par des vomissements assez pénibles.

Comme antécédents pathologiques, nous relevons l'existence d'accidents nerveux, pour lesquels M. le professeur Grasset consulté a porté le diagnostic d'hystéro-neurasthénie.

Les règles se sont montrées la dernière fois le 10 juillet 1894 Le 5 août, dans la journée, la malade a quelques vomissements, attribués tout d'abord à une indigestion. Le lendemain et les jours suivants, les vomissements se reproduisent, peu fréquents au début, se répétant ensuite de plus en plus et fatiguant beaucoup la malade. C'était l'époque de la menstruation, qui manqua.

Les vomissements augmentant toujours, mon excellent confrère, le Dr Castan (de Pignan) fut appelé le 16 août. Il recueillit les renseignements que je viens de reproduire, pratiqua une exploration génitale qui lui permit de percevoir une légère augmentation du volume de l'utérus, et dès lors pensa, avec juste raison, qu'il s'agissait de vomissements dus à un début de grossesse. Tous les divers moyens usités en pareils cas furent successivement essayés : potion de Rivière, champagne glacé, eau chloroformée, colombo, vésicatoire sur la région épigastrique, tampons enduits d'une pommade à la cocaïne appliqués sur le col...; rien n'y fit. Les vomissements devenaient toujours de plus en plus intenses : de 15 à 20 par jour, ils arrivèrent aux chiffres de 60, 80 et 90. Le 27, la malade est vue en consultation avec le professeur Hamelin, qui conseilla les opiacés. Ces derniers n'eurent pas plus de succès que les moyens précédemment employés.

Voyant l'état de la malade s'aggraver de jour en jour, le Dr Castan pensa que la seule ressource était l'interruption de la grossesse, et, le 31 août, il me priait de venir au plus tôt pratiquer l'avortement.

Dès mon arrivée, je n'eus pas de peine à me rallier à la manière de voir de mon confrère. Je trouvai, en effet, Mme C..., dans un état des plus misérables : l'amaigrissement qui, aux dires du Dr Castan, s'est produit avec une très grande rapidité, est considérable ; les traits sont altérés, les yeux excavés; tendance aux syncopes ; le pouls bat de 124 à 128 fois par minute ; les urines sont rares ; il n'y a pas d'acidité et de fétidité de l'haleine. Au lit, qu'elle ne quitte pas depuis plusieurs jours, la malade garde une attitude particulière : elle est repliée sur elle-même, de manière à soulager un peu l'abdomen endolori par suite des vomissements fréquents et des nausées continuelles. Elle demande la mort à grands cris, pour mettre fin à ses souffrances.

Le toucher vaginal combiné au palper me fit percevoir l'augmentation de volume de l'utérus, dont le fond, facilement accessible à travers la paroi abdominale amaigrie, affleurait le bord supérieur du pubis. Il n'y avait pas la moindre déviation utérine. Le pourtour de l'orifice externe du col est légèrement ramolli ; il n'offrait ni éversion, ni surface granuleuse.

Je me prononçai pour l'avortement, qui fut accepté.

Je m'étais muni à tout hasard, en même temps que d'une sonde et d'un ballon-excitateur de Tarnier, d'une curette tranchante et d'un laveur-dilatateur de Reverdin. Après avoir pris toutes les précautions antiseptiques et avoir soumis la femme à l'action de quelques bouffées d'éther, je procédai à l'évacuation de l'utérus à l'aide de la curette.

Le col, saisi avec une pince tire-balle, fut abaissé à la vulve; j'introduisis dans l'utérus le laveur-dilatateur de Reverdin, dont les branches furent lentement écartées et fis une abondante irrigation avec deux litres d'eau bouillie, contenant 1 gramme de sublimé.

C'est alors qu'agissant avec la curette, j'arrivai à extraire l'œuf presque en entier. A plusieurs reprises, l'instrument fut promené sur les parois utérines, de manière à effectuer une évacuation de l'utérus aussi complète que possible. Quand la curette ne ramena plus de débris, je fis à nouveau une irriga-

tion intra-utérine avec trois litres environ d'eau bouillie, et
terminai en écouvillonnant vigoureusement les parois de
l'utérus avec de la ouate disposée autour d'une étroite pince
à pansement et imbibée d'alcool. Une lanière de gaze salolée
est tassée lâchement dans la cavité utérine, et le vagin est
tamponné avec de la ouate antiseptique. L'hémorragie a été
insignifiante, presque nulle. Les divers actes opératoires n'ont
pas demandé plus d'une demi-heure. Prescriptions : champagne frappé ; une pilule d'extrait gommeux d'opium pour la
nuit.

Les suites opératoires, comme les résultats thérapeutiques,
furent également heureux. Les vomissements cessèrent immédiatement, « comme par enchantement », m'écrivait le Dr Castan ; il ne s'en est plus produit un seul depuis l'intervention.
Le ventre conserva un peu de sensibilité pendant les deux
premiers jours, mais sans ballonnement, sans qu'il y ait la
moindre menace de péritonite. Au reste, la température, prise
régulièrement par mon confrère, n'a pas dépassé 37°7.
Le 3 septembre, le quatrième jour après l'opération, je
retournai auprès de la malade, et pus constater par moi-
même les heureux changements accomplis dans son état : le
lait et le bouillon sont bien tolérés ; le matin même un œuf a
été donné. Après ablation du tampon vaginal et de la gaze
laissée dans l'utérus, je fais une irrigation intra-utérine, qui
ne ramène que quelques débris insignifiants. Les jours qui
suivent, des injections vaginales sont pratiquées matin et soir.
Le 11, la malade, quoique encore faible, quitte le lit pendant
quelques heures. Soumise à un régime tonique, elle prend
rapidement des forces ; et le 16 septembre peut aller jusqu'à
l'église voisine. Dans les premiers jours d'octobre, elle était
complètement rétablie.

Point n'est besoin de s'étendre en longs commentaires
au sujet de cette observation. Elle ne tire quelque intérêt
que de la conduite suivie. C'est donc à ce seul point de
vue que je veux m'en occuper.

L'avortement était-il justifié dans le cas présent ? D'une manière unanime, les auteurs reconnaissent combien, en pareille circonstance, la conduite de l'accoucheur est délicate, le problème embarrassant à résoudre. D'une part, en effet, on doit craindre d'intervenir trop prématurément, alors qu'il serait encore possible d'obtenir la guérison sans sacrifier la grossesse ; de l'autre, on doit redouter de laisser échapper le moment favorable et de pratiquer l'avortement à une époque trop avancée, alors que la malade est entrée dans la troisième période et que la mort est à peu près inévitable.

Pour échapper à ce double écueil, Paul Dubois, dont l'opinion est acceptée par tous les accoucheurs, place le moment de l'intervention à la fin de la seconde période, avant que se soient déclarés les accidents cérébraux, qui caractérisent la troisième. Lorsque j'ai vu pour la première fois ma malade, je trouvais chez elle tous les signes que ce maître a donnés comme établissant la convenance de l'avortement provoqué, c'est-à-dire vomissements presque continuels, amaigrissement et faiblesse extrêmes, apathie et syncopes, altération profonde des traits, accélération et petitesse du pouls, diminution de quantité des urines, enfin insuccès de toutes les médications qui avaient été antérieurement essayées.

Charpentier a beaucoup insisté sur l'importance de la diminution du poids, qui fournirait des données certaines devant servir de guide à l'accoucheur. Au cas de vomissements graves, toutes les malades maigrissent sans doute, mais avec une rapidité variable. Lorsque la déperdition quotidienne ne dépasse pas 150 à 200 grammes, on ne doit pas se préoccuper outre mesure ; si, au contraire, elle arrive à 300 et surtout à 500 grammes, l'état devient grave, et la question de l'intervention se pose absolument. De là l'importance des pesées journalières. Force a été dans notre cas de nous priver de ce moyen, dont nous reconnaissons l'utilité et la simplicité. J'ai dû me contenter des renseignements fournis par l'entourage et le confrère qui, avec beaucoup de soin, avait suivi la malade. L'un et l'autre avaient été frappés par la rapidité avec laquelle l'amaigrissement s'était opéré.

Me basant sur ces constatations et sur celles que moi-même je relevai, en présence de l'impuissance de la thérapeutique très rationnellement suivie jusque-là, je pensai qu'il y aurait danger à différer l'intervention, et, sans plus tarder, je me mis en demeure de pratiquer l'avortement. On a vu que celui-ci avait été réalisé à l'aide du curettage. J'avais, en effet, présent à l'esprit le souvenir de deux ou trois faits récemment publiés où cette méthode avait été employée, et ce avec le plus grand succès. Il me sembla que, dans le cas présent, elle trouvait son indication et qu'elle devait être préférée aux autres procédés d'avortement artificiel.

Trois raisons décidèrent mon choix.

La situation était grave et pressante ; dès lors, toute perte de temps devenait nuisible. Justement le curettage allait me permettre d'atteindre très rapidement le but cherché, c'est-à-dire l'évacuation de l'utérus. — Chez une malade déjà si faible, si profondément anémiée, il fallait, autant que possible, se mettre à l'abri d'une hémorragie, quelque minime qu'elle fût. Or, les méthodes classiques d'avortement artificiel ne donnaient à cet égard aucune garantie ; on pouvait toujours craindre que, le réveil de la contraction utérine une fois obtenu, l'expulsion de l'embryon et de ses annexes ne se fît pas sans hémorragie, cette compagne habituelle et souvent redoutable de l'avortement. — Enfin, nous nous trouvions dans des conditions particulièrement défectueuses pour surveiller un avortement qui aurait demandé un temps plus ou moins long pour s'accomplir : la localité où nous opérions était à 12 kilomètres de Montpellier et à 3 kilomètres de la résidence de mon confrère ! En cas de besoin pressant les secours médicaux pouvaient absolument manquer. Il fallait s'en remettre aux soins d'un entourage, dévoué sans doute, mais nullement habitué aux pratiques obstétricales et antiseptiques, et, partant, laisser la malade courir les risques d'accidents graves ou d'une infection toujours menaçante.

Le résultat cherché a été atteint en tous points : très facilement et très rapidement l'évacuation de l'utérus a été opérée par la curette ; insignifiante ou presque nulle a été l'hémorragie ; à aucun moment notre malade n'a présenté de phénomènes d'infection.

II

L'évacuation de l'utérus gravide à l'aide de la curette est loin d'avoir sa place parmi les procédés classiques d'avortement artificiel. Le nombre encore peu considérable d'observations publiées, le silence gardé à son égard par la plupart des auteurs des traités modernes d'obstétrique nous en fournissent la preuve.

Le professeur H. Fritsch, de Breslau, préconise cependant l'emploi de la curette, lorsque l'avortement artificiel est indiqué dans les premiers mois de la grossesse. «Quand la dilatation suffisante du col a été atteinte, écrit-il à la page 319 de son Traité ', on enlève l'œuf en une seule séance. Des fœtus de trois mois et même des fœtus plus

---

' Fritsch ; *Traité clinique des opérations obstétricales*, 4ᵉ édition, 1892, tr. de J. Stas.

volumineux peuvent être extraits au moyen d'une pince à polypes ou de la curette. » A plusieurs reprises il insiste sur l'utilité de l'évacuation prompte et complète de l'utérus. « L'opération n'est pas facile, mais il vaut mieux, en tout cas, terminer sous anesthésie en *une seule séance*, que laisser l'œuf se putréfier en ajournant l'opération. » Et quelques lignes plus bas : «..... Dans les premiers mois de la grossesse, surtout au deuxième et au troisième mois, époque à laquelle on provoque le plus souvent l'avortement, l'œuf doit être enlevé par l'opération. »

Dans son traité des *Maladies de la grossesse et des suites de couches* [1], Vinay accepte aussi cette manière de faire lorsque l'état de la patiente exige une intervention rapide. C'est bien souvent le cas pour les vomissements incoercibles. Aussi est-ce à l'occasion de ces derniers qu'après avoir constaté combien lente à se produire est parfois l'action de la bougie, il donne le conseil de pratiquer l'évidement de la matrice au moyen du curettage dans une seule séance, et qu'il en décrit le manuel opératoire. « On commence par dilater le col au moyen d'une tige de laminaire qu'on laisse pendant vingt-quatre heures ; puis quand l'accès de la cavité utérine est ainsi facilité, on rompt les membranes et avec la curette tranchante on débarrasse l'utérus de l'œuf et de sa muqueuse. On fait une injection abondante avec une solution de permanganate de potasse, on passe ensuite un gros écouvillon dur sur tous les points de la cavité utérine, afin de la débarrasser des lambeaux de caduque qui pourraient rester adhérents, puis on termine par un tamponnement à la gaze iodoformée. »

Pour Vinay, cette opération, rapidement conduite, aurait l'avantage d'éviter les hémorragies chez des

---

[1] Vinay. *Loc. cit.*, p. 221.

malades affaiblies et de réduire ainsi au minimum les risques de l'avortement provoqué.

Au reste, il faut faire remarquer, pour légitimer la réserve des classiques à l'égard du curettage comme procédé d'avortement provoqué, que cette application particulière de la curette est de date toute récente.

A la séance du 13 février 1892 de la Société obstétricale et gynécologique de Paris, sous ce titre : *Avortement provoqué, rapide ou brusqué, par le curettage pour affection cardiaque* [1], M. Doléris communiquait l'observation d'une jeune femme enceinte de deux mois, chez laquelle, en raison d'accidents graves dus à une maladie de cœur, il pratiqua, à l'aide de la curette, l'évacuation de l'utérus. C'est là, sans doute, la première observation publiée en France, dans laquelle cette méthode d'avortement a été employée de propos délibéré, comme procédé de choix.

Mais doit-on, comme le laisse supposer la note insérée à la suite d'un fait analogue relaté par le Dr Roland (de Roanne) dans les *Nouvelles Archives d'obstétrique et de gynécologie* [2], admettre que M. Doléris n'ait point été précédé dans cette voie non seulement en France, mais encore à l'étranger?

Le 9 septembre 1890, Rœther (d'Altona) faisait à la *Société obstétricale de Hambourg* une communication sur trois cas d'avortement artificiel et cinq cas d'extraction d'embryons morts dans les premiers mois de la grossesse. Le détail des observations manque dans le résumé que nous en donne le *Centralblatt für Gynækologie* [3].

---

[1] Doléris; *Bulletin de la Société*, p. 67, et *N. Arch. d'obs. et de gynéc.*, 1892, p. 228.

[2] Roland; *N. Arch. d'obs. et de gynéc.*, 1893, p. 275.

[3] Rœther; *Centralblatt f. Gynæk.* 17 octobre 1891, p. 860.

Nous y trouvons cependant une description suffisante
pour ne laisser guère de doutes sur la nature des actes
opératoires exécutés : dilatation extemporanée de l'utérus,
après narcose et antisepsie du vagin et du col, à l'aide
d'un dilatateur métallique ; évidement de l'utérus avec le
doigt et ablation au besoin des débris placentaires avec la
curette ; tamponnement de l'utérus à la gaze iodoformée.
L'auteur insiste sur la simplicité de la méthode, son efficacité, l'absence, dans tous les cas où il l'a mise en œuvre,
de complications. — Aussi ne peut-on, sans injustice,
contester à Rœther le mérite d'avoir été un des premiers
à recourir à ce mode d'avortement artificiel.

Mais même antérieurement à Doléris, antérieurement
à Rœther, W. Duncan a pratiqué le curettage digital
suivi de l'abrasion instrumentale de la muqueuse utérine
pour interrompre une grossesse de deux mois, qui compromettait la vie de la malade atteinte de phtisie pulmonaire. Communiqué à l'*Obst. Society of London*, ce fait
a été réproduit dans le numéro du 10 juin 1890 de *The
Lancet*; on en trouvera plus loin les détails.

Sans nous arrêter plus longtemps à cette question de
priorité, voyons quelles sont les raisons qui peuvent conduire à l'adoption de la curette pour évacuer l'utérus gravide.

Depuis que le curettage de l'utérus a pris une place si
importante dans le traitement des affections de la matrice,
il est certainement arrivé à plus d'un opérateur de déterminer involontairement l'interruption d'une grossesse :
on croyait avoir affaire à une métrite, à un fibrome ; et
voilà qu'au lieu de fongosités, on ramène avec la curette
un embryon, un placenta, des membranes. Ces interventions intempestives sont restées exemptes de toute
complication fâcheuse, pourvu qu'elles aient été asepti-

quement pratiquées ; les suites évoluaient de la même façon, aussi simplement qu'après un curettage ordinaire.— J'ai été pour ma part, il y a quelque six ans, témoin d'un fait de ce genre, survenu dans la pratique d'un chirurgien fort distingué. Frappé par le peu de gravité de l'opération, je m'étais demandé dès cette époque s'il n'y aurait pas là un procédé dont pourrait s'enrichir la technique de l'avortement provoqué. Et certainement le souvenir de ce fait n'a pas peu contribué à tracer ma ligne de conduite, lorsque l'occasion de provoquer un avortement s'est offerte à moi pour la première fois.

D'autre part, les résultats obtenus avec le curettage dans les cas de rétention *post-abortum* du placenta et des membranes légitiment encore son emploi dans la pratique de l'avortement artificiel. On peut, en effet, facilement prévoir qu'un curettage effectué, l'œuf étant intact, n'offrira pas plus de dangers que lorsqu'il est exécuté pour enlever des annexes fœtales retenues dans l'utérus ; la présence d'un embryon de deux ou trois mois ne change guère les conditions.

Voilà donc deux ordres d'arguments qui plaident fortement en faveur de ce mode d'évacuation artificielle de l'utérus et qui auraient dû depuis longtemps conduire à son adoption.

Mais les faits sont là, qui, mieux que les raisonnements, mieux que les déductions les plus logiques, doivent entraîner la conviction [1].

OBSERVATION II. — Femme de 26 ans, enceinte pour la troisième fois, et atteinte de phtisie pulmonaire. La dernière menstruation datait du mois d'août 1889.

Deux médecins distingués qui avaient vu la malade décla-

---

[1] Ces observations sont rangées d'après l'ordre chronologique de leur publication. Elles sont résumées en partie.

rèrent que la continuation de la grossesse compromettait la vie de la malade. En conséquence, Duncan fut conduit à pratiquer l'avortement artificiel.

L'opération eut lieu le 14 septembre. La malade fut placée dans la position de la taille ; le canal cervical rapidement et largement dilaté avec les bougies d'Hégar ; puis le doigt introduit amena fœtus et membranes. On curetta la muqueuse utérine. Irrigation au sublimé ; crayon d'iodoforme dans la cavité ; tampon de glycérine sur le col. L'opération dura 25 minutes.

Rétablissement complet. (W. Duncan ; *The Lancet*, janv. 1890, p. 134.)

OBSERVATION III. — Mme A. R..., de Moscou, 25 ans.

Famille nerveuse et arthritique. Menstruée à l'âge de 13 ans; règles assez abondantes. La malade a toujours été d'une santé faible.

Insuffisance aortique caractéristique et dilatation de l'aorte.

Les dernières règles datent des 4-9 novembre 1891. Depuis le commencement de décembre, nausées de plus en plus pénibles avec efforts violents pour vomir, accompagnées de vertiges et de défaillances. Inappétence complète. Amaigrissement rapide. Palpitations pénibles avec douleurs précordiales. Insomnie.

A la fin décembre, l'état syncopal et les vomissements sont, pour ainsi dire, continuels, ainsi que les vertiges.

L'insomnie est absolue. L'alimentation est devenue impossible. La malade est d'une faiblesse extrême. On décide, en raison de cet état, la provocation de l'avortement.

Le 4 et le 5 janvier 1892, après désinfection préalable du vagin, dilatation du col avec des tiges de laminaire.

Le 6, curettage, sans chloroformisation. La poche amniotique est ouverte par la curette, l'embryon est extrait en deux tronçons. Râclage soigneux de la paroi utérine pour le détachement de la caduque vraie. Injection intra utérine et tamponnement du vagin. Pas de perte de sang.

Etat de la malade très satisfaisant. Pas de fièvre. L'appétit s'est déclaré tout de suite. Très peu de coliques utérines.

Les injections et les tampons sont renouvelés tous les deux jours. Le 28 janvier, trois semaines après l'opération, le tampon retiré est imprégné d'une sérosité sanguine. A partir de ce jour, apparition des règles. ,

Quelques jours après, l'état local était trouvé parfait. L'état général est satisfaisant. (Doléris ; *Société obst. et gyn. de Paris*, fév. 1892.)

OBSERVATION IV. — Femme arrivée au troisième mois d'une huitième grossesse.

Les sept premières grossesses ont été accompagnées pendant les premiers mois de vomissements abondants et répétés ; mais ces vomissements n'ont jamais déterminé de troubles assez sérieux pour compromettre la santé ; toutes les grossesses se sont terminées par la naissance d'enfants vivants, sauf la dernière, où l'enfant était mort depuis deux jours (circulaires autour du cou ?).

Dernières règles, fin juin 1892. Dès le 23 juillet, les vomissements commencent, et, en trois semaines, prennent franchement le caractère de vomissements incoercibles résistant à tout traitement.

Etant donné l'état de faiblesse de la malade, pour gagner du temps et pour éviter toute hémorragie sérieuse, avortement extemporané à l'aide du curettage utérin.

Le col ayant été dilaté par une tige de laminaire, on introduit un hystéromètre pour rompre les membranes ; le liquide amniotique une fois écoulé, à l'aide d'une forte curette mousse on débarrassa l'utérus de l'œuf et de sa muqueuse. Injection utérine. Ecouvillonnage au moyen d'un tampon d'ouate imbibé de naphtol camphré. Tamponnement du vagin à la gaze iodoformée.

Au cours de l'opération, pratiquée sous chloroforme, très léger écoulement sanguin, mais plusieurs syncopes, combattues à l'aide d'injections d'éther et de caféine.

Pendant sept jours, amélioration de l'état général.

Les vomissements s'espacent notablement, et la malade peut être alimentée.

Le septième jour, fièvre qui cède à une injection intra-utérine, à la suite de laquelle sortent des débris placentaires. La guérison, un moment compromise par la réapparition des vomissements, semblait établie, quand à nouveau l'état général devint mauvais. A ce moment apparaît au côté gauche de la tête autour d'une pustule d'ecthyma écorchée par la malade, une plaque érysipélateuse, qui s'étend depuis l'oreille jusqu'à la région frontale droite et qui se complique de suppuration à ce niveau. Des incisions multiples et un pansement antiseptique avec drainage vinrent à bout de cette complication ; et quelques jours après, la malade était hors de danger. (Mouchet ; *Bull. de l'Académie de médecine*, 20 déc. 1892.)

OBSERVATION V. — Mme B..., 38 ans.

Deux fausses couches antérieures de deux mois et demi. Pas d'antécédents pathologiques.

En mai 1893, au troisième mois d'une nouvelle grossesse, vomissements incessants ne permettant de garder ni médicaments, ni même une cuillerée d'eau bouillie. Amaigrissement considérable ; haleine fétide, peau terreuse.

L'avortement provoqué, d'abord refusé, est accepté par la malade et l'entourage, et pratiqué le 15 mai, vingt jours environ après le début des accidents.

Après désinfection du vagin et anesthésie légère au chloroforme, on applique le dilatateur de Sims, qui, en moins de dix minutes, donne une dilatation suffisante pour permettre l'introduction de l'index. L'utérus étant fixé et abaissé, on attaque l'œuf avec une large pince à pansement. Un peu de liquide s'écoule, en même temps que la pince ramène des débris fœtaux. Avec la curette fenêtrée de Sims, on pratique alors un curage soigneux et complet, comme pour une endométrite. Lavage et écouvillonnage à la glycérine créosotée ; tamponnement à la gaze iodoformée.— L'opération a duré en tout vingt-trois minutes.

Le quatrième jour, le tampon utérin est enlevé, et l'on fait trois fois par jour des lavages vaginaux légèrement sublimés.

Dès le lendemain de l'intervention, les vomissements avaient totalement disparu; la malade s'alimentait petit à petit; et au bout d'un mois, elle était sur pieds. (Roland; *N. Arch. d'obst, et de gyn.*, 1892, p. 273.)

OBSERVATION VI. — Mme D.. , 28 ans, III-pare.

La première grossesse n'a rien présenté de particulier. Au cours de la deuxième, vomissements incoercibles de gravité moyenne, terminés par un avortement spontané au quatrième mois.

Au troisième mois de la grossesse actuelle, les vomissements simples au début prennent brusquement le caractère des vomissements incoercibles. Lorsque la malade est vue pour la première fois le 14 décembre 1891, elle est arrivée à la période fébrile : fièvre continue, peau chaude et sèche, vomissements incessants, langue sèche, haleine fétide, amaigrissement extrême, défaillances.

Devant l'insuccès du traitement médical, et l'aggravation du mal, l'avortement proposé tout d'abord et repoussé par la famille est enfin accepté. La malade n'a même pas la force de vomir ; il y a du délire.

Le 16, introduction dans l'utérus d'une première tige de laminaire, remplacée par une tige plus volumineuse. Le lendemain, on tasse dans l'utérus une lanière de gaze iodoformée qu'on laisse en place pendant vingt-quatre heures. Les contractions ne se produisent pas. Même insuccès avec la perforation de l'œuf.

C'est alors, après trois jours d'inutiles tentatives, que le curettage est pratiqué : l'embryon, le placenta et la caduque sont ramenés au bout de la curette. Irrigation au sublimé, et tamponnement de la cavité utérine à la gaze iodoformée. La malade a été légèrement endormie par quelques inhalations d'éther.

Le lendemain, amélioration considérable : plus de vomissements ; alimentation possible.

Quinze jours après l'intervention, la malade se lève

complètement rétablie. (Blanc; *Archives de Tocologie*, juin 1903.)

OBSERVATION VII. — En 1890, je fus appelé en consultation auprès d'une personne de 30 ans, multipare, tuberculeuse depuis dix ans environ, chez laquelle le premier accouchement avait été terminé par le forceps, à cause d'éclampsie. Après l'accouchement, la fièvre et l'éclampsie cessèrent. La tuberculose se renouvela à la deuxième grossesse et cessa de nouveau après l'accouchement spontané.

Dans le courant du troisième mois de la troisième grossesse, la tuberculose reparut à l'état latent avec fièvre de 38°-38°2; la malade allait chaque jour en s'affaiblissant. Les docteurs Rindousky et Rheinhardt furent d'accord avec moi pour faire cesser la grossesse, afin d'amener une amélioration de la tuberculose.

Le curettage fut fait de suite après la consultation. La malade se rétablit. (Guinsbourgue, *Archives de Tocologie*, mars 1894.)

Rœther, de Hambourg, a, comme nous l'avons dit plus haut, effectué trois fois l'avortement artificiel à l'aide du curettage, et ce, sans qu'il soit survenu la moindre complication.

Charpentier, dans son rapport à l'Académie de médecine[1] sur l'observation du Dr Mouchet, écrit : « J'ai pratiqué cinq ou six fois le curettage utérin pour amener l'avortement chez des malades dont la vie était compromise par des vomissements incoercibles, des hémorragies... Toujours j'ai obtenu la guérison d'emblée, pour ainsi dire, et sans accidents ultérieurs. »

Le professeur Gaulard (de Lille), lors de ma communication à la *Société obstétricale de France*, a déclaré avoir déjà usé de la curette pour amener l'évacuation de

[1] Charpentier; *Bulletin de l'Académie de médecine*, 20 novembre 1892.

l'utérus dans les trois premiers mois de la grossesse, et n'avoir pas eu d'insuccès.

De tous les faits qui précèdent on retire donc cette impression : que le curettage de l'utérus constitue un procédé d'avortement artificiel, susceptible de fournir d'excellents résultats, et pouvant être employé avec succès, quand il est pratiqué sous le couvert de l'antisepsie. Exception faite pour le cas du Dr Mouchet (obs. IV), nous voyons que, dans toutes les observations, les suites de l'intervention sont notées comme ayant été des plus simples.

Et encore, à l'égard de ce cas, doit-on faire remarquer que les accidents post-opératoires ne peuvent être directement rattachés au curettage. Le septième jour après l'intervention, alors que tout semblait annoncer une guérison prochaine, se déclare un grand frisson et la température s'élève ; de l'utérus s'écoule un liquide séro-purulent odorant ; l'injection intra-utérine ramène quelques débris placentaires. Puis, après une courte amélioration, les phénomènes généraux apparaissent, en même temps que se développe autour d'une pustule d'ecthyma écorchée par la malade, une plaque érysipélateuse qui, en quelques jours, s'étend depuis l'oreille jusqu'à la région frontale droite et se complique de suppuration à ce niveau.— Ce sont là phénomènes d'infection dont on ne peut rendre responsable le curettage. A une évacuation incomplète, laissant séjourner dans l'utérus des débris placentaires susceptibles de s'altérer, à une négligence dans les précautions antiseptiques, soit au moment de l'opération, soit dans les jours qui ont suivi, ils doivent être plus justement rapportés. Dans ces conditions, il n'est pas de méthode d'avortement qui mette à l'abri de semblables accidents. Ne les voit-on pas se produire même dans les cas d'avortement spontané, lorsque la pénétration des germes septiques dans la cavité utérine est imparfaitement empêchée ?

Comme toute intervention, petite ou grande, le curettage de l'utérus gravide demande donc à être pratiqué avec toutes les précautions de l'antisepsie la plus rigoureuse. Mais de ce qu'une inexacte observation de cette règle peut donner lieu à des mécomptes, il ne s'ensuit pas qu'il faille repousser cette méthode d'avortement artificiel, lorsque se rencontreront les indications auxquelles elle répond.

A l'innocuité le curettage de l'utérus joint une qualité importante, qui manque justement aux autres méthodes d'avortement, la rapidité d'action. C'est de cette dernière que découlent les principales indications du curettage.

Son action expéditive et sûre lui donne, en effet, une supériorité incontestable sur les méthodes classiques de provocation de l'avortement, presque toujours lentes et parfois même infidèles. Ainsi que le fait fort bien remarquer le Dr Blanc[1] dans les commentaires qui accompagnent son observation, on ne provoque pas comme on veut et aussi rapidement qu'on le désire un avortement : la mise en jeu de la contractilité utérine n'est pas toujours facile à obtenir ; dans certaines circonstances, l'utérus se montre particulièrement rebelle à toute excitation. Tel est le cas pour les vomissements incoercibles, sans qu'il soit possible de donner de ce fait une explication convenable.

En pareille occurrence, toutes les fois que, en raison d'un danger menaçant, il y aura urgence à interrompre le cours de la grossesse, le curettage de l'utérus doit devenir la méthode de choix.

Dans les observations de Mouchet (obs IV) et de Roland

---

[1] Blanc; *Archives de tocologie*, juin 1893, p. 424.

(obs. V), les malades en proie à des vomissements incoercibles étaient dans un état si grave, qu'il fallait redouter la moindre temporisation. — C'est en désespoir de cause et après l'emploi infructueux de la laminaire, de la ponction de l'œuf et du tamponnement à la gaze iodoformée que Blanc (obs. VI), en présence d'une situation presque désespérée, puisque la malade était arrivée à la troisième période, se sert de la curette pour débarrasser l'utérus de son contenu.

Le curettage de l'utérus gravide peut remplir d'autres indications. M. Doléris, en y recourant d'emblée chez sa malade qu'une affection cardiaque avait rendue véritablement cachectique, non seulement recherchait la terminaison à bref délai d'un état menaçant de compromettre immédiatement la vie, mais encore il voulait réduire au minimum l'hémorragie, ici plus particulièrement dangereuse.

Cette épargne du sang, mieux qu'aucune autre méthode d'avortement artificiel, le curettage est susceptible de la réaliser. Avec le curettage, en effet, quelques minutes suffisent pour évacuer l'utérus, et l'évacuer complètement. On n'a donc plus à craindre ces pertes sanguines souvent abondantes et parfois dangereuses, qui accompagnent le décollement plus ou moins lent de l'œuf, quelle que soit la cause de la mise en jeu de la contractilité utérine, qu'il s'agisse d'un avortement spontané ou d'un avortement provoqué à l'aide d'une des méthodes communément employées; plus à craindre aussi ces rétentions complètes ou partielles du délivre, sources nouvelles d'hémorragie. Le curettage n'en constitue-t-il pas le meilleur mode de traitement ?

Il est, enfin, un dernier avantage à l'actif de ce procédé d'évacuation de l'utérus gravide, qui, en certaines circonstances, fournira indication à son emploi.

Avec les méthodes classiques, l'avortement demande
pour s'effectuer un temps plus ou moins long, ce qui rend
toujours la surveillance délicate, et, partant, augmente les
chances d'infection; celles-ci ne sont-elles pas en rapport
avec la durée de l'intervention ? A cet égard la rapide
évacuation de l'utérus par la curette donne beaucoup
plus de sécurité. Tout est terminé avec l'acte opératoire :
lorsque l'utérus a été antiseptiquement vidé et pansé, le
chirurgien peut abandonner sa malade sans crainte de
voir survenir des accidents qui nécessitent un appel pressant à son aide, sans crainte de voir se produire en dehors
de lui l'infection toujours menaçante. Aussi le curettage
devient-il, comme le déclare le docteur Roland [1], « une
précieuse ressource pour les praticiens qui, exerçant à la
campagne, ont intérêt à ne pas confier à des mains généralement ignorantes de l'antisepsie, la surveillance d'un
avortement provoqué ». — J'ai exposé, en relatant le cas
qui m'est personnel, les raisons qui m'avaient fait opter
pour le curettage : sans doute la nécessité d'une solution
rapide en fournissait la principale indication ; les conditions mêmes dans lesquelles nous opérions, l'éloignement de tout secours médical, en rendaient l'emploi
tout aussi légitime.

Opération bénigne à s'en rapporter aux observations
publiées jusqu'ici, le curettage de l'utérus gravide a donc
des indications bien précises. Il mérite de prendre part à
côté des autres méthodes d'avortement artificiel, sans
chercher à se substituer à elles.

Au reste, il est des cas où son emploi n'est plus de
mise : l'âge de la grossesse fournit, en effet, une contre-
indication importante, que nous devons examiner ici.

---

[1] Roland; *Nouvelles Arch. d'obst. et de gynéc.*, 1893, p. 274.

Dans la discussion qui a suivi la communication de M. Doléris à la *Société obstétricale et gynécologique de Paris,* Loviot [1] déclare que le curettage n'est applicable qu'à deux mois de grossesse. Fritsch [2] écrit dans son livre, au chapitre consacré à l'avortement artificiel : « Des fœtus de 3 mois et même des fœtus encore plus volumineux peuvent être extraits au moyen d'une pince à polypes ou de la curette. » — Pour ma part, je crois qu'en dehors des trois premiers mois, par suite du développement de l'œuf, le procédé ne doit plus convenir. Nous voyons d'ailleurs par l'analyse des observations que tous les opérateurs se sont tenus dans les limites qui viennent d'être assignées à l'application du curettage : c'est ainsi qu'il s'agissait de grossesses arrivées au deuxième mois dans les cas de W. Duncan, de Doléris et de Puech, au troisième mois dans ceux de Mouchet, de Roland, de Blanc, de Guinsbourgue.

Ces données concernant les indications du curettage comme méthode d'avortement artificiel nous rendent très bien compte de la fréquence relative de son emploi dans les cas de vomissements incoercibles : sur sept observations consignées en ce mémoire, nous en trouvons quatre s'y rapportant. Les vomissements incoercibles, en effet, s'observent surtout dans les trois premiers mois de la grossesse, ils mettent la femme dans un tel état d'anémie et de faiblesse, que toute perte sanguine se surajoutant constitue une aggravation redoutable; enfin, lorsqu'avec eux l'avortement artificiel est indiqué, celui-ci s'impose souvent avec un véritable caractère d'urgence. Avant d'intervenir, l'accoucheur s'est attardé à user des ressources de la thérapeutique médicale; quand sa décision est

---

[1] Loviot ; *Annales de gynécologie,* 1892, t. 37, p. 212.
[2] Fritsch ; *loc cit.,* p. 319.

prise, il faut encore vaincre les hésitations et les résistances des malades et de leur entourage; et pendant ces temporisations nécessaires pour entraîner les convictions le mal a fait des progrès si rapides, que toute méthode ne permettant pas une économie de temps devient dangereuse. Économie de temps et épargne du sang, ce sont là justement les qualités fondamentales que nous avons reconnues à l'avortement brusqué par le curettage.

Le manuel opératoire est des plus simples et ne peut présenter de difficultés pour qui est familier avec les manœuvres courantes de la gynécologie. Aussi me contenterai-je simplement d'examiner ici quelques points de technique.

Bien que, par suite des modifications subies par le col du fait de la grossesse, la pénétration dans l'utérus soit plus facile qu'en dehors de l'état de gravidité, il me semble préférable toutefois de recourir à la dilatation: le jeu des instruments évacuateurs est plus aisé et l'évidement de l'utérus pourra s'effectuer d'une façon plus complète. En laissant de côté l'observation de Guinsbourgue (obs. VII), qui manque de détails concernant la technique suivie, nous voyons que tous les opérateurs se sont conformés à cette pratique.

Le désaccord n'existe que sur le mode de dilatation: les uns, comme Doléris, Mouchet, Blanc, ayant eu recours à la dilatation lente à l'aide de tiges de laminaire; les autres ayant donné la préférence à la dilatation extemporanée.

D'une manière générale, cette dernière devra être préférée.

Le curettage de l'utérus gravide, avons-nous dit, a pour qualité essentielle la rapidité d'action; et c'est pourquoi il trouve sa principale indication dans les cas où l'éva-

cuation de la matrice gravide s'impose avec urgence,
dans les cas où toute perte de temps peut être nuisible.
En recourant à la dilatation lente, on se prive justement
d'un des grands avantages de ce procédé d'avortement
artificiel. Pratiquée avec des bougies d'Hégar (W. Duncan)
ou avec les instruments dilatateurs habituels, la dilatation rapide s'opère d'ailleurs facilement et sans danger :
au bout de dix minutes d'application du dilatateur de
Sims, Roland (obs. V) pouvait faire pénétrer l'index
dans la cavité utérine ; après l'introduction du laveur-
dilatateur de Reverdin, j'avais obtenu une ouverture
suffisante du canal cervical, pour laisser toute liberté à
la manœuvre de la curette. — Seul l'espoir d'obtenir
la disparition des accidents par la simple dilatation du
col, ainsi que Copeman l'a observé, pourrait faire adopter
la dilatation lente dans certains cas de vomissements
incoercibles, lorsqu'encore l'intervention ne s'impose pas
avec une urgence absolue. A vrai dire, dans ces cas, la
dilatation constitue par elle-même un mode de traitement,
auquel, en cas d'échec, se substitue alors le curettage.

Comme toute intervention, le curettage de l'utérus
gravide est facilité par l'anesthésie. Aussi Rœther en
recommande-t-il l'emploi. Néanmoins, en raison des
conditions dans lesquelles on opère, force sera, dans le
plus grand nombre des cas, de se priver du secours du
chloroforme ou de l'éther : les états graves qui nécessitent l'interruption de la grossesse constituant, pour la
plupart, des contre-indications à leur emploi.

L'anesthésie, d'ailleurs, n'est pas indispensable, et,
sans elle, l'opération peut être menée à bonne fin.

Doléris et Mouchet s'en sont résolûment abstenus.
Roland n'a fait donner « qu'un peu » de chloroforme.
Le léger sommeil obtenu par quelques inhalations dans
le cas de Blanc et dans le nôtre a parfaitement suffi.

Aussi pensons-nous avec Vinay que, pour si peu que l'état des malades le réclame, il vaut mieux ne point user de l'anesthésie. En tout cas, si l'on croit devoir y recourir, la narcose ne devra jamais être poussée bien loin : on devra se contenter de l'état d'engourdissement semi-anesthésique déterminé par l'inhalation de quelques bouffées de chloroforme ou d'éther. Ce dernier, ainsi que le recommande le professeur Fochier *(Société obstétricale de France*, 1895) devrait être préféré : chez les malades dont les forces sont déprimées, il relève les battements du pouls et rend au muscle cardiaque toute son énergie.

L'extraction de l'œuf a été pratiquée par presque tous les opérateurs à l'aide de la curette. Seuls, W. Duncan et Rœther se servent du doigt pour évacuer l'utérus et ne recourent à l'instrument que s'il reste quelques débris placentaires à enlever ou pour abraser la muqueuse.

Le choix de la curette n'est point indifférent. Faut-il se servir d'une curette mousse? Vaut-il mieux employer la curette tranchante? Vinay[1], qui a donné le manuel opératoire du curettage pratiqué comme méthode d'avortement, recommande l'instrument tranchant. De son côté, Charpentier[2] se prononce d'une façon très catégorique en sa faveur : pour lui, les résultats excellents qu'il a obtenus dans les cinq ou six cas où il a eu recours au curettage pour amener l'avortement sont dus à l'emploi de la curette tranchante.

Quatre de nos observations sont muettes sur ce point. Dans les trois autres cas, deux fois les opérateurs (Roland, Puech) se sont servis de la curette tranchante. Seul, Mouchet a pratiqué l'extraction de l'œuf avec la curette mousse.

[1] Vinay ; *Traité des maladies de la grossesse*, p. 221.
[2] Charpentier; *Bulletin de l'Académie de médecine*, 20 décembre 1892

Et vraiment ce fait unique ne plaide guère en faveur de l'instrument employé : des accidents infectieux survinrent, qui doivent être rattachés à un curettage incomplet, laissant séjourner dans la cavité utérine des débris placentaires, envahis quelques jours plus tard par la putréfaction.

Dans le rapport qu'il a présenté à *l'Académie de médecine* sur cette observation, Charpentier n'hésite pas à faire remonter à l'emploi de la curette mousse l'origine de ces complications : « Le curettage fait avec une curette mousse, suivi d'un écouvillonnage avec un écouvillon mou est, je l'ai dit vingt fois pour une et je le répète encore ici, un curettage illusoire ; et la preuve en est dans l'observation même de M. Mouchet. S'il s'était servi comme on doit le faire, de la curette tranchante d'abord, de la curette de Volkmann ensuite ; puis, son injection faite, s'il avait employé un gros écouvillon dur passé dans la cavité utérine jusqu'à ce qu'il n'ait plus ramené de débris ; s'il avait fait suivre ce dernier écouvillonnage d'une dernière injection intra-utérine, il eût ramené tout ce que contenait l'utérus et n'aurait pas eu d'accidents secondaires comme sa malade en a présenté. Sa malade était enceinte de deux mois et demi environ. A cet âge de la grossesse, l'œuf est déjà solidement greffé sur la muqueuse utérine, l'union entre celle-ci et les villosités choriales est déjà très intime, et si l'on n'emploie que la curette mousse, on a de grandes chances de ne pas obtenir un résultat complet. »

C'est qu'en effet, le curettage de l'utérus doit être pratiqué à fond, non seulement si l'on veut réaliser une évacuation complète de l'utérus, mais même si l'on veut atteindre le but cherché, c'est-à-dire l'interruption de la grossesse. — L'observation de Dayot (de Rennes), dont M. Picqué s'est fait le rapporteur à la *Société de Chi-*

rurgie [1], est des plus instructives à cet égard. Au troisième mois d'une grossesse, devant la persistance des vomissements, Dayot se décide à pratiquer l'avortement artificiel. Une tentative de perforation de l'œuf avec un hystéromètre est suivie d'insuccès, l'instrument ayant, sans doute, cheminé entre l'œuf et la paroi de l'utérus. Les vomissements ne cessant pas, on fait un curettage après dilatation, curettage qui fut très certainement incomplet, puisque la grossesse, qui datait de trois mois, s'est terminée par un accouchement normal dans les délais voulus.

Les connexions qui existent entre l'œuf et l'utérus opposent donc une certaine résistance à l'action des instruments évacuateurs. Pour les rompre, pour arriver à un résultat complet, la curette tranchante donne plus de garanties que la curette mousse. Ici encore, comme dans les cas de curettage pratiqués sur un utérus non gravide, je crois que la curette tranchante doit être l'instrument de choix. Maniée avec toutes les précautions que demande l'état de moindre résistance et de moindre consistance de l'utérus puerpéral, elle n'expose pas plus que la curette mousse au danger de la perforation.

III

CONCLUSIONS. — 1° A côté des méthodes classiques d'avortement artificiel doit prendre place le curettage de l'utérus gravide.

2° Pratiqué dans les trois premiers mois de la grossesse, il constitue un procédé d'évacuation de l'utérus, efficace et sans dangers, ainsi qu'en témoignent les observations rapportées dans ce travail.

[1] Picqué ; *Société de chirurgie de Paris,* 10 mai 1893.

3° Sa qualité principale est la rapidité d'action : de là son indication dans les cas où il faut agir vite, en raison d'un danger menaçant.

4° Mieux qu'aucun des procédés d'avortement mis habituellement en usage, il permet de réaliser l'épargne du sang : d'où encore l'indication de son emploi chez les malades affaiblies par un état grave, et chez lesquelles, par conséquent, toute hémorragie est à redouter.

5° Dans les cas de vomissements incoercibles, en particulier, où souvent se rencontre cette double indication, le curettage est appelé à rendre de réels services.

*
* *

APPENDICE. — Depuis la publication de ce travail, l'avortement artificiel à l'aide du curettage a été pratiqué par un certain nombre d'opérateurs. J'y ai eu, pour ma part, recours une fois encore dans un cas de vomissements incoercibles.

Toutes ces observations n'ont fait que me confirmer dans ma manière de voir au sujet du curettage comme méthode d'avortement artificiel.

En montrant ses avantages, je me suis bien gardé de conclure que le curettage de l'utérus gravide devait remplacer les méthodes ordinaires d'avortement provoqué. Le curettage comme méthode d'avortement artificiel a des indications bien précises ; et je me suis efforcé de les mettre en lumière. Si en certaines circonstances on peut lui préférer les procédés classiques, sa supériorité sur ces derniers me paraît absolument indiscutable, lorsqu'il faut brusquer l'évacuation de l'utérus gravide.

Après avoir rappelé que le curettage a été conseillé pour extraire l'œuf de l'utérus, Ribemont-Dessaignes

et Lepage [1] déclarent que cette méthode ne leur
paraît nullement préférable à l'emploi des ballons du
petit modèle de Champetier de Ribes. Oui, si rien ne
presse, si l'on a du temps devant soi ; non, dans les
conditions où nous croyons le curettage indiqué.

Les exemples, en effet, sont nombreux qui démontrent
les difficultés que l'on peut rencontrer dans certains
cas pour réveiller les contractions de l'utérus gravide et
obtenir son évacuation, quel que soit le procédé auquel
on s'adresse : perforation des membranes ou introduction d'une bougie dans l'utérus, ballon excitateur de Tarnier ou ballon de Champetier de Ribes.

Avant de parler du curettage, une ligne plus haut, les
deux accoucheurs que je viens de citer disent du ballon
de Tarnier qu'il « agit d'une manière très efficace, mais
un peu lente. » N'en est-il pas de même du ballon de
Champetier de Ribes, petit modèle ? Et ce qui se produit
avec l'un n'a-t-il pas grande chance de se produire avec
l'autre?

Comme celles que j'ai précédemment rapportées, les
observations nouvelles que j'ai recueillies nous montrent
que le curettage de l'utérus gravide pratiqué avec précaution ne fait pas courir à la femme plus de dangers que
les autres méthodes d'avortement artificiel.

Sauf dans le cas publié par M. Merle (obs. XX) toutes
les interventions se sont terminées par la guérison, survenue dans presque toutes, sans le moindre incident.
Dans le seul et unique cas où la mort a suivi l'intervention, le dénouement fatal ne peut être mis sur le compte
de cette dernière. L'avortement à l'aide du curettage
digital avait été pratiqué pour des vomissements incoercibles : ceux-ci continuant, malgré l'évacuation de l'uté-

---

[1] Précis d'obstétrique, 3me édition, 1897, page 1065.

rus, la femme succomba d'inanition ; mais pendant les
trois jours qui s'écoulèrent après l'opération, il n'y eut
ni ascension de température, ni phénomènes particuliers
du côté de l'utérus. A l'état pathologique contre lequel
il était dirigé et non à l'acte opératoire lui-même, la mort
doit être ici attribuée.

Après avoir relaté en détail le second cas d'avortement
effectué par le curettage qui m'est personnel, je rapporte
résumées douze observations recueillies dans la littérature médicale. Sur ce nombre, trois, qui m'avaient
échappé lors de mes premières recherches (observations de Wiedemann, de Sokolowski, de Caruso), sont
antérieures à la publication de mon travail ; les neuf
autres lui sont postérieures.

OBSERVATION VIII, (personnelle). — Mme L... (Augustine),
3o ans, domiciliée à P..., où son mari exerce la profession de
cafetier, est enceinte pour la sixième fois. Pas d'antécédents
héréditaires ou personnels intéressants, sauf un peu de nervo-
sisme. Les grossesses antérieures ont été marquées chaque
fois par des vomissements fréquents.

Les dernières règles datent du 20 décembre 1895. Dès la
fin de janvier 1896, quelques vomissements simples. Le 28
janvier, ces vomissements deviennent subitement graves, à
la suite d'une forte émotion éprouvée par la malade la nuit
précédente : cette nuit-là, en effet, avait eu lieu, dans le café
tenu par la malade, une descente de police motivée par des
jeux d'argent.

Dès lors, l'estomac semble ne pouvoir conserver le moindre
aliment ou la plus petite quantité de liquide ; la faiblesse
devient extrême et, à partir du 2 février, la malade se trouve
dans l'impossibilité de quitter le lit. — Le médecin traitant
usa de la plupart des moyens recommandés contre les vomissements incoercibles de la grossesse : potion de Rivière,

champagne frappé, eau chloroformée, cocaïne à l'intérieur, opium, morphine; il plaça dans le vagin, au contact du col, des tampons cocaïnés, et, comme rien n'y faisait, il essaya (7 février) de dilater le col, en introduisant dans sa cavité une tige de laminaire.

Le 8 février, le pouls est à 105, la température à 37°5. Vomissements presque continus. Dans la soirée, un peu de délire.

Le 9 février, pouls : 120 ; température 39°5. Subdélire dans la matinée. Appelé par mon confrère, auprès de la malade, je la vois ce jour-là à 4 heures du soir.

État général mauvais. Pouls à 120. Depuis le matin il y a de la diarrhée. Le ventre est un peu ballonné et douloureux à la pression. Le vagin est chaud, l'utérus gros comme au deuxième mois de la grossesse; son orifice, dilaté par la laminaire mise l'avant-veille, permet la facile introduction de l'index. Je ne sens pas d'engagement de l'œuf. L'exploration vaginale réveille d'assez vives douleurs.

Je me décidai à pratiquer l'avortement séance tenante, à l'aide du curettage ; et cela pour deux raisons : arrêter les vomissements incoercibles en mettant fin à la grossesse ; combattre les accidents d'infection à point de départ utérin et enrayer la métro-péritonite commençante.

Après les précautions antiseptiques habituelles et sous anesthésie, je pratiquai facilement, à l'aide de la curette tranchante, l'évacuation complète de l'utérus. Hémorragie insignifiante ; à 5 heures, tout est terminé.

Prescriptions: Champagne frappé ; six centigrammes d'extrait gommeux d'opium en trois pilules.

Le soir à 6 heures, le pouls est descendu à 102, la température à 37°. Plus de vomissements.

Le 10 février, pouls: 102, température : 37°5. La malade demande à prendre. Un seul vomissement dans la journée à la suite de l'ingestion d'une tasse de lait. Pas de douleurs de ventre.

Le 11 février, température: 37°3-38°2.

Le 12, température : 37°3. Amélioration. Pas de vomissements

Le 13, température : 38°. La malade a quelques vomissements et se plaint du ventre, qui est douloureux à la pression.

Le 15 février, pouls à 120, température : 38°7. Vomissements
verts. Une selle diarrhéique dans la journée. Je revois ce
jour-là la malade en consultation et constate la réapparition
des phénomènes de pelvi-péritonite enrayés pendant un temps
après le curettage. — Je fis un grand lavage de la cavité utérine
et prescrivis des injections vaginales chaudes au sublimé.
Collodion sur le ventre, champagne frappé, bouillon froid.

Le 16, température : 37°9. A eu encore quelques vomisse·
ments dans la nuit.

Le 17, température : 38°2. Le ventre n'est plus douloureux ;
à peine deux ou trois vomissements.

Le 18, température : 37°8. Amélioration.

Le 19, température : 37°3. A partir de ce jour, les vomissements cessent complètement. La malade, qui commence à
manger, marche régulièrement vers la guérison. Le 28, elle
pouvait quitter le lit, et s'est complètement rétablie.

OBSERVATION IX. — Femme présentant des vomissements
incoercibles.

Après anesthésie au chloroforme, le col est abaissé à la
vulve avec la pince de Museux. Dilatation du canal cervical
au moyen du dilatateur de Fristch et évacuation de l'utérus
gravide avec la curette de Martin.

Durée de l'opération : vingt minutes.

Disparition immédiate des accidents. Suites normales.
(Wiedemann ; *Petersb. medicin. Woschensch*, 1886, n° 45).

OBSERVATION X. — Femme atteinte d'angustie pelvienne.
Conjugué vrai de 6 centimètres.

Grossesse de trois mois et demi.

La femme refusant l'opération césarienne à terme, on pra·
tique l'avortement à l'aide du curettage, après anesthésie et
dilatation extemporanée de l'utérus.

Résultat excellent. (Sokolwski , cité par Wiedemann,
Pétersb. medicin. Wochens. 1886, n° 45.)

OBSERVATION XI. — Femme de 29 ans, enceinte pour la cinquième fois.

Vomissements incoercibles arrivés à la seconde période.

Pas d'anesthésie. Abaissement du col à la vulve avec la pince de Schrœder. Dilatation forcée du col avec les dilata-teurs métalliques de Küster, au cours de laquelle l'œuf se rompt. — Le curettage est pratiqué avec la cuillère irriga-trice à bords tranchants de Rheinstädter.

Guérison. (Caruso ; *Archiv. di Ost. e gynecol.*, 1894, p. 20.)

OBSERVATION XII. — Femme de 40 ans, trois grossesses antérieures.

Grossesse de cinq semaines.

Vomissements incoercibles et endométrite.

On essaie de provoquer l'avortement par la méthode de Krause ; mais la sonde laissée pendant quatre jours dans l'utérus n'amène aucun résultat.

Avortement effectué à l'aide du curettage : Pas d'anes-thésie. Abaissement du col avec la pince de Museux. Evacua-tion de l'œuf à l'aide de la curette tranchante, sans dilatation préalable.

Durée de l'opération : cinq minutes. Pas d'hémorragie.

Guérison. Cessation des vomissements. (Lwoff ; *Vratch*, 1896, n° 40, p. 1110.)

OBSERVATION XIII. — Femme de 22 ans, primipare.

Grossesse de trois mois et demi.

Vomissements incoercibles.

Pendant quatre jours, pour provoquer l'avortement, on place une sonde de Krause. Celle-ci n'amène pas de contrac-tion de l'utérus, mais détermine une dilatation permettant l'introduction du doigt.

Evacuation de l'utérus à l'aide de la curette, sans anes-thésie. Pas d'hémorragie.

Durée de l'opération : vingt-cinq minutes.

Guérison rapide. (Lwoff ; *eodem loco.*)

OBSERVATION XIV. — Femme de 45 ans ; treize grossesses antérieures.

Grossesse de trois mois.

Vomissements incoercibles.

On essaie d'abord de la méthode de Krause ; au bout de quatre-vingts heures, aucun résultat.

Curettage, sans anesthésie et sans dilatation préalable.

Guérison. (Lwoff ; *eodem loco*)

OBSERVATION XV. — Femme de 23 ans, 4 grossesses antérieures.

Grossesse de 2 mois.

Vomissements incoercibles.

Extraction de l'œuf à l'aide de la curette tranchante, sans anesthésie et sans dilatation préalable. Pas d'hémorragie.

Durée de l'opération : 15 à 20 minutes.

Rétablissement complet, sans complications. (Lwoff ; *eodem loco.*)

OBSERVATION XVI. — Femme de 25 ans, enceinte pour la troisième fois.

La grossesse est de deux mois et demi.

Vomissements incoercibles.

Après insuccès de la méthode de Krause, pour provoquer l'avortement, on procède comme dans les observations précédentes à l'évacuation de l'utérus à l'aide de la curette tranchante.

Guérison rapide. Pas de complication. (Lwoff ; *eodem loco.*)

OBSERVATION XVII.— Femme de 38 ans; X-pare.

Grossesse de six semaines.

Vomissements incoercibles.

Dilatation du col avec les bougies de Hégar (du numéro 6 au numéro 16). Curettage total de l'utérus avec les curettes de Sims et d'Auvard.

Disparition des vomissements. Guérison (Gaulard ; *in Thèse de Candelier*. Lille, 1896, p. 57.)

OBSERVATION XVIII.—Femme de 26 ans.

Grossesse de 3 mois et demi.

Vomissements incoercibles.

Après anesthésie, dilatation progressive avec les bougies de Hégar. Curettage instrumental. Pansement à la glycérine créosotée. Pas de réaction fébrile. Guérison (Duchamp; *in Thèse de Daclin.* Lyon, 1897, p. 44.)

OBSERVATION XIX. — Femme de 34 ans.

Grossesse de 3 mois et demi, environ.

Vomissements incoercibles, arrivés à la fin de la deuxième période.

Dilatation du col commencée par une tige de laminaire placée la veille de l'intervention.

Après anesthésie au chloroforme, on complète la dilatation avec les bougies d'Hégar et on pratique l'évacuation de l'utérus par un curettage instrumental.

Disparition des vomissements.— Suites normales, sauf une élévation thermique le troisième jour attribuée à une intoxication causée par les mèches iodoformées introduites dans l'utérus (Blanc ; *in Thèse de Daclin.* Lyon, 1897, p. 53)

OBSERVATION XX.— Femme de 24 ans, primipare.

Grossesse de trois mois.

Vomissements incoercibles arrivés à la dernière période.

On pratique tout d'abord la dilatation du col avec les bougies d'Hégar et l'on décolle avec le doigt le pôle inférieur de l'œuf. L'avortement ne se produit pas et les vomissements continuent.

Le 28 août, huit jours après cette tentative, on fait une nouvelle dilatation avec les bougies d'Hégar, et l'on procède au curage digital de l'utérus, suivi d'un écouvillonnage.

Continuation des vomissements. Le 2 septembre, la malade meurt d'inanition, sans avoir jamais présenté d'élévation de température, ni de phénomènes particuliers du côté de l'utérus. (Merle; *L'Obstétrique,* 15 mai 1900, p. 236.)

XXV

MONSTRE PARACÉPHALE [1]

Les pièces (fœtus et placenta), que je présente à la *Société des Sciences médicales*, proviennent de l'accouchement d'une femme dont voici tout d'abord l'histoire.

Femme de 31 ans, primipare, fille unique, sans antécédents héréditaires importants : le père, nerveux et violent, n'est point alcoolique ; la mère jouit d'une bonne santé. Dans sa famille, comme dans celle de son mari, il n'y a pas eu de grossesse gémellaire. La mère du mari a eu 9 enfants bien portants, exempts de tout vice de conformation.

Ses antécédents personnels n'offrent pas plus d'intérêt ; elle a eu de l'impétigo dans le jeune âge et a souffert pendant longtemps de maux de tête. La menstruation s'est montrée à l'âge de 14 ans : peu abondante au début, elle l'est devenue davantage à partir de 25 ans ; mais elle n'a jamais cessé d'être régulière.

La grossesse, qui date du mois de novembre 1897, a débuté presque aussitôt après le mariage : du commencement à la fin, elle a été marquée par des vomissements, très pénibles dans les premiers temps, un peu moins fréquents à la fin. Dès le début de la grossesse, il s'est produit aussi de l'œdème ; néanmoins, l'examen des urines, régulièrement pratiqué, n'a jamais décelé la présence de l'albumine. — Le ventre a augmenté de volume très rapidement et de bonne heure ; c'est au point qu'à trois mois, la grossesse semblait avoir atteint le sixième mois. — Constipation opiniâtre.

[1] *Société des Sciences médicales de Montpellier*, 10 février 1899.

L'accouchement a eu lieu le 27 juillet 1898, à terme ; la
poche des eaux s'est rompue prématurément, et il s'est écoulé
peu de liquide ; au bout de vingt heures, dont une heure et
demie pour l'expulsion, est né, en présentation du sommet,
un premier enfant du sexe féminin, pesant 2.500 gram. et
bien conformé. Cet enfant a pris le sein et s'élève normalement.

Une demi-heure après la naissance du premier enfant, la
sage-femme, voulant pratiquer la délivrance, constate que
les tractions qu'elle exerce sur le cordon n'aboutissent pas.
En introduisant alors le doigt dans les voies génitales, elle
tombe sur une poche membraneuse dans laquelle on perçoit
un corps saillant et aigu. Sans percer cette poche, elle saisit
avec la main la masse placentaire engagée en partie à travers
l'orifice externe du col, et l'entraîne au dehors.

Ce sont les pièces extraites par cette délivrance utéro-
vaginale que je soumets à l'examen de la *Société* :
d'une part un placenta, de l'autre un fœtus renfermé dans
la poche sentie au moment de la délivrance et ouverte
seulement après l'extraction de l'arrière-faix.

Le placenta forme une masse unique, sur laquelle il est
facile de reconnaître deux territoires d'inégales dimensions correspondant aux deux loges, inégales aussi, qui
contenaient les deux fœtus. La cloison de séparation des
deux œufs est simplement constituée par l'adossement
des deux amnios, sans interposition de chorion. Il s'agit
donc, très probablement, d'une grossesse univitelline,
et, très probablement aussi, comme cela a toujours lieu
en pareil cas, de nombreuses communications vasculaires
existent entre les deux territoires placentaires. L'état de
la pièce, qui a séjourné dans l'alcool, n'a pas permis de
pousser par la veine ombilicale une injection dans le
placenta.

Quant au fœtus, c'est un monstre, qui appartient au

genre paracéphale, de la classe des paracéphaliens. « Le genre paracéphale, nous dit I. Geoffroy Saint-Hilaire, est caractérisé par une tête très imparfaite, plus ou moins atrophiée dans toutes ses parties, mais offrant encore des rudiments très manifestes du crâne et des organes des sens et ayant même une bouche et une cavité buccale.»

Tels sont bien, en effet, les caractères offerts par l'extrémité céphalique du fœtus. — En outre, chez les paracéphales, tout le corps est difforme, les membres sont toujours atteints et très imparfaitement développés. Chez le fœtus que je présente, il y a fusion des membres inférieurs, qui se terminent par un double pied, et aux membres supérieurs deux mains botes.

Les monstres paracéphaliens sont rares. Dans tous les cas connus, ils provenaient, comme dans notre cas, d'une grossesse gémellaire, dans laquelle il y a deux poches distinctes, mais un seul placenta. Aussi a-t-on rapporté à la gémellité, et plus particulièrement à l'anastomose des systèmes vasculaires des deux jumeaux, la cause de la monstruosité. Quand deux fœtus se développent dans le même utérus, si l'un d'eux, bien conformé du reste au début, se met, à un moment donné, en retard dans son développement sur son frère, le cœur plus vigoureux de ce dernier fait pénétrer dans le placenta une ondée sanguine assez puissante pour refouler le sang envoyé dans cet organe par le fœtus le plus faible. Dès lors, le cœur du petit fœtus perd toute puissance et s'atrophie ; d'où les divers arrêts de développement dans les autres parties du corps.

Cette explication demeure encore à l'état d'hypothèse. Ce qu'il y a de plus certain, c'est que : Les monstres paracéphaliens n'ont qu'une vie très imparfaite et meurent dès qu'ils n'ont plus de connexions vasculaires avec

le placenta (monstres unitaires omphalosites de I. Geoffroy
Saint-Hilaire) ; dans tous les cas rapportés, ils n'ont pas
donné signe de vie. Le fœtus jumeau est au contraire
bien conformé et beaucoup plus volumineux que le
monstre. Les deux fœtus sont toujours du même sexe,
qui est généralement féminin. Enfin, au cours de l'accouchement, qui a lieu souvent avant terme, on voit généralement naître d'abord le fœtus normal, puis le fœtus
monstrueux.

Toutes ces particularités se retrouvent dans le cas
rapporté ici : le fœtus monstrueux est né mort ; il ne
mesure que 18 centim., alors que son jumeau pèse
2.500 gram.; comme le fœtus vivant, il est du sexe féminin ; il a été extrait de l'utérus avec le placenta une demi-
heure après la naissance de l'enfant bien conformé.

XXVI

UN CAS DE TUMEUR DU STERNO-MASTOÏDIEN

CHEZ LE NOUVEAU-NÉ [1]

Chez le nouveau-né, à une époque plus ou moins rapprochée de la naissance, on peut observer au niveau de
l'une ou de l'autre région latérale du cou des tumeurs, qui
ont leur siége dans le muscle sterno-cléido-mastoïdien.

Relativement à la nature de ces tumeurs du sterno-
mastoïdien, Planteau, qui leur a consacré un mémoire
intéressant dans la *Gazette Médicale*, prétend qu'elles
sont dues à une myosite interstitielle. De son côté, F.
Taylor, qui a fait à leur sujet des recherches histologi-
ques, est arrivé à cette double conclusion : 1° qu'elles
sont le résultat d'une néoformation conjonctivale ; 2°
qu'elles siègent le plus communément dans la portion
inférieure du faisceau sternal du sterno-cléido-mastoïdien. — Il peut s'agir aussi, dans certains cas, d'épanchements sanguins, d'hématomes se développant dans la
gaîne du muscle et dus à la rupture de quelques fibres
musculaires. Dans ces cas d'hémorragies musculaires,
la tumeur molle, fluctuante, élastique au début, durcit
avec le temps et prend finalement une consistance
fibreuse.

A s'en rapporter aux seuls caractères objectifs, la distinction, en clinique, devient difficile, quand on n'en a
pas suivi l'évolution, entre la tumeur due à la proliféra-

---

[1] *Nouveau Montpellier Médical*, 1896.

tion du tissu conjonctival interstitiel du muscle, et la
tumeur dure, à consistance fibreuse qu'est devenu ultérieurement l'épanchement sanguin. Cependant l'anamnèse apprendra que, dans le cas de myosite interstitielle,
la tumeur ne s'est montrée qu'après un temps relativement assez long ; tandis que l'épanchement sanguin est
caractérisé par son apparition immédiate après l'accouchement.

C'est en raison de son apparition tardive que, dans le
cas qui fait l'objet de cette note, je crois pouvoir étiqueter
la tumeur « myosite interstitielle ».

Au reste, il faut reconnaître que ce diagnostic anatomo-
pathologique n'a guère, en l'espèce, d'intérêt clinique.
Hématome musculaire et myosite interstitielle du sterno-
cléido-mastoïdien demandent, en effet, même traitement,
ayant même évolution : l'un et l'autre, abandonnés à
eux-mêmes, disparaissent dans l'immense majorité des
cas, spontanément, par résolution et après un temps
généralement assez long. Il est tout à fait exceptionnel
de voir la tumeur, quelle que soit son origine, suppurer
et former un abcès.

Ceci dit, et avant d'aborder l'exposé des notions étiologiques relatives aux tumeurs du sterno-mastoïdien,
voici les traits principaux du cas que j'ai eu l'occasion
d'observer dans ces derniers temps :

Le 16 septembre 1895, on me présentait une fillette, à la
naissance de laquelle j'avais assisté le 11 août précédent. Le
7 septembre, en procédant à sa toilette, la mère s'est aperçue
de l'existence d'une petite grosseur à la partie inférieure et
latérale droite du cou. Elle assure que l'avant-veille l'enfant
n'avait absolument rien et qu'elle n'a subi aucun traumatisme.— Aucun trouble dans les diverses fonctions de l'enfant.

A l'examen, je trouvais à la partie inférieure du cou, un

peu à droite de la ligne médiane et au-dessus du sternum, sur le trajet du faisceau sternal du muscle sterno-mastoïdien, une tumeur ayant les dimensions d'une petite cerise, dure, résistante, lisse, immobilisée quand on incline fortement à gauche la tête de l'enfant, un peu mobilisable dans le sens horizontal quand on incline la tête du côté droit. La peau au niveau de la tumeur a sa coloration normale, et glisse facilement au-devant d'elle.

J'avais vu il y a quelque trois ans à Nimes, avec le regretté Dr Raynaud, un cas à peu près semblable. Nous avions porté le diagnostic d'hématome du sterno-mastoïdien, la tumeur s'étant montrée immédiatement après un accouchement en présentation du siège, au cours duquel la sage-femme s'était livrée à des tractions énergiques. — Je portai ici encore le diagnostic de tumeur du sterno-mastoïdien, mais due sans doute à une myosite interstitielle.

Je rassurai les parents très inquiets, et prescrivis l'application d'une pommade à l'iodure de plomb pour cacher mon expectation.

La tumeur petit à petit diminua de volume, et dans les premiers jours de décembre avait complètement disparu.

Voilà pour ce qui a trait à la petite tumeur cervicale. Quant aux antécédents, intéressants au point de vue de la question étiologique que je me propose de discuter en terminant, ils méritent que nous nous y arrêtions.

Le père est un homme robuste, exempt de toute tare syphilitique. La mère, également bien portante, est âgée de 25 ans. Elle a parfaitement mené à terme cette première grossesse, qui a évolué sans incidents.

Le 11 août 1895, à 6 heures du matin, apparition des premières douleurs, suivies bientôt après de la rupture de la poche des eaux.

Je suis appelé à 10 heures du matin, en l'absence de la sage-femme qui avait, jusque-là, surveillé la grossesse. Le col à ce moment est dilaté comme une pièce de 40 sous ; la partie fœtale amorcée au détroit supérieur laisse mal reconnaître ses caractères. Pas de promontoire. Par le palper, je sens la tête au fond de l'utérus et à droite, et à son voisinage de petites parties fœtales qui me parurent être les pieds. Le dos est tourné à gauche. Bruits du cœur au voisinage de l'ombilic et un peu à gauche de la ligne médiane.

L'utérus étant vide d'eau et les douleurs se produisant assez fréquemment, je ne pouvais songer à transformer par manœuvres externes la présentation du siège en présentation du sommet. J'abandonnai donc cet accouchement à la nature, me réservant, quand la dilatation serait suffisante, de pratiquer l'abaissement prophylactique d'un pied.

A 2 heures de l'après-midi la dilatation est grande comme une pièce de cinq francs ; la partie fœtale est descendue dans l'excavation : c'est bien un siège, mode des fesses en S I. G. A. — Douleurs très fréquentes mais de courte durée.

A cinq heures, la dilatation étant presque complète, je tentai, avec l'aide de l'anesthésie, d'abaisser le pied antérieur suivant la méthode préconisée par le Pr Pinard. Mais ce fut sans succès : l'utérus, étroitement appliqué sur le fœtus, s'opposait à la flexion de la jambe sur la cuisse. — Douleurs très espacées. Bruits du cœur de l'enfant bien frappés.

A 7 heures 1/2, les douleurs ralenties jusque-là reprennent assez vives ; le siège parcourt petit à petit l'excavation, et à 9 heures 1/2, il appuie sur le plancher périnéal. Mais arrivé là, il s'immobilise, la hanche antérieure se montrant un peu à la vulve à chaque contraction, puis disparaissant, une fois la contraction passée. Les bruits du cœur sont toujours bons ; le méconium a été presque totalement expulsé.

Devant l'impuissance des contractions utérines, je me décide à intervenir. La femme est mise en position obstétricale. Accrochement de l'aine antérieure avec l'index de la main droite. Quand la fesse est sous le pubis, je substitue à l'index droit l'index gauche pour maintenir le résultat acquis ; et, avec la main droite, je vais accrocher l'aine postérieure. Tractions au moment des douleurs ; le siège est amené au dehors.

Anse au cordon. — Abaissement des bras relevés. — La tête, sur laquelle un aide a exercé des pressions à travers la paroi abdominale, est extraite par la manœuvre de Mauriceau, très facilement, sans la moindre violence.

L'enfant crie presque aussitôt après sa naissance.

Suites de couches normales, apyrétiques.

Que nous apprennent les auteurs au sujet de l'étiologie des tumeurs du sterno-mastoïdien chez le nouveau-né ?

Dans son mémoire, paru en 1875, sur *Les lésions du fœtus, à la suite de l'extraction dans les présentations du siège, soit primitives, soit consécutives*, Ruge signale entre autres les épanchements sanguins dans la région cervicale, les hémorragies dans les muscles, dans le tissu cellulaire interstitiel, les lésions musculaires. Ces lésions seraient la conséquence des manœuvres auxquelles on a recours dans le traitement des présentations pelviennes.

Planteau, dans le travail que j'ai mentionné, formule, parmi ses conclusions, les points suivants relatifs à l'étiologie des tumeurs du sterno-mastoïdien : 1° Les tumeurs du sterno-mastoïdien n'ont aucun rapport avec la syphilis ; 2° elles se produisent à la suite de l'extraction de l'enfant dans les présentations pelviennes et sont dues à des tractions exagérées, exercées sur le muscle sterno-mastoïdien ; 3° elles sont beaucoup plus fréquentes à droite, en raison, selon toute apparence, de la position habituelle du fœtus dans les présentations du siège.

Si nous nous reportons à l'histoire de notre petite malade, nous voyons, en effet :

Que la syphilis doit être absolument écartée dans l'étiologie de la tumeur.

Qu'il s'agissait bien d'une présentation pelvienne.

Qu'enfin la tumeur siégeait sur le faisceau sternal du

muscle et à droite, — la variété de position étant dans notre cas, comme cela s'observe le plus communément, une sacro-gauche antérieure.

Dans le fait d'hématome que j'ai observé avec le Dr Raynaud, et que j'ai rappelé incidemment, la syphilis ne pouvait, non plus, être mise en cause ; mais il s'agissait aussi d'une présentation de l'extrémité pelvienne, ayant nécessité d'énergiques tractions de la part de la sage-femme.

Ce n'est point cependant exclusivement dans les présentations de l'extrémité pelvienne que l'on observerait ces tumeurs, comme cela semble ressortir des conclusions de Planteau. Ruge en avait déjà fait la remarque; et Charpentier, dans une note sur ce sujet, lue en 1885 à la *Société obstétricale et gynécologique de Paris*, relatait cinq observations personnelles ayant trait à des accouchements en présentation du sommet, dont quatre avaient été terminés artificiellement à l'aide du forceps, et un seul s'était effectué spontanément. Charpentier fait remarquer que, dans les quatre cas où l'on dut intervenir instrumentalement, la tuméfaction s'était produite sur le sterno-mastoïdien qui correspond à la paroi postérieure du bassin, et, par suite, à la cuiller postérieure du forceps, sans doute trop profondément introduite (Guéniot); pour cet accoucheur, le principal rôle pathogénique revient aux compressions exagérées exercées sur les tissus cervicaux par les branches de l'instrument.

En somme, de l'avis unanime, le traumatisme est le facteur étiologique primant de beaucoup tous les autres.

Mais le traumatisme a des degrés. Si l'on a affaire à un bassin rétréci et à une extraction difficile de la tête dernière, si l'opérateur exerce des tractions violentes, comme dans les cas où l'on a recours à la brutale manœuvre de Prague, les fibres du sterno-mastoïdien fortement tiraillées vont se rompre, et ces déchirures musculaires détermineront la production d'un hématome, qui se montrera aussitôt ou peu après l'accouchement. Ici les relations de cause à effet entre le traumatisme et la tumeur sont incontestables.

Il n'en va plus de même dans les cas où la tumeur se montre à une époque déjà assez éloignée de l'accouchement. Dans deux des cinq cas observés par Charpentier, la tumeur n'était apparue que 50 et 55 jours après l'accouchement; une autre fois au 21ᵉ jour; deux fois au 15ᵉ jour. Dans les 3 cas sur lesquels repose le mémoire de Planteau, les tumeurs n'avaient été constatées que deux ou trois semaines après l'accouchement. On voit, par les détails de notre observation, que la tumeur ne se manifesta que le 7 septembre, alors que l'accouchement avait eu lieu le 11 août, c'est-à-dire 26 jours après la naissance de l'enfant. — Peut-on, en ces cas, faire abstraction de l'action du traumatisme dans la pathogénie des tumeurs du sterno-mastoïdien ? C'est bien difficile. Mais il s'agit là, sans doute, d'un traumatisme moins violent, n'allant pas jusqu'à déterminer la déchirure, la rupture des fibres musculaires, mais produisant seulement un simple tiraillement, une sorte de contusion musculaire, à la suite de laquelle survient une inflammation modérée, aboutissant à la néoformation conjonctivale.

Comment s'est produit, dans notre cas, le traumatisme irritatif, point de départ de la myosite interstitielle? à quel moment le sterno-mastoïdien a-t-il pu être suffisamment contus ou tiraillé ?

Passons rapidement sur les tentatives faites pour amener l'abaissement prophylactique du pied ; elles ne peuvent en rien être incriminées.

Restent les manœuvres d'extraction de la tête dernière. C'est à la manœuvre de Mauriceau que nous avons eu

recours. Elle a été rapidement effectuée, très facilitée
d'ailleurs par les pressions de l'aide sur le fond de
l'utérus : aisément la tête fléchie a été extraite du bassin,
sans que le cou ait eu à subir ces tiraillements, ces élon-
gations si préjudiciables à l'intégrité des tissus, qu'entraînent les tractions exercées sur les membres inférieurs et
les épaules, comme dans la manœuvre de Prague.

Au cours de la manœuvre de Mauriceau, en même
temps que l'index de la main gauche était introduit dans
la bouche de l'enfant pour obtenir la flexion de la tête,
nous avions enfourché le cou du fœtus, avec l'index et
le médius de la main droite, pour exercer des tractions
combinées sur les épaules. On peut se demander si, en
pareille attitude, l'extrémité des doigts n'a pas contu-
sionné les parties antéro-latérales du cou et notamment
le sterno-cléido-mastoïdien. — Ce serait là une explication.

Mais ne pourrait-on, tout aussi légitimement, dans
certains cas de présentation du siège, en particulier dans
le cas présent, où les traumatismes opératoires ont été
réduits au minimum, placer dans l'utérus lui-même
l'agent de la contusion musculaire ? Que l'on songe, en
effet, que la poche des eaux s'est rompue prématurément,
que le travail a duré près de 16 heures, que pendant ce
temps la paroi utérine étroitement appliquée sur l'enfant
a incliné fortement la tête du fœtus sur l'épaule postérieure, soumettant à chaque contraction les muscles du
cou à une série de froissements, de tiraillements, de petits
traumatismes.

Varnier a publié, en 1888, dans les *Annales de Gynécologie*, un fait très intéressant de paralysie faciale observé
chez un enfant né en présentation du siège. Cette paralysie
était manifestement due à la compression du facial par le
moignon de l'épaule postérieure, qui s'était creusé une
véritable niche dans la région parotidienne correspon-

dante, par suite de l'inclinaison très accentuée de la tête
en arrière. Une planche de Waldeyer, reproduction d'une
coupe médiane après congélation d'une femme arrivée
au terme de sa dixième grossesse, et chez laquelle l'enfant
présentait le siège, montre bien ce que peut être cette
inclinaison de la tête sur l'épaule postérieure.

Dans 7 cas de présentation fixe du siège, au point que
la version externe était impossible, le Pr Pinard a noté
quatre fois des attitudes vicieuses chez l'enfant, dues à
la pression de la paroi utérine supportée par le fœtus :
trois de ces enfants présentaient en particulier une flexion
latérale de la tête sur l'épaule telle, que la région de la
face comprimée offrait une dépression marquée au niveau
du bord inférieur du maxillaire. — J'ai pu moi-même
faire semblable constatation chez l'enfant d'une secondipare, auprès de laquelle la sage-femme qui l'assistait
m'avait fait appeler en raison de l'attitude vicieuse du
fœtus et de la lenteur du travail. Il s'agissait ici encore
d'une présentation du siège décomplétée mode des fesses,
primitive, ainsi que je pus m'en convaincre après la
naissance par le redressement spontané des membres
au-devant du plan antérieur du fœtus ; la poche des eaux
s'était rompue tout à fait au début du travail. Il existait,
au niveau de la partie inférieure de la loge parotidienne
et de l'angle de la mâchoire du côté droit, une profonde
dépression, à laquelle venait exactement s'adapter le
moignon de l'épaule postérieure.

Nous avons rappelé ces quelques faits pour montrer
les traumatismes que peuvent subir dans une présentation
du siège, de la part de la contraction utérine, les tissus
cervicaux et notamment le sterno-mastoïdien, et légitimer
par là une explication relative à la pathogénie de certaines tumeurs du muscle observées chez le nouveau-né.

XXVII

DU TRAITEMENT PRÉVENTIF

DE

L'OPHTALMIE PURULENTE DU NOUVEAU-NÉ[1]

Au cours des quatorze mois que nous avons passés comme interne dans le service d'accouchement des hôpitaux de Montpellier, le traitement préventif de l'ophtalmie purulente des nouveau-nés a été rigoureusement appliqué. Comme on pourra en juger tout à l'heure, sa mise en usage répondait à une véritable nécessité. Ce sont les résultats qui ont été grâce à lui obtenus dans le service, les conditions dans lesquelles il a été appliqué, que nous allons exposer ici.

Mais auparavant nous avons cru bon de rappeler les phases par lesquelles était passé le traitement préventif, d'en tracer un rapide historique.

I

A Crédé revient le mérite d'avoir le premier érigé en méthode rationnelle le traitement préventif de l'ophtalmie purulente. Avant l'accoucheur de Leipzig, néanmoins, des tentatives avaient été faites pour s'opposer à la production de l'ophtalmie des nouveau-nés ou en arrêter le développement. C'est ainsi, d'après Kroner, que Bis-

---

[1] *Archives de Tocologie*, février 1890.

choff, bien antérieurement à Crédé, aurait, pour prévenir l'ophtalmie purulente, employé dans son service de Bâle des injections vaginales et pratiqué le lavage des yeux des nouveau-nés avec un antiseptique, l'acide salicylique. — Schiess, en 1876, tente dans le même but les instillations d'acide phénique à 1/2 pour 100, ou de thymol à 1/10 pour 100. — En France, Brière (du Havre) propose de distribuer aux parents, au moment où ils vont faire la déclaration de naissance à la mairie, une instruction pour les soins à donner à leurs enfants, au cas où une ophtalmie purulente viendrait à se produire. — Fieuzal, approuvé par Javal, préconise l'emploi, non seulement comme moyen curatif, mais aussi comme moyen prophylactique, des lavages fréquents des yeux (une dizaine de fois par jour) avec de l'eau tiède chargée de substances antiseptiques, au premier rang desquelles il place l'acide phénique, l'acide borique, le thymol, le benzoate de soude, etc...

Pour qui connaît l'incurie et la négligence de certains parents, de ceux précisément dont les enfants sont le plus menacés par l'ophtalmie purulente, le moyen indiqué par Brière paraîtra d'une utilité plus que douteuse. Tout en étant plus efficaces et surtout tout en ayant plus de chance d'être appliqués, puisque au médecin était remis ce soin, les autres moyens proposés et que nous venons de rappeler n'ont été que fort peu employés.

Cette non-entrée dans la pratique des méthodes qui pouvaient avoir une réelle efficacité, faut-il l'attribuer à l'isolement de ces tentatives, à l'absence d'une expérimentation suffisante, à l'ignorance des résultats obtenus? C'est très possible. Aussi et plus encore, à notre jugement, doit être incriminée l'ignorance même dans laquelle on était de la cause vraie, de la cause essentielle de l'ophtalmie purulente. — Les découvertes de la bactériologie, la démonstration faite en 1879 par Neisser, de la présence du gonocoque dans le pus de la blennorragie, la constatation de son existence dans le pus des yeux atteints d'ophtalmie purulente, en montrant de la façon la plus nette les rapports étroits, et déjà reconnus par les cliniciens, qui existent entre ces deux affections, ont fait faire un grand pas à la question et puissamment aidé à la solution du problème bien des fois posé : empêcher de naître l'ophtalmie du nouveau-né. Puisqu'il était prouvé que c'est à un germe, à un microbe particulier, pénétrant dans l'œil de l'enfant, qu'en est due l'infection, que ce microbe vit dans les sécrétions pathologiques du vagin maternel, il était tout indiqué d'appliquer à sa destruction les nouvelles méthodes qui donnaient alors en chirurgie et contre d'autres infections des résultats si remarquables.

Partant de cette idée, basée sur d'aussi précises constatations, que le nouveau-né contracte l'ophtalmie en traversant la filière maternelle, Crédé, à Leipzig, pratiqua chez toutes les femmes de son service, avant et pendant l'accouchement, de soigneuses irrigations vaginales, destinées à débarrasser des microbes générateurs de l'ophtalmie les voies par lesquelles le fœtus devait passer. Une diminution, mais une diminution restreinte seulement, du nombre des ophtalmies fut le résultat de cette pratique.

Cet insuccès relatif ne doit guère nous surprendre. Les expériences anciennes de Parent-Duchatelet et de Guéneau de Mussy ont montré l'insuffisance des simples injections vaginales et des bains à amener une désinfection des parties profondes du vagin. Les examens microscopiques de Krœner ont établi d'une manière encore plus précise que, dans bien des cas, malgré l'usage longtemps continué des injections vaginales, les microbes se retrouvaient en aussi grande abondance qu'auparavant.

Von Tischendorf et Schatz signalent également l'insuccès de leurs tentatives pour les faire disparaître par les seules injections. — Logé dans les replis de la muqueuse vaginale où les injections n'avaient pù l'atteindre, le gonocoque restait donc, malgré ces dernières, toujours menaçant. L'état dans lequel se trouve la muqueuse vaginale au moment de la descente de la tête fœtale, le déplissement qui en est la conséquence, nous expliquent, d'autre part, combien facile est la mise en contact de ce microbe resté vivace avec l'œil du nouveau-né.

Cette insuffisance des injections vaginales comme traitement préventif de l'ophtalmie purulente devait entraîner l'accoucheur de Leipzig à la recherche d'autres moyens. Si, malgré tout, le microbe a pu pénétrer jusqu'au niveau des conjonctives de l'enfant, c'est sur ce nouveau terrain que la lutte devra s'engager avec lui, c'est là qu'il faudra aller le chercher et, à l'aide d'un agent approprié, le détruire avant qu'il y ait produit des phénomènes réactionnels. Le nitrate d'argent devait fournir à Crédé le résultat si ardemment désiré. Du procédé auquel il eut recours nous exposerons plus loin les détails. Contentons-nous ici de mentionner les effets immédiats obtenus par sa mise en pratique à la maternité de Leipzig, où la proportion d'ophtalmies, variant avant l'introduction de la méthode entre, 13, 6 à 7 6 %, descendait brusquement à 2 %.

Les accoucheurs entre les mains desquels était le traitement préventif de l'ophtalmie purulente ne pouvaient manquer d'essayer une méthode, dont les résultats étaient aussi favorables. En Allemagne d'abord, un peu plus tard en France, le procédé connu dès lors sous le nom de Crédé est mis en usage dans les Maternités. Les résultats constatés partout vinrent, d'une manière éclatante, confirmer la valeur de la nouvelle méthode.

La méthode de Crédé n'échappa pas néanmoins à la critique. On reprocha au nitrate d'argent d'avoir une action nocive sur la cornée ; de provoquer de la douleur ; de déterminer une réaction inflammatoire parfois assez vive pour amener une sécrétion séro-purulente. — Fondées ou non fondées, ces critiques devaient avoir pour premier effet la mise au jour de nouveaux procédés de traitement préventif.

En 1881, Olshausen propose de substituer au nitrate d'argent l'eau d'abord, plus tard une solution phéniquée à 1%. — En 1882, M. de Wecker (*Gazette des Hôpitaux*, 15 avril) recommande de procéder, avant ou après le bain, au lavage des yeux du nouveau-né avec une solution d'acide borique à 4 % ou d'acide phénique à 2%. — A la clinique d'accouchement de Berlin, on remplace, au mois d'octobre 1883, le nitrate d'argent par des instillations de sublimé à la dose de 10 centigrammes %. Même pratique à la Maternité de Breslau. — C'est encore l'acide borique en solution à 3 % que M. Connen, dans sa thèse de 1884, préconise sous forme de lotions faites deux fois par jour. — En 1886, au Congrès des médecins allemands tenu à Munich, Kaltenbach vient recommander, avec les injections vaginales au sublimé, les simples lavages des yeux avec de l'eau distillée, procédé grâce auquel il aurait pu faire 200 accouchements sans un seul cas d'ophtalmie. — L'emploi de simples mesures d'hygiène et de propreté est également le seul moyen prophylactique à l'égard de l'ophtalmie du nouveau-né dont se servent Cohn et Hegar. Kohrn, qui a expérimenté cette pratique à la Maternité de Dresde, a publié dans les *Arch. für Gynœkologie* de 1888 les résultats qu'il a ainsi obtenus : sur 1,000 enfants il y a eu seulement 7 cas d'ophtalmie purulente et 15 de conjonctivite légère.

Cet historique nous montre que depuis longtemps

déjà les ophtalmologistes et les accoucheurs se sont
préoccupés d'empêcher l'éclosion de l'ophtalmie purulente du nouveau-né ; que le traitement préventif de
l'ophtalmie purulente a surtout pris corps avec les découvertes de la bactériologie et la connaissance plus exacte
de sa pathogénie ; qu'enfin nombreuses sont les méthodes
proposées.

En deux groupes bien nets, elles peuvent, ce nous semble, être rangées. Toutes, en effet, s'adressent en définitive au microbe producteur de l'ophtalmie. Mais tandis
que les unes se proposent plus directement sa destruction, les autres se contentent, par de simples mesures
de propreté, d'éloigner de l'œil du nouveau-né cet agent
si dangereux pour lui. Comme types de ces deux groupes
se trouvent en présence : d'un côté, *la méthode de Crédé ;*
de l'autre, le procédé qui consiste en un nettoyage soigneux des paupières ainsi que des régions péri-oculai-
res dès l'apparition de la tête à la vulve, et que nous
désignerons sous le nom de *méthode d'Hégar-Cohn.*

Ce sont les deux méthodes auxquelles nous avons eu
recours.

II

1° L'ophtalmie purulente a sévi au cours des dix premiers mois de l'année 1888 avec une intensité excessive
à la Clinique d'accouchement de Montpellier. Pendant
cette période, c'est-à-dire du 1er janvier au 1er novembre,
il s'est fait 108 accouchements. Si de ce total on retran-
che les mort-nés et les enfants ayant succombé dans les
premiers jours qui ont suivi leur naissance, on obtient le
chiffre de 95 pour les nouveau-nés qui ont passé à la Clinique un temps suffisant pour être observés, une douzaine de jours en moyenne. Or, de l'enquête à laquelle je

me suis livré, des renseignements que j'ai recueillis auprès de M. le professeur agrégé Gerbaud, chargé de la clinique pendant une partie de cette période, et de mon collègue et ami Guy, alors interne du service, il résulterait que sur ce nombre 20 à 25 enfants au moins avaient présenté des ophtalmies. De son côté, M. Guinier[1], à ce moment chef de clinique, nous dit, dans son Compte rendu de la clinique obstétricale pour l'année scolaire 1887-1888, qu'il a pu relever dix cas d'ophtalmie purulente d'une certaine gravité, « sans compter les accidents enrayés tout à fait au début par les cautérisations au nitrate d'argent ».

Cette proportion considérable pour ces dix mois plaçait la clinique d'accouchements de Montpellier à côté des maternités les plus éprouvées, à côté de la maternité de Stuttgart entre autres, où, d'après Bayer, la proportion du nombre d'ophtalmies avant l'introduction du traitement préventif s'élevait à 22 %; bien au-dessus des maternités de Rostock, de Bordeaux, de Leipzig, où, toujours dans les mêmes conditions, cette proportion, aux dires de Schatz, de Rivière, de Léopold, atteignait 12,5, 11, 10,7 %[2].

Opposée telle quelle aux résultats obtenus l'année suivante avec l'application du traitement préventif, cette proportion du nombre d'ophtalmies observées à la clinique de Montpellier du 1er janvier au 1er novembre 1888, présenterait déjà un incontestable intérêt. Pour apprécier mieux encore les bienfaits des méthodes prophylactiques, il est bon d'examiner quelle était la situation du service au moment où elles ont été mises en usage.

Au 1er novembre 1888, lorsque j'entrai comme interne

---

[1] Guinier; Compte rendu de la clinique obstétricale, *Montpellier Médical*, octobre 1889.

[2] Voir le tableau de la page 459.

a la Clinique d'accouchement, cette situation était particulièrement mauvaise : des quatre femmes récemment
accouchées et soignées dans le service, deux des enfants
présentaient une ophtalmie purulente double. Le
2 novembre, l'enfant de la dernière accouchée (31 octobre) est, à son tour, atteint. Seul de ces quatre enfants,
échappe l'enfant né le 23 octobre et sorti le 4 novembre
avec sa mère. Ce même jour accouchent à la Clinique
deux femmes, l'une venue du dehors en travail, l'autre
déjà dans le service depuis le 10 octobre. Le lendemain
de leur naissance, chez les deux nouveau-nés se déclarait une ophtalmie purulente grave des deux yeux. — En
résumé, cinq enfants se trouvaient dans les salles à
cette date, et tous les cinq étaient atteints d'ophtalmie
purulente.

C'est au milieu de cette sévère épidémie que commencèrent à être appliquées les deux méthodes auxquelles
nous avons fait allusion tout à l'heure, et dans le détail
desquelles nous allons maintenant entrer.

2° La *méthode de Crédé* consiste dans l'instillation
dans les yeux du nouveau-né d'une goutte d'une solution
de nitrate d'argent au 1/50. A cet effet, nous nous ser-
vons d'un petit flacon en verre de couleur dont le goulot
est surmonté d'un compte-gouttes : c'est celui qu'emploie
journellement pour les collyres M. le professeur-agrégé
Truc dans son service d'ophtalmologie. Aussitôt que l'enfant est expulsé des voies génitales, il est placé sur le dos
entre les jambes de sa mère, aussi éloigné de cette dernière que le permet la longueur du cordon. Dès lors, et
avant de procéder à sa ligature, suivant en cela les conseils de Fürst, nous écartons les paupières avec deux
doigts de la main gauche, et avec le flacon tenu de la
main droite nous faisons tomber sur la cornée une goutte

de la solution argentique; on abandonne alors les paupières, dont les mouvements vont maintenant étaler le
liquide sur toute la surface conjonctivale. Mêmes manœuvres sont répétées pour l'autre œil.—Nous n'avons jamais
à leur suite pratiqué, comme le recommande Crédé,
quelques lavages avec de l'eau légèrement phéniquée, ni
placé sur les yeux une compresse d'eau salicylée. Encore
moins n'avons-nous répété, ainsi que l'ont fait certains
accoucheurs, les instillations pendant deux ou trois jours.
D'une instillation seule, dans les conditions et suivant le
mode qui viennent d'être indiqués, nous nous sommes
simplement contenté.

Tout aussi simple est la seconde méthode à laquelle
concurremment nous avons eu recours : la méthode
d'Hégar-Cohn. Dans un petit récipient en porcelaine,
sont renfermés de petits tampons d'ouate hygroscopique
antiseptique humectés par la liqueur de van Swieten.
Ce récipient est, à la fin de la période d'expulsion,
placé à notre portée, de telle sorte qu'il soit facile
d'aller y puiser les tampons qu'il contient. Aussitôt
donc que la tête est dehors, on essuie avec deux ou
trois tampons, au préalable légèrement exprimés, les
paupières encore closes de l'enfant. Puis, quand le fœtus
est tout entier expulsé, on le place sur le dos comme
dans la méthode de Crédé, et aussi comme dans cette
dernière, avant de lier le cordon, on procède à nouveau
avec d'autres tampons à un nettoyage soigneux des
paupières et de tout le pourtour de l'œil : Toute la
surface des paupières, les angles de l'œil, la racine du
nez, les régions sourcillères, sont ainsi minutieusement
lavés, jusqu'à ce que ces diverses parties soient absolument propres. Il faut aussi veiller, ainsi que le recommande Kohrn, à ce que l'enfant ne porte pas les mains à
ses yeux avant qu'elles aient été nettoyées, ce qui se fait

dans le bain où on le plonge après la section du cordon. — Toute cette petite manœuvre, beaucoup plus longue à décrire qu'à effectuer, peut être lestement faite et n'a présenté en aucun cas le moindre inconvénient pour l'enfant : elle a toujours été terminée bien avant que soit venu le temps de procéder à la ligature du cordon, que nous faisons d'ordinaire tardivement.

Telle a été la technique par nous suivie dans l'exécution des méthodes de Crédé et d'Hégar-Cohn, qui ont été appliquées tantôt l'une, tantôt l'autre, aux enfants nés après le 4 novembre 1888.

De cette date au 1er janvier 1890, 109 accouchements nous ont donné 96 enfants vivants. Nous avons éliminé de ce dernier chiffre 9 enfants échappés trop rapidement à notre observation, soit par suite d'une mort survenue prématurément, soit par suite de leur envoi au dehors en nourrice dans les trois ou quatre premiers jours après leur naissance, ou de la sortie volontaire et par trop hâtive des mères. Au chiffre de 87, qui aurait pu toutefois être majoré d'autant et favorablement, disons-le en passant, est réduit de ce chef le nombre des enfants qui composent notre relevé. Ces derniers, il est vrai, nous avons pu les suivre pendant une douzaine de jours en moyenne, quand cela n'a pas été davantage,— c'est-à-dire bien au delà de l'époque ordinaire assignée par les auteurs à l'apparition de l'ophtalmie purulente : le troisième jour (Billard, Mackensie, Vidal, Galezowski), du deuxième au cinquième jour (Crédé), avant le sixième jour (WalterManton), le troisième et le quatrième jour (Rivière).

En trois séries doivent être divisés les enfants qui ont ainsi subi le traitement préventif.

La première série comprend ceux qui sont nés entre

le 4 novembre 1888 exclusivement et le 22 août 1889 inclusivement.

La deuxième, ceux qui sont nés après cette date jusqu'au 14 novembre.

La troisième enfin, ceux nés du 14 novembre 1888 au 1ᵉʳ janvier 1890.

Dans la première série, les enfants ont été soumis alternativement à la méthode de Crédé et à celle d'Hégar-Cohn; dans la seconde, la méthode d'Hégar-Cohn a seule été appliquée; dans la troisième, qui ne comprend que 9 enfants, c'est la méthode de Crédé qui a été seule mise en usage.

Des 52 enfants qui composent la première catégorie, 24 ont été traités par les instillations de nitrate d'argent; chez les 28 autres, on a fait un soigneux nettoyage des paupières et de tout le pourtour de l'œil, d'après la méthode d'Hégar. Deux enfants seulement, l'un traité par la méthode Hégar-Cohn, l'autre par la méthode de Crédé, ont présenté une ophtalmie purulente. Mais les conditions dans lesquelles cette dernière s'est produite méritent d'être retenues à cause des enseignements qu'elles renferment.

Le premier enfant est celui d'une femme secondipare, qui dissimule ses douleurs et accouche rapidement et seule, sans que nous ayons eu le temps d'être prévenu. Quand j'arrive pour faire la délivrance, l'infirmière me déclare avoir nettoyé les yeux de l'enfant avec les tampons, comme elle me l'avait déjà vu faire à plusieurs reprises. Sur cette assurance je m'abstiens de toute manœuvre et m'occupe de la mère seule. Le troisième jour se déclare chez l'enfant une ophtalmie purulente de l'œil gauche restée tout le temps du séjour de l'enfant à l'hôpital limitée à cet œil, et en voie de guérison sous l'influence d'un traitement énergique lors de sa sortie (19 avril).

Le second enfant est né le 16 avril, à 11 heures du soir, dans la rue. Il est une heure du matin (deux heures après sa naissance) quand nous le voyons, lui et sa mère, et que nous pouvons lui faire une instillation de nitrate d'argent au 1/50°, d'après la méthode de Crédé. Quatre jours après, apparaissait une ophtalmie purulente double.

Plusieurs points de ces deux faits sont à relever. Et d'abord leur date éloignée de plus de cinq mois de celle où l'on a commencé à mettre le traitement préventif en usage, nous montre que pendant tout ce temps il y a eu cessation absolue de l'épidémie qui régnait alors ; que les premiers enfants venus au monde dans des conditions aussi défavorables, transportés dans le milieu dont nous avons présenté le tableau, ont échappé totalement à l'infection.

En outre, un peu spéciale a été la situation des deux nouveau-nés atteints d'ophtalmie. Pour le premier, traité par la méthode d'Hégar-Cohn, le nettoyage des paupières opéré par l'infirmière n'a peut-être pas été exécuté avec tous les soins désirables ; d'autre part, la brusquerie même de sa naissance, en surprenant tout le monde, a occasionné, dans l'application de la méthode, un retard incompatible avec le but qu'elle se propose.

Non moins fâcheuse a été la situation du second enfant atteint, malgré la méthode de Crédé, d'une ophtalmie purulente. Il naît dans la rue et ne subit l'instillation argentique que deux heures après sa naissance. Au lieu d'attribuer cet insuccès à la méthode elle-même, ne serait-il pas, dès lors, plus rationnel de le faire retomber tout entier sur le mode suivant lequel elle a été appliquée ? Déja Olshausen insiste sur la nécessité de procéder aussitôt que possible ; et Fürst, dont nous avons plus haut mentionné la conduite, déclare qu'en agissant immédiatement après la sortie de l'enfant des voies naturelles, avant le bain, avant même la ligature du cordon, les résultats seraient deux fois meilleurs. De l'opinion des deux accoucheurs allemands que l'instillation argentique doit être faite le plus tôt possible après la naissance, notre cas serait la confirmation.

Si, à la suite de l'application de la méthode d'Hégar-Cohn, nous n'avons observé rien de particulier chez les enfants qui l'avaient subie, il n'en est pas toujours de même avec la méthode de Crédé. Nous avons vu qu'un des reproches adressés au nitrate d'argent était de déterminer une réaction inflammatoire assez vive pour produire une sécrétion purulente. Quatre de nos enfants traités ainsi ont, en effet, présenté ce phénomène. Mais ce fut là un incident de peu d'importance, dont on eut vite raison au bout de vingt-quatre à quarante-huit heures au plus avec quelques lavages à l'eau boriquée, insuffisant en tout cas pour faire rejeter la méthode.

Rivière[1], qui a aussi observé à la Maternité de Bordeaux pareil phénomène, a cru remarquer qu'il était dû à la trop grande abondance du liquide argentique employé. « A la clinique, dit-il, ce sont les élèves sages-femmes qui, après avoir fait la toilette de l'enfant, procèdent à l'instillation à l'aide d'un compte-gouttes. Sans beaucoup de précautions, elles mettent dans l'œil 5, 6 et 8 gouttes de la solution de nitrate d'argent, au point qu'on retrouve souvent sous le pli naso-jugal comme un sillon noirâtre produit par la cautérisation des tissus cutanés. C'est dans ces conditions que l'instillation est suivie de phénomènes réactionnels qui, du reste, disparaissent rapidement sans laisser aucune trace. » — De son côté, Vinay[2], au cours de l'intéressante discussion

---

[1] Rivière; *Loc. cit.*, p. 131.
[2] Vinay ; *Lyon Médical*, novembre 1888, p.427.

qui a eu lieu au mois d'octobre 1888, à la Société des Sciences médicales de Lyon, sur *la blennorragie chez la femme*, touchant incidemment à l'ophtalmie purulente des nouveau-nés et à son traitement préventif par la méthode de Crédé (dont il vante d'ailleurs les avantages), paraît considérer la production d'une sécrétion purulente comme la suite naturelle et la plus habituelle de l'instillation de nitrate d'argent. « Le résultat à peu près immédiat, dit-il, est une conjonctivite assez intense qui survient, chez près des trois quarts des enfants, quatre heures environ après l'instillation. La conjonctive s'injecte, les paupières se gonflent, il se produit une suppuration très abondante qui vient agglutiner le bord libre des paupières et, chez certains enfants, l'aspect ressemble fort à celui d'une ophtalmie contagieuse vraie. » Ce sont d'ailleurs des accidents qui disparaissent très vite : pour M. Vinay comme pour nous, quelques lavages avec l'eau boriquée ont suffi pour faire cesser cette inflammation et cette suppuration d'origine purement irritative.

Ce que nous avons constaté pour notre part chez les enfants traités par la méthode de Crédé, nous oblige à nous mettre un peu en désaccord avec M. Rivière et avec M. Vinay. Tout en ne contestant pas au premier que l'inondation oculaire opérée par les élèves sages-femmes ne soit pour une bonne part dans la production des phénomènes réactionnels observés à sa suite, il faut reconnaître qu'il n'est pas toujours besoin de doses élevées pour amener leur apparition : je suis parfaitement sûr de n'avoir jamais dépassé le chiffre de 1 à 2 gouttes de la solution de nitrate d'argent et cependant nous avons eu quatre fois une sécrétion muco-purulente plus ou moins abondante. M. Vinay, qui a noté cette dernière chez les trois quarts des enfants, ne dit pas qu'il ait excédé la quantité de liquide habituellement employé, une goutte. — D'autre part, la proportion d'enfants ayant présenté à la suite de l'instillation argentique les phénomènes irritatifs que donne M. Vinay me paraît un peu forte. Ce sont là, je le reconnais, des constatations devant lesquelles, par conséquent, il n'y a qu'à s'incliner. Quoique reposant sur un nombre de cas bien inférieur à celui de l'accoucheur de Lyon, on me permettra toutefois d'opposer à cette proportion de 3 sur 4 par lui donnée, celle qui découle de nos faits et qui n'est que de 1 sur 5. •

De cette première catégorie de faits, on retire, en définitive, l'impression que les deux méthodes donnent d'excellents résultats dans le traitement préventif de l'ophtalmie du nouveau-né. Nous avons exposé les conditions un peu particulières dans lesquelles se sont produits, malgré leur emploi, les deux cas d'ophtalmie sans lesquels nous aurions eu une série absolument indemne d'accidents ; en tout cas, il est intéressant de souligner dès maintenant et de rapprocher cette cessation brusque de l'épidémie d'ophtalmies purulentes qui régnait au mois de novembre, de la mise en usage des méthodes de Crédé et d'Hégar-Cohn.

Pour la méthode de Crédé, pareille constatation est presque banale : elle a depuis longtemps déjà fait ses preuves, et a été adoptée, avec quelques variantes portant sur le titre de la solution argentique, par nombre d'accoucheurs. Ce que nous avons observé à la clinique d'accouchement de Montpellier ne fait que confirmer ce qui a été noté dans les autres maternités où elle a été mise en pratique.

Mieux qu'une énumération monotone, le tableau ci-après emprunté en grande partie au mémoire de M. Rivière montre la valeur de la méthode.

OBSERVATEURS	MATERNITÉS	AVANT L'INTRODUCTION DE LA MÉTHODE			DEPUIS L'INTRODUCTION DE LA MÉTHODE		
		Nombre de nais-sances	Nombre d'oph-talmies	0/0	Nombre de nais-sances	Nombre d'oph-talmies	0/0
Crédé	Leipzig	2.266	226	10,07	1.160	?	0,1 à 0,2
Bayer	Stuttgart	?	?	22.33	361	0	0
Kœnigstein	Vienne	1.092	54	4,76	1.300	?	1
Braun	Vienne	?	?	4,34	500	2	0,4
Krukenberg	Bonn	1.266	?	7,3	703	?	0,56
Taufer	Pesth	?	?	?	130	1	0,76
Schatz	Rostock	?	?	12,5	?	?	4
Schatz	Rostock	?	?	?	1.882	0	0
Bröse	Berlin	?	?	?	460	7	1,5
Léopold	Dresde	?	?	?	1.062	7	0.69
Léopold	Dresde	?	?	?	500	0	0
Albeg	Dantzig	?	?	?	?	?	3
Garrigues	New-York	?	?	?	351	0	0
Rivière	Bordeaux	109	12	11	189	0	0
Vinay	Lyon	?	?	?	400	0	0

Il n'en est pas de même pour la méthode d'Hégar-Cohn, de date plus récente et, partant, moins connue.

Les résultats obtenus par Kaltenbach et communiqués au *Congrès de Munich*, ceux rapportés par Korhn et que nous avons mentionnés dans l'historique, les bons effets que nous avons observés dans notre première série plaident déjà en faveur de cette méthode. Pour nous éclairer davantage sur sa valeur, nous y avons eu exclusivement recours chez les enfants nés entre le 22 août et le 14 novembre.

Dans cette seconde série rentrent 26 enfants remplissant les mêmes conditions que ceux qui composent la série précédente, c'est-à-dire ayant pu être suivis un temps suffisant. Aucun de ces enfants n'a présenté la moindre ophtalmie.

Le 17 novembre se déclare au contraire un cas d'ophtalmie purulente des plus graves chez un enfant né normalement et à terme le 14. Or l'accouchement ayant eu lieu en dehors de notre présence, le traitement préventif n'avait point été appliqué. — Ce fait est assez instructif par lui-même pour que nous n'ayons pas à insister sur son importance.

Sur les recommandations de M. le professeur Grynfeltt, nous revenons dès lors à la méthode de Crédé. Grâce à elle, ce cas est resté complètement isolé et chez neuf enfants nés de cette date au 1er janvier 1890, il n'y a point eu d'ophtalmie purulente.

En résumé, première série de 50 enfants traités alternativement par la méthode de Crédé et par la méthode d'Hégar-Cohn : deux cas d'ophtalmie se produisant dans des conditions un peu particulières et sur lesquelles nous nous sommes déjà expliqué.

Deuxième série de 26 enfants tous traités par la méthode d'Hégar-Cohn, sans un seul cas d'ophtalmie.

Troisième série de 9 enfants uniquement soumis à la méthode de Crédé, sans un seul cas d'ophtalmie.

Entre ces deux dernières séries, un cas d'ophtalmie chez un enfant non soumis au traitement préventif.

3° Avant de conclure des faits qui précèdent à l'efficacité et à l'utilité du traitement prophylactique de l'ophtalmie purulente chez le nouveau-né, nous devions nous demander si les résultats favorables que nous avions obtenus tenaient bien uniquement à sa mise en pratique. Il fallait notamment rechercher si les conditions étiologiques qui avaient pu déterminer le grand nombre d'ophtalmies constatées au cours des dix premiers mois de l'année 1888, alors qu'aucun moyen préventif n'était appliqué, subsistaient toujours, ou si en se modifiant elles n'avaient pas contribué, elles aussi, à améliorer l'état de choses existant dans le service.

Or, comme les enfants nés avant le 4 novembre 1888, les enfants nés postérieurement à cette date, c'est-à-dire après l'institution des méthodes prophylactiques, étaient certainement aussi menacés par l'ophtalmie purulente. Ils ont été placés dans les mêmes salles, aux plafonds bas rayés par une série de poutrelles qui en font de véritables nids à microbes [1]; ils ont occupé les mêmes berceaux entourés de rideaux par la tradition ; en raison de la disposition du service ne permettant pas l'isolement, ils ont couru les mêmes chances d'infection d'enfant à enfant; c'est la même infirmière qui leur a donné des soins, comme elle le fait depuis plusieurs années.

Il ne semble pas, d'autre part, qu'ils aient été davantage à l'abri des inoculations par les écoulements maternels, ce grand facteur de l'ophtalmie purulente. Recrutées toujours dans le même milieu, les mères étaient affectées, dans l'immense majorité des cas, d'écoulements vaginaux : de l'enquête très minutieuse à laquelle je me suis livré il résulte que, sur les 110 femmes accouchées dans le service du 4 novembre 1888 au 31 décembre 1899, 103 présentaient un écoulement plus ou moins abondant.

— N'ayant pas pratiqué d'examens bactériologiques, je ne puis et ne veux m'arrêter ici à discuter : si le gono-coccus de Neisser est le seul agent susceptible de produire l'ophtalmie purulente ; s'il y a, comme le veulent Arlt,

---

[1] Ce mémoire a été écrit en 1889, alors que la Clinique d'accouche-ments occupait l'ancien local, absolument défectueux, annexé au vieil hôpital Saint-Eloi.

Abadie, Kroner, deux formes d'ophtalmie purulente, l'une bénigne sans gonocoques, l'autre grave caractérisée par la présence de ce microbe ; si l'existence de gonocoques dans les écoulements des femmes enceintes (environ 1 fois sur 3, d'après Oppenheimer et Hausmann) indique nécessairement une infection blennorragique ; si la femme enceinte peut présenter deux espèces de leucorrhée, l'une véritablement blennorragique, et alors seule capable de produire l'ophtalmie purulente vraie, l'autre sans gonocoques et alors tout à fait inoffensive ou tout au plus susceptible de déterminer une ophtalmie bénigne simple. Aussi bien, ce que pratiquement il faut retenir des discussions suscitées par ces divers points, c'est le rôle considérable que jouent les sécrétions vaginales des femmes enceintes dans la production de l'ophtalmie purulente du nouveau-né. Le relevé, que je viens de donner, du nombre des femmes présentant des écoulements leucorrhéiques, nous montre que de ce fait encore l'ophtalmie purulente était toujours aussi à redouter.

En somme, — et c'est là ce que je tenais à établir — les conditions dans lesquelles sont nés les enfants soumis au traitement prophylactique étaient pour le moins aussi mauvaises qu'au cours de la période précédente. C'est donc bien aux seules méthodes préventives employées contre l'ophtalmie purulente qu'il convient d'attribuer les heureux changements constatés consécutivement à leur emploi.

III

CONCLUSIONS. — De ce qui précède nous croyons légitime de tirer les conclusions suivantes :

L'ophtalmie purulente reconnaît surtout pour cause

une contagion par les sécrétions utéro-vaginales de la mère, quelle que soit leur nature.

La fréquence même de ces écoulements, dont l'absence chez la femme enceinte semble constituer l'exception, doit engager l'accoucheur à instituer, dans tous les cas, le traitement préventif de l'ophtalmie du nouveau-né.

Son efficacité est incontestable. Ce que nous avons observé à la clinique d'accouchement de Montpellier n'a fait que confirmer ce qui avait été déjà noté dans les autres Maternités, du moins pour la méthode de Crédé.

Pour les deux méthodes mises par nous en présence, en nous tenant à la stricte observation des faits, il faudrait conclure à leur égale efficacité. Le trop faible appoint que nous apportons en faveur de la méthode d'Hégar-Cohn ne nous permet pas cependant d'énoncer fermement encore cette conclusion. Aussi croyons-nous que la méthode de Crédé reste la méthode de choix.

Mais la valeur incontestable de la méthode d'Hégar-Cohn nous paraît dès aujourd'hui acquise. Nous ne doutons pas qu'elle rende de réels services. Tandis que la méthode de Crédé serait la méthode de réserve, applicable aux Maternités, applicable au cours des épidémies graves d'ophtalmie, la méthode d'Hégar-Cohn serait la méthode à laquelle on pourrait s'adresser dans la pratique extra-hospitalière, où les chances de contamination sont moins grandes.

Nota bene. — Depuis 13 ans que je me livre à la pratique obstétricale, j'ai employé *exclusivement* la méthode d'Hégar-Cohn. Je n'ai observé qu'un seul cas d'ophtalmie pour lequel il m'ait fallu recourir au nitrate d'argent, et qui, d'ailleurs, guérit rapidement.

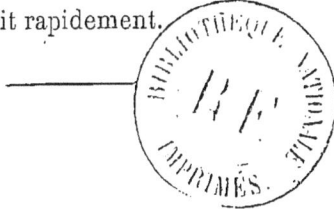

TABLE DES MATIÈRES

30

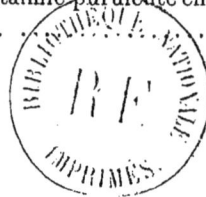

MONTPELLIER. — IMPRIMERIE DELORD-BOEHM ET MARTIAL.